CÂNCER DE BOCA
ASPECTOS BÁSICOS E TERAPÊUTICOS

CÂNCER DE BOCA
Aspectos Básicos e Terapêuticos
Orlando Parise Jr.

Projeto Gráfico/Capa
CLR Balieiro Editores Ltda.

Foto
Virginia Drummond (capa/cirurgia)

Fotolitos
Bureau Bandeirante de Pré-Impressão Ltda.

Impressão/Acabamento
Donnelley-Cochrane Gráfica Editora do Brasil Ltda.

Direitos Reservados
Nenhuma parte pode ser duplicada ou
reproduzida sem expressa autorização do Editor

sarvier
Sarvier Editora de Livros Médicos Ltda.
Rua Dr. Amâncio de Carvalho nº 459
CEP 04012-090   Telefax (11) 571-3439
e-mail sarvier@uol.com.br
São Paulo – Brasil

Dados Internacionais de Catalogação na Publicação (CIP)
(Câmara Brasileira do Livro, SP, Brasil)

> Parise Junior, Orlando
>   Câncer de boca : aspectos básicos e
> terapêuticos / Orlando Parise Jr. -- São Paulo :
> SARVIER, 2000.
>
>   Vários colaboradores.
>   Bibliografia.
>   ISBN 85-7378-106-8
>
>   1. Boca – Câncer 2. Boca – Câncer – Diagnóstico
> 3. Boca – Câncer – Prevenção 4. Boca – Câncer –
> Tratamento I. Título.
>
> 00-2148
> CDD-616.99431
> NLM-WU 280

Índices para catálogo sistemático:

1. Boca : Câncer : Medicina   616.99431
2. Câncer de boca : Medicina   616.99431

CÂNCER DE BOCA
ASPECTOS BÁSICOS E TERAPÊUTICOS

ORLANDO PARISE JR.

- Mestre em Ciências Cirúrgicas pela Universidade de Paris
- Doutor em Oncologia pela Faculdade de Medicina da Universidade de São Paulo

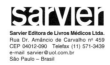

Sarvier Editora de Livros Médicos Ltda.
Rua Dr. Amâncio de Carvalho nº 459
CEP 04012-090   Telefax (11) 571-3439
e-mail sarvier@uol.com.br
São Paulo – Brasil

São Paulo – 2000 – Brasil

*Para Maria Cecília,
Luca e Riccardo*

COLABORADORES

ADRIANA SONDERMANN • Ex-Residente da Disciplina de Cirurgia de Cabeça e Pescoço do Hospital das Clínicas da Faculdade de Medicina da Universidade de São Paulo.

BEATRIZ GODOI CAVALHEIRO • Ex-Residente da Disciplina de Cirurgia de Cabeça e Pescoço do Hospital das Clínicas da Faculdade de Medicina da Universidade de São Paulo.

BERNARDO GARICOCHEA • Doutor pela Faculdade de Medicina da Universidade de São Paulo. Diretor da Unidade de Prevenção do Centro de Oncologia do Hospital Sírio-Libanês, SP.

CARLOS EDUARDO VITA ABREU • Médico Radioterapeuta do Hospital Sírio-Libanês, SP.

CAROLINA MICHELINI • Pós-Graduanda em Fisiopatologia Experimental pela Faculdade de Medicina da Universidade de São Paulo.

CESAR AUGUSTO MIGLIORATI • Especialista em Medicina Bucal pela Universidade da Califórnia, San Francisco, USA. Coordenador do Serviço de Medicina Bucal da Casa da AIDS, do Departamento de Moléstias Infecciosas e Parasitárias da Faculdade de Medicina da Universidade de São Paulo.

CLAUDIO ROBERTO CERNEA • Médico Assistente Doutor da Disciplina de Cirurgia de Cabeça e Pescoço do Hospital das Clínicas da Faculdade de Medicina da Universidade de São Paulo.

CRISTINA APARECIDA TROQUES DA SILVEIRA MITTELDORF • Doutora em Patologia pela Faculdade de Medicina da Universidade de São Paulo. Patologista Assistente do Laboratório de Patologia Cirúrgica do Hospital Sírio-Libanês, SP.

DAVID EVERSON UIP • Professor Livre-Docente do Departamento de Doenças Infecciosas e Parasitárias da Faculdade de Medicina da Universidade de São Paulo.

ELISABETE CARRARA DE ANGELIS • Mestre em Distúrbios da Comunicação Humana e Doutoranda em Neurociências pela Universidade Federal de São Paulo – Escola Paulista de Medicina. Diretora do Departamento de Fonoaudiologia do Hospital do Câncer – A.C. Camargo, SP.

ERICA KROHN JANY MIGLIORATI • Especialista em Periodontia pela Organização Santamarense de Ensino e Cultura. Ex-Professora Assistente da Disciplina de Periodontia da Faculdade de Odontologia da Universidade da Califórnia, San Francisco, USA.

ESTHER GOLDENBERG BIRMAN • Professora Titular do Departamento de Estomatologia da Faculdade de Odontologia da Universidade de São Paulo.

FLÁVIO CARNEIRO HOJAIJ • Doutor em Medicina pela Faculdade de Medicina da Universidade de São Paulo.

FLÁVIO EDUARDO PRISCO • Médico Radioterapeuta do Hospital Israelita Albert Einstein, São Paulo.

GILBERTO DE BRITTO E SILVA FILHO • Professor Associado da Faculdade de Medicina da Universidade de São Paulo.

HYUN SEUNG YOON • Ex-Residente da Disciplina de Cirurgia de Cabeça e Pescoço do Hospital das Clínicas da Faculdade de Medicina da Universidade de São Paulo.

INÊS NOBUKO NISHIMOTO • Estaticista do Centro de Pesquisas – Centro de Tratamento e Pesquisa Hospital do Câncer – A.C. Camargo, SP.

JACOB KLIGERMAN • Diretor Geral do Instituto Nacional de Câncer. Cirurgião da Seção de Cirurgia de Cabeça e Pescoço do Hospital do Câncer/INCA. Professor Associado do Curso de Especialização em Cirurgia de Cabeça e Pescoço da Pontifícia Universidade Católica do Rio de Janeiro.

JACQUES TABACOF • Oncologista Clínico do Hospital Sírio-Libanês e do Centro Paulista de Oncologia, SP.

JAVIER RICARDO CARBAJAL LIZÁRRAGA • Ex-Residente de Imunologia do Hospital das Clínicas da Faculdade de Medicina da Universidade de São Paulo.

JOÃO LUIS FERNANDES DA SILVA • Médico Radioterapeuta. Coordenador do Serviço de Radioterapia do Hospital Sírio-Libanês, SP.

JOÃO VALVERDE FILHO • Anestesiologista do São Paulo Serviços Médicos de Anestesia – Hospital Sírio-Libanês, SP.

JOÃO VICTOR SALVAJOLI • Médico Radioterapeuta. Coordenador do Serviço de Radioterapia do Hospital Israelita Albert Einstein, São Paulo. Diretor do Departamento de Radioterapia do Hospital A.C. Camargo, SP.

JORGE SABBAGA • Doutor em Oncologia pela Faculdade de Medicina da Universidade de São Paulo. Diretor Técnico-Científico do Oncocentro São Paulo. Médico Oncologista do Hospital Alemão Oswaldo Cruz, SP.

JULIO MORAIS-BESTEIRO • Doutor em Clínica Cirúrgica pela Faculdade de Medicina da Universidade de São Paulo. Assistente da Disciplina de Cirurgia Plástica e Queimaduras do Hospital das Clínicas da Faculdade de Medicina da Universidade de São Paulo. Responsável pelo Grupo de Microcirurgia Reconstrutiva.

KÁTIA RAMOS MOREIRA LEITE • Patologista do Hospital Sírio-Libanês, SP.

LENINE GARCIA BRANDÃO • Professor Livre-Docente da Disciplina de Cirurgia de Cabeça e Pescoço do Hospital das Clínicas da Faculdade de Medicina da Universidade de São Paulo. Supervisor da Equipe de Oncologia da Disciplina de Cirurgia de Cabeça e Pescoço da Faculdade de Medicina da Universidade de São Paulo.

LUCIANO LAURIA DIB • Mestre Doutor em Odontologia. Diretor do Departamento de Estomatologia do Centro de Tratamento e Pesquisa Hospital do Câncer – A.C. Camargo, SP. Professor Titular de Diagnóstico Bucal da Faculdade de Odontologia da Universidade Paulista – UNIP.

LUIZ HERALDO CÂMARA LOPES • Patologista do Hospital Sírio-Libanês, SP.

LUIZ PAULO KOWALSKI • Diretor do Departamento de Cirurgia de Cabeça e Pescoço e Otorrinolaringologia – Centro de Tratamento e Pesquisa Hospital do Câncer – A.C. Camargo, SP. Professor Livre-Docente em Oncologia pela Faculdade de Medicina da Universidade de São Paulo.

LUIZ ROBERTO MEDINA DOS SANTOS • Médico Assistente Doutor da Disciplina de Cirurgia de Cabeça e Pescoço do Hospital das Clínicas da Faculdade de Medicina da Universidade de São Paulo.

MÁRCIO ABRAHÃO • Professor Doutor da Universidade Federal de São Paulo – Escola Paulista de Medicina. Mestre e Doutor em Otorrinolaringologia e Cirurgia de Cabeça e Pescoço pela Universidade Federal de São Paulo – Escola Paulista de Medicina.

MARCOS BRASILINO DE CARVALHO • Chefe do Serviço de Cirurgia de Cabeça e Pescoço – Complexo Hospitalar Heliópolis, SP.

MARCOS MARTINS CURI • Titular do Departamento de Estomatologia do Centro de Tratamento e Pesquisa Hospital do Câncer – A.C. Camargo, SP. Mestre em Oncologia – Fundação Antonio Prudente.

MARCOS ROBERTO TAVARES • Doutor pela Faculdade de Medicina da Universidade de São Paulo. Presidente da Sociedade Brasileira de Cirurgia de Cabeça e Pescoço (1997-99).

MARINA HELENA CURY GALLOTTINI DE MAGALHÃES • Cirurgiã-Dentista Doutora da Disciplina de Patologia Bucal da Faculdade de Odontologia da Universidade de São Paulo.

MAURO MIGUEL DANIEL • Médico-Assistente do Departamento de Ressonância Magnética do Instituto de Radiologia do Hospital das Clínicas da Faculdade de Medicina da Universidade de São Paulo. Médico Radiologista da Unidade de Imagem do Hospital Israelita Albert Einstein, SP.

NEY SOARES DE ARAÚJO • Professor Titular de Patologia Bucal da Faculdade de Odontologia da Universidade de São Paulo.

NISE HITOMI YAMAGUCHI • Mestre em Imunologia pela Faculdade de Medicina da Universidade de São Paulo. Médica do Laboratório de Imunologia da Faculdade de Medicina da Universidade de São Paulo.

NORBERTO NOBUO SUGAYA • Professor Doutor do Departamento de Estomatologia da Faculdade de Odontologia da Universidade de São Paulo.

PAULO EDUARDO RIBEIRO DOS SANTOS NOVAES • Médico Radioterapeuta do Hospital do Câncer – A.C. Camargo, SP.

PEDRO MICHALUART JÚNIOR • Doutor em Medicina pela Faculdade de Medicina da Universidade de São Paulo. Médico Assistente da Disciplina de Cirurgia de Cabeça e Pescoço do Hospital das Clínicas da Faculdade de Medicina da Universidade de São Paulo.

RICARDO JOSÉ MARQUES • Médico Oncologista Clínico do Hospital Sírio-Libanês, SP.

ROBERTO ARAUJO LIMA • Professor Assistente do Curso de Especialização em Cirurgia de Cabeça e Pescoço da Pontifícia Universidade Católica do Rio de Janeiro.

ROBERTO ELIAS VILLELA MIGUEL • Médico Titular do Departamento de Cirurgia de Cabeça e Pescoço do Centro de Tratamento e Pesquisa Hospital do Câncer – A.C. Camargo, SP.

ROBERTO PEREIRA DE MAGALHÃES • Médico Assistente Doutor da Disciplina de Cirurgia de Cabeça e Pescoço do Hospital das Clínicas da Faculdade de Medicina da Universidade de São Paulo.

RODRIGO OLIVEIRA SANTOS • Mestre em Otorrinolaringologia e Cirurgia de Cabeça e Pescoço pela Universidade Federal de São Paulo – Escola Paulista de Medicina.

ROGÉRIO TUMA • Médico Neuroncologista do Hospital Sírio-Libanês, SP.

TÂNIA MARA VAREJÃO STRABELLI • Doutora em Doenças Infecciosas e Parasitárias pela Faculdade de Medicina da Universidade de São Paulo.

VERA CAVALCANTI DE ARAÚJO • Professora Titular de Patologia Bucal da Faculdade de Odontologia da Universidade de São Paulo.

VERGILIUS JOSÉ FURTADO DE ARAUJO FILHO • Médico Assistente Doutor da Disciplina de Cirurgia de Cabeça e Pescoço do Hospital das Clínicas da Faculdade de Medicina da Universidade de São Paulo.

PREFÁCIO

Esta é uma obra que fazia falta. Tantas vezes associados ao uso compulsivo do cigarro e álcool, os tumores localizados na boca apresentam alta prevalência em nosso meio, principalmente nas classes mais desfavorecidas. Como ainda são poucos os profissionais preparados para diagnosticá-los e tratá-los precocemente, é grande o número de doentes que procura os serviços especializados das grandes cidades brasileiras, apenas quando as lesões orais atingem o estado avançado. E, no entanto, essas lesões são visíveis e de acesso fácil na maioria dos casos.

O livro está dividido em quatro partes. Na primeira, são discutidos os aspectos básicos da epidemiologia e mecanismos de carcinogênese, essenciais para situar a magnitude do problema de saúde pública que esses tumores representam, e entender as interações de oncogenes, genes supressores e agentes carcinogênicos no longo processo iniciação, promoção e progressão tumoral, que conduz à formação de lesões isoladas ou ao efeito de campo, responsável pelo aparecimento de múltiplas neoplasias primárias no trato aerodigestivo.

A segunda parte do livro está dedicada ao diagnóstico. Os autores apresentam os diferentes tipos de lesões pré-malignas mais encontradas na clínica, mostram suas características anátomo-patológicas e explicam como diferenciá-las das francamente malignas, com ilustrações fotográficas que ajudam a compreensão do texto. Sucintamente, os tumores malignos são discutidos em função de sua localização anatômica e padrão preferencial de disseminação para os linfonodos regionais, conhecimentos essenciais para o estadiamento clínico e a avaliação do prognóstico.

Em seguida vem o tratamento, a parte mais detalhada do livro. No passado, os portadores de tumores de cabeça e pescoço eram submetidos a cirurgias radicais e radioterapia externa adjuvante ou como tratamento exclusivo nos casos não-cirúrgicos. O especialista que tivesse habilidade cirúrgica pouca teoria precisava saber para resolver a maioria dos casos. Nos últimos vinte anos, a complexidade do campo aumentou de tal forma que surgiram as equipes multidisciplinares para tratar adequadamente desses pacientes. Como o texto mostra com clareza, novas modalidades radioterápicas, quimioterapia de indução com drogas recém-incorporadas aos esquemas clássicos e exames radiológicos que proporcionam mais segurança ao estadiamento criaram condições para cirurgias menos radicais e tratamentos conservadores, jamais sonhados tempos atrás.

Finalmente, as áreas mais desprezadas no passado: suporte, reabilitação e prevenção, absolutamente essenciais para melhorar a qualidade de vida, controlar efeitos colaterais e reduzir as seqüelas impostas pelos diferentes tipos de tratamento, são discutidas em profundidade no capítulo final, um dos pontos altos do livro.

Um livro sobre câncer de boca, abrangente como este, é de extremo interesse para odontologistas, otorrinolaringologistas, oncologistas, fonoaudiólogos, nutricionistas, enfermeiros e estudantes interessados. A iniciativa do Dr. Orlando Parise Jr. em reunir um grupo de especialistas tão preparado para apresentar o tema de forma didática certamente será reconhecida pelos leitores.

DRAUZIO VARELLA
Oncologista clínico

CONTEÚDO

Parte I – **CARCINOGÊNESE**

1. Epidemiologia do Câncer de Boca 3
   Luiz Paulo Kowalski e Inês Nobuko Nishimoto
2. Evolução das Curvas de Controle Local e
   Sobrevida do Câncer de Boca 12
   Marcos Brasilino de Carvalho
3. Carcinógenos Bucais 16
   *Roberto Pereira de Magalhães e
   Marina Helena Cury Gallottini de Magalhães*
4. Oncogenes e Antioncogenes 23
   Jorge Sabbaga
5. Campo de Cancerização e Clonalidade 29
   Kátia Ramos Moreira Leite e Luiz Heraldo Câmara Lopes
6. Síndromes Predisponentes 34
   Bernardo Garicochea
7. Imunologia no Desenvolvimento Neoplásico 41
   *Nise Hitomi Yamaguchi, Javier Ricardo Carbajal Lizárraga e
   Carolina Michelini*

Parte II – **DIAGNÓSTICO**

8. Lesões Pré-Neoplásicas ou Cancerizáveis 57
   Marcos Roberto Tavares
9. Anatomia Patológica nas Lesões Pré-Neoplásicas 63
   Ney Soares de Araújo e Vera Cavalcanti de Araújo
10. Apresentação Clínica e Estadiamento 71
    *Lenine Garcia Brandão, Beatriz Godoi Cavalheiro e
    Adriana Sondermann*
11. Diagnóstico Diferencial 80
    Esther Goldenberg Birman e Norberto Nobuo Sugaya
12. Neoplasias Não-Espinocelulares da Cavidade Oral 87
    Gilberto de Britto e Silva Filho
13. Anatomia Patológica no Câncer de Boca 96
    Cristina Aparecida Troques da Silveira Mitteldorf

14. Fatores Prognósticos 101
    Claudio Roberto Cernea e Flávio Carneiro Hojaij
15. Radiologia nas Neoplasias da Cavidade Oral 107
    Mauro Miguel Daniel

Parte III – TRATAMENTO

16. Estratégia Terapêutica Multidisciplinar 117
    Ricardo José Marques
17. Tratamento das Lesões Cancerizáveis 121
    Luiz Roberto Medina dos Santos
18. Cirurgia do Câncer de Boca 126
    Orlando Parise Jr.
19. Reconstrução Funcional e Estética 134
    Julio Morais-Besteiro
20. Tratamento das Áreas Ganglionares 144
    Jacob Kligerman e Roberto Araujo Lima
21. Teleterapia 153
    Carlos Eduardo Vita Abreu e João Luis Fernandes da Silva
22. Braquiterapia 160
    João Victor Salvajoli, Paulo Eduardo Ribeiro dos Santos Novaes e Flavio Eduardo Prisco
23. Quimioterapia 173
    Jacques Tabacof
24. Seguimento Pós-Tratamento 179
    Márcio Abrahão e Rodrigo Oliveira Santos

Parte IV – SUPORTE, REABILITAÇÃO E PREVENÇÃO

25. Preparo Odontológico 185
    Cesar Augusto Migliorati e Erica Krohn Jany Migliorati
26. Analgesia no Câncer de Boca 193
    João Valverde Filho e Rogério Tuma
27. Antibioticoterapia 202
    David Everson Uip e Tânia Mara Varejão Strabelli
28. Manejo das Complicações Precoces e Tardias 206
    Vergilius José Furtado de Araujo Filho e Hyun Seung Yoon
29. Osteorradionecrose e Oxigenação Hiperbárica 212
    Roberto Elias Villela Miguel e Marcos Martins Curi
30. Implantes Osseointegrados 220
    Luciano Lauria Dib e Marcos Martins Curi
31. Quimioprevenção e Retinóides 235
    Pedro Michaluart Júnior
32. Fonoaudiologia na Reabilitação do Câncer de Boca 245
    Elisabete Carrara De Angelis

ÍNDICE REMISSIVO 253

Parte I

CARCINOGÊNESE

1 EPIDEMIOLOGIA DO CÂNCER DE BOCA

Luiz Paulo Kowalski
Inês Nobuko Nishimoto

INTRODUÇÃO

Durante o século XX muitas modificações demográficas e econômicas ocorreram no Brasil, com conseqüências marcantes nas taxas de incidência, prevalência e mortalidade de diversas doenças. A mortalidade por doenças infecciosas, que era a mais importante em todo o país até a década de 50, atualmente representa apenas 4,8%. Desde a década de 50, a mortalidade por doenças do aparelho circulatório passou a predominar. Em todo o território nacional, esta última representou 27,6% de todas as causas de morte, seguida de 12% por causas externas, em 1994, de acordo com dados do Ministério da Saúde – Fundação Nacional de Saúde.

Em 1994, registraram-se, por regiões, diferentes causas de morte, predominando no Sul e Sudeste as por doenças do aparelho circulatório, com 33% e 31%, respectivamente. Os sinais e sintomas mal definidos foram uma das modalidades mais freqüentes nas Regiões Norte (28%) e Nordeste (37%). Na Região Norte, 7% das mortes foram devidas às doenças infecciosas, no Nordeste e Centro-Oeste, 6%, enquanto as neoplasias contribuíram com 8% (Norte), 6% (Nordeste) e 10% (Centro-Oeste) de todas as causas de óbito. As doenças infecciosas registraram 3% da mortalidade na Região Sul e 4% no Sudeste.

Entre as principais causas de morte no Brasil, em números absolutos, figuram as neoplasias como terceira causa, precedidas por doenças do aparelho circulatório e causas externas, representando 10,2% dos óbitos em 1990 e 10,9% em 1994. A ocorrência estimada de óbitos por neoplasias é de 107.950 por ano, em todo o território brasileiro, representando uma taxa específica de mortalidade de 80,2 por 100.000 homens e 67,1 por 100.000 mulheres.

Entre os países com as maiores incidências de câncer destaca-se o Brasil, e, de acordo com os Registros de Câncer de base populacional, as mais altas taxas entre homens encontram-se em Porto Alegre e, em seguida, em Fortaleza e Belém.

Estima-se para o ano de 1998 um total de 269.000 casos novos de câncer, a uma taxa específica de incidência de 176,8 por 100.000 homens e 189,2 por 100.000 mulheres.

Conforme dados do INCa – Ministério da Saúde, o câncer de boca figura como a sétima forma de neoplasia mais freqüente no Brasil, e esperam-se 8.145 casos novos (3,03% de todos os casos), sendo 5.970 (8,2 por 100.000) para homens e 2.175 (2,9 por 100.000) para mulheres. Na Região Sul, o câncer de boca está entre os nove primeiros cânceres mais freqüentes, estimam-se 1.515 casos novos, e é o sétimo na Região Centro-Oeste. Nas Regiões Norte e Nordeste, a incidência do câncer de boca apresenta-se como a sétima localização mais freqüente para 1998. Na Região Sudeste, o câncer classifica-se como a terceira causa de mortalidade, superada apenas pelas doenças cardiovasculares e causas externas, e para o câncer de boca esperam-se 3.755 (3,8%) casos novos em 1998, sendo a oitava dentre as neoplasias nessa região. No Estado de São Paulo, as taxas de mortalidade por câncer de boca e de faringe foram de 6,1 por 100.000 homens e de 1,3 por 100.000 mulheres, no ano de 1978. Nesse mesmo ano, a incidência de câncer da língua foi de 7,4 por 100.000, e a de câncer do lábio, de 5,4 por 100.000 indivíduos do sexo masculino.

A situação do tratamento de câncer de boca é particularmente grave, visto que a maioria dos casos ainda é diagnosticada tardiamente. Além da alta mortalidade de indivíduos na faixa etária economicamente ativa, o tratamento desses casos implica mutilações, que, muitas vezes, inabilitam o paciente para a reintegração familiar, social e profissional, temporária ou definitivamente.

Verificou-se que, em geral, o estádio do tumor ao diagnóstico é determinado principalmente por sua biologia, e não pelo atraso no diagnóstico. Entretanto, obteve-se correlação significativa entre o atraso no diagnóstico e a localização do tumor. Foi também demonstrado que os fatores de risco para o câncer de boca avançado foram o tipo da lesão, as queixas de odinofagia ou disfagia e o atraso causado pela falta de diagnóstico por parte do cirurgião-dentista ou do médico não-especialista. O atraso no diagnóstico mostra ter conseqüências, tais como: estádio avançado da doença, que resulta em aumento de custos de tratamento e hospitalizações por períodos mais longos.

A prevenção e o diagnóstico oportuno são atualmente as medidas mais eficazes de que dispomos para melhorar o prognóstico do câncer. O diagnóstico precoce dos tumores bucais não deveria apresentar grandes dificuldades, uma vez que os grupos de maior risco são bem conhecidos e a região é de fácil acesso ao exame clínico, dispensando qualquer tipo de equipamento especial, e lesões potencialmente cancerizáveis podem ser diagnosticadas e tratadas antes da transformação carcinomatosa. No entanto, observa-se que os pacientes não são esclarecidos e negligenciam os sintomas, e os profissionais de saúde não examinam rotineiramente a mucosa bucal.

A longo prazo, espera-se a redução da mortalidade e da porcentagem de casos com deformidades funcionais e estéticas conseqüentes ao tratamento agressivo que a enfermidade avançada demanda.

EPIDEMIOLOGIA

A incidência do câncer de boca é extremamente variável. Ainda hoje é um problema de saúde pública em muitas partes do mundo. Ocorrem atualmente 262.000 óbitos por cânceres da cavidade oral e da faringe em todo o mundo, dos quais, 83% em países em desenvolvimento, em áreas de alto risco como Melanésia, sul e sudeste da Ásia e em outras áreas onde o hábito de mascar tabaco e betel é popular, prevalecendo na Índia e entre homens em algumas regiões da França. Nessas regiões de alto risco, o câncer de boca é a nona forma mais freqüente de câncer fatal entre as mulheres.

Estima-se que em 1980 tenham ocorrido 379.000 casos de câncer de boca e faringe no mundo, com predomínio marcante no sexo masculino (1,2 a 12,0:1), na faixa etária de 50 a 70 anos.

As neoplasias da cavidade oral e da faringe ocupam a sexta posição entre os cânceres mais freqüentes no mundo, com estimativa de 412.000 casos novos para 1985 (5,4% do total). Analisando-se separadamente a incidência para o sexo masculino e o feminino, temos para o sexo masculino a quinta posição com 270.000 (7%) casos novos, e a sétima, para o feminino com 142.000 (3,8%).

No Brasil, os dados do período de 1976 a 1980 mostram que o câncer de boca representa 8% dos casos de câncer incidentes em indivíduos do sexo masculino e 2% nos do sexo feminino. A coleta de informações sobre a incidência de câncer no Brasil tem sido feita de forma sistemática, em alguns centros, apenas nas últimas décadas. Aumentos significativos na incidência de câncer de boca têm sido verificados pelos registros de câncer de São Paulo e de Recife.

O câncer de boca está catalogado na Classificação Internacional de Doenças (CID-10, Organização Mundial de Saúde, 1997) no grupo compreendido entre C0 e C6. Os carcinomas espinocelulares são as neoplasias mais freqüentes (cerca de 90% dos casos), seguidos por outros carcinomas (verrucoso, indiferenciado, de pequenas glândulas salivares), sarcomas e, raramente, por melanoma maligno.

As causas de 80% das neoplasias são atribuíveis a influências ambientais, particularmente aquelas relacionadas ao estilo de vida. O câncer de boca não é exceção, podendo ser induzido por uma combinação de fatores: hábitos pessoais, atividade profissional e região onde o indivíduo habita. A incidência do câncer de boca tem acompanhado os padrões de consumo de tabaco e de álcool há várias décadas.

Devido à função e à localização, a boca está continuamente em contato com diversos agentes químicos, físicos e biológicos, os quais, atuando isolada ou conjuntamente (cronicamente), aumentariam o risco de câncer (capítulo 3). A devida magnitude para os prováveis fatores de risco de neoplasias da cavidade oral é obtida por meio do risco relativo e da razão de chances, ou "odds ratio" (OR), que são obtidos por dois tipos de investigação epidemiológica: estudos de coortes (risco relativo) e estudos casos-controles (razão de chances, ou OR).

Na primeira estratégia de estudo, um grupo de indivíduos com diferentes níveis de exposição aos fatores em investigação é acompanhado até o aparecimento da neoplasia, óbito e/ou término do estudo, muitos anos após seu início.

A razão entre as taxas de ocorrência ou de óbitos por câncer para indivíduos expostos e não-expostos mede a magnitude das associações entre os fatores de risco e a doença. Essa medida é conhecida como risco relativo ou razão entre os riscos. Em um estudo caso-controle, utilizam-se informações obtidas retrospectivamente. Os casos incidentes de uma doença são avaliados ao mesmo tempo em que indivíduos controles selecionados entre a população hospitalar (controles hospitalares) ou na comunidade (controles populacionais). Estudam-se os riscos relativos para cada fator de risco em investigação, obtidos por história clínica detalhada e padronizada. Nos últimos anos, estudos de coortes e estudos casos-controles ganharam grande impulso com o emprego de computadores e métodos estatísticos de análise multivariada.

Muitos conceitos debatidos há vários anos sobre os chamados fatores predisponentes de câncer de boca não foram comprovados pelas modernas técnicas de análise. O que se aceita atualmente acerca dos fatores de risco para o câncer de boca derivou de estudos casos-controles ou estudos de coortes realizados principalmente nas duas últimas décadas. Há também reconhecimento de que o efeito desses múltiplos fatores ocorre em estádios sucessivos no processo da carcinogênese.

A seguir são descritos diversos fatores de risco para o câncer de boca.

GRUPO ÉTNICO E EXPOSIÇÃO SOLAR – a raça como indicador biológico e/ou socioeconômico tem sido, recentemente, de interesse epidemiológico. Um estudo caso-controle multicêntrico examinou a razão de chances, ou OR, das diferenças entre brancos e negros com relação às principais variáveis explanatórias conhecidas, como tabaco, álcool, variáveis nutricionais, saúde bucal, entre outras. Os OR para o câncer de boca com o uso de tabaco (quantidade fumada por dia, tempo de consumo, idade em que iniciou e período desde que cessou o hábito de fumar) entre brancos e negros foram semelhantes (OR = 2,8 para fumantes de mais de 40 cigarros por dia), enquanto o consumo total de álcool consumido demonstrou ser fator de risco mais forte para os negros. A interativa combinação álcool-tabaco nos mais altos níveis apresentou maior efeito entre os negros. Os resultados obtidos nesse estudo indicam que vários fatores ambientais contribuem para as mais altas taxas de câncer de boca entre negros americanos do que em brancos, mas os padrões de consumo de álcool, principalmente entre os fumantes, foram os mais importantes fatores sociais encontrados.

A incidência de câncer da pele e dos lábios varia de forma marcante em relação à latitude em direção ao Equador. Essa incidência é maior para os indivíduos da raça branca. Na Finlândia, foi observada relação inversa entre a quantidade média anual de radiação solar e o risco de câncer do lábio. Os autores sugerem que outros fatores, como atividades ao ar livre e tabagismo, também devem estar envolvidos.

SEXO – há alguns estudos que indicam que o risco de câncer de boca é maior entre pessoas do sexo feminino que do masculino. Foram encontrados riscos mais elevados para mulheres, de 4,3 *versus* 3,3 para homens entre os fumantes, e de 1,4 *versus* 1,1 entre os que fumaram no passado, respectivamente. Outro estudo obteve riscos maiores para as mulheres do que para os homens: OR de 4,9 entre as mulheres que consumiam quantidade de alcatrão maior que 6,4kg *versus* 2,1 para homens, e de 5,3 (mulheres) e 2,2 (homens) para quantidade de tabaco consumida ("pack-years") maior que 60 "pack-years".

EXPOSIÇÃO PROFISSIONAL – cerca de 5% de todas as mortes por câncer se devem à exposição a substâncias utilizadas nos processos industriais. Embora alguns desses riscos profissionais possam ser de alta magnitude, o risco para a população em geral é pequeno, visto que o número de indivíduos expostos é limitado. Uma vez reconhecidos os fatores de risco, medidas adequadas e efetivas de proteção podem ser postas em prática.

Em diversos estudos, verificou-se aumento do risco de câncer de boca relacionado com a atividade profissional, como no processamento de metais, de fibras têxteis e couro, de níquel, álcool isopropílico e ácido sulfúrico.

TRAUMATISMOS CRÔNICOS E HÁBITOS DE HIGIENE BUCAL – apesar de ter sido observada, em um estudo de 560 casos de carcinomas de boca, a relação direta entre a área de irritação ocasionada pela prótese e a localização do tumor, diversos outros autores não puderam confirmar o papel da irritação crônica na carcinogênese.

Um estudo caso-controle mostrou que a prevalência de próteses mal ajustadas e causadoras de dor era significativamente maior em pacientes com câncer de boca, com riscos relativos de 5,97 para homens e 1,60 para mulheres com próteses que causaram dor e, para a categoria de casos com próteses mal ajustadas, de 3,15 e 2,15, respectivamente.

Em um estudo caso-controle conduzido em São Paulo, Curitiba e Goiânia, verificou-se que tanto o uso de próteses quanto o precário estado dentário não se revelaram fatores de aumento de risco para o câncer de boca. Contudo, a freqüência com que os indivíduos escovam os dentes (marcador de higiene bucal) esteve associada negativamente com o risco de câncer de boca no mesmo estudo. Recentemente, foram apresentados resultados de um estudo caso-controle sobre a relação entre fatores dentais e risco de câncer do trato aerodigestivo superior, em que os riscos de carcinoma espinocelular da cavidade oral, de acordo com o uso de próteses, história de feridas causadas por próteses, dentes "quebrados" e higiene bucal infreqüente, foram significantemente associados quando analisados sem ajustes e sem pareamento dos casos e controles. As análises ajustadas por potenciais fatores de confusão mostraram que somente a higiene bucal infreqüente permaneceu sendo fator de risco. Foi criado o "índice de dentição", que reflete o conjunto dos números de dentes cariados, restaurados, perdidos e as condições de dentição e higiene bucal. Observou-se que a incidência de câncer de boca aumenta com a piora do estado dentário e que os tabagistas e etilistas crônicos geralmente apresentam dentição inadequada e risco de câncer de boca oito vezes maior que aqueles que não apresentam essas características.

TABAGISMO – o tabagismo foi introduzido na Europa, no século XVI, por exploradores espanhóis. Desde o século XVIII, suspeitava-se haver relação entre câncer de boca e tabagismo. Os hábitos tabagistas variam consideravelmente nos diversos países. Exemplos típicos são: hábito de mascar tabaco misturado com folhas de betel e cal ("pan"), na Índia; fumar cigarro manufaturado envolto em folhas de ébano ("bidi"), também na Índia; fumar "chutta" (espécie de cigarro fumado com a extremidade acesa dentro da boca, principalmente utilizado por mulheres pescadoras na Índia); fumar cigarro com a extremidade acesa dentro da boca (algumas regiões da Itália); hábito de mascar fumo e usar rapé (mulheres do sudeste dos Estados Unidos); fumar outros tipos de tabaco como "hukka" e "chilum" (espécie de cachimbo de argila, em Bombaim, Índia); hábito de fumar e mascar tabaco (riscos elevados); consumo de rapé e tabaco na Suécia ("oral snuff").

Em diversos estudos epidemiológicos ficou claramente demonstrado não só o alto risco de câncer de boca nos tabagistas, como também um notável efeito dose-resposta. Em um estudo caso-controle realizado no Brasil, verificou-se que o consumo de tabaco é o mais importante fator de risco para o câncer de boca. A não ser pelo considerável excesso de risco entre os fumantes de cachimbo, não se observaram diferenças apreciáveis na magnitude dos riscos de acordo com os vários estilos de consumo de tabaco. Nesse mesmo estudo, demonstrou-se que o risco de câncer de boca para indivíduos que fumaram cigarros industrializados decresce progressivamente, atingindo, após dez anos de abandono do hábito, o mesmo nível verificado para os não-fumantes.

ETILISMO – o consumo de bebidas alcoólicas tem sido correlacionado com o aumento de risco de câncer de boca em diversos estudos. Foi observado que a associação entre álcool e câncer de boca era independente do tipo de bebida consumida e que o aumento do risco de câncer de boca ocorreu para as categorias de maior nível de consumo cumulativo, tendo por base as referências feitas por casos e controles, durante a entrevista, com relação ao tipo e à quantidade de bebida consumida. Foi também demonstrado um efeito sinérgico entre álcool e tabaco.

O mecanismo de ação carcinogênica do álcool é desconhecido, sendo considerados possíveis mecanismos o efeito local pelo contato, a presença de carcinógenos diluídos, a ação sobre enzimas microssomais que ativariam carcinógenos, o dano celular pelo etanol e seus metabólitos e as deficiências nutricionais associadas ao alcoolismo.

FATORES NUTRICIONAIS – devido à localização e à sua função gastrintestinal, a boca está exposta a todo tipo de alimento, e torna-se difícil não se suspeitar de sua associação com o câncer de boca. Mas, ao se estudar os fatores alimentares, comparando-os aos potenciais fatores de risco, que são o uso de tabaco e a ingestão de álcool, como também a má higiene bucal, que afetam a região oral, torna-se difícil obter inferências sobre os fatores nutricionais e o desenvolvimento de câncer de boca.

A carência de certos nutrientes acarreta o aparecimento de modificação da mucosa bucal, que pode predispor à transformação carcinomatosa. Na síndrome de Plummer-Vinson, a deficiência de ferro e vitamina A ocasiona atrofia da mucosa e predispõe não só ao câncer de boca, mas também aos da hipofaringe e do esôfago.

A vitamina A apresenta efeito inibidor sobre a ação dos carcinógenos químicos envolvidos na gênese de tumores epiteliais. Por sua vez, a carência dessa vitamina pode ocasionar alterações similares às provocadas por carcinógenos químicos. Foi observado que o risco de câncer de boca em mulheres era inversamente proporcional ao consumo de frutas e verduras frescas e que o maior consumo de frutas cítricas e alimentos contendo betacaroteno resultava em um efeito protetor contra esse câncer. Demonstrou-se em um estudo caso-controle que o fator protetor mais favorável foi a combinação do freqüente consumo de frutas e vegetais e o consumo infreqüente de certos tipos de carne, na dieta diária.

Em um estudo realizado com pacientes brasileiros, verificou-se uma associação entre o consumo de chimarrão e o câncer de boca, encontrando riscos significativos no consumo de mais do que três cuias de "chimarrão" por dia, mesmo quando ajustado a tabaco, álcool e outras co-variáveis.

ESTADOS DE IMUNODEFICIÊNCIA – o sistema imunológico tem participação na carcinogênese (capítulo 7). Foram publicados casos de carcinomas espinocelulares de cabeça e pescoço em pacientes transplantados e imunodeficientes. Na síndrome de imunodeficiência adquirida, o sarcoma de Kaposi ocorre em um terço dos casos, dos quais metade apresenta lesões bucais. Em um estudo de 171 casos de pacientes com síndrome de imunodeficiência adquirida, foram observados sete casos de carcinoma espinocelular da boca (média de idade de 36 anos).

USO DE FOGÃO A LENHA – identificou-se, como fator de risco, a exposição ao fogão a lenha, com risco para o câncer de boca de 2,4; mesmo ajustado a tabaco e álcool, manteve-se significativo a uma razão de 2,5. Em outro estudo realizado nas cidades de Almirante Tamandaré e Araucária, no Estado do Paraná, verificaram-se altos níveis dos compostos PAH ("polycyclic aromatic hydrocarbons"), com suficiente evidência carcinogênica, nas cozinhas equipadas com fogão a lenha. Esses resultados demonstraram que os altos níveis de PAH encontrados nessas cozinhas eram diretamente correlacionados à emissão dos poluentes originados da utilização de fogões a lenha. Esse achado reforça a condição do fogão a lenha como um fator que aumenta o risco dos cânceres de boca, faringe e laringe no Brasil.

Recentemente, foi estudado o efeito do uso de fogão a lenha no desenvolvimento de câncer das vias aerodigestivas superiores, verificando ser o fogão a lenha um potencial fator de risco (OR de 2,6 sem ajustes), mantendo significância mesmo quando ajustado a outros fatores (OR = 2,7) para câncer de boca.

HISTÓRIA FAMILIAR – as síndromes predisponentes familiares serão discutidas no capítulo 6, porém poucos estudos têm dirigido atenção à história familiar como fator de risco para os cânceres das vias aéreas superiores. Em um estudo de caso-controle, com pacientes residentes nas Regiões Sul, Sudeste e Centro-Oeste do Brasil, verificou-se a associação entre os cânceres das vias aerodigestivas superiores e a história familiar, atingindo riscos elevados quando o pai ou descendentes também têm câncer das vias aerodigestivas superiores. Entre os fatores familiares que poderiam explicar os achados desse estudo, incluem-se vírus e hábitos familiares comuns, tais como alimentação, além de tabaco e álcool. Contudo, os fatores genéticos são os mais prováveis responsáveis pelo risco familiar, e parece viável que, na presença de potenciais fatores de risco, tais como tabaco e álcool, os fatores genéticos possam, de certo modo, determinar o risco. Para o câncer de boca, se o descendente tem câncer de cabeça e pescoço, o risco para a neoplasia de boca encontrado foi de 7,4 (risco ajustado).

INFECÇÕES VIRAIS – até o momento não existem provas definitivas de que algum tipo de vírus possa causar câncer de boca. Foi demonstrado que, em ratos infectados com HSV-I e expostos ao tabaco, muitos deles desenvolveram lesões cancerizáveis e câncer de boca. Por outro lado, dos ratos que foram apenas contaminados com HSV-I ou somente expostos ao tabaco, nenhum desenvolveu qualquer tipo de tumor. O HPV (papilomavírus humano) e o HSV têm sido verificados em elevados níveis no tecido tumoral do câncer de boca, embora o papel desses agentes não esteja completamente claro.

Em um estudo feito em São Paulo, o DNA do HPV foi detectado em cinco casos (11%) de carcinoma espinocelular de cabeça e pescoço, e, em um deles, encontrou-se um paciente com carcinoma espinocelular na base da língua, com HPV positivo em mucosa normal. Houve predomínio do DNA do HPV em presença de carcinoma de amígdala (60%), estádios avançados da doença e em tumores primários com prognóstico desfavorável.

BIBLIOGRAFIA

CANN, C.I.; FRIED, M.P. & ROTHMAN, K.J. – Epidemiology of squamous cell cancer of the head and neck. *Otolaryngol. Clin. North Am.*, 18:367-388, 1985.

DAY, G.L.; BLOT, W.J.; AUSTIN, D.F.; BERNSTEIN, L.; GREENBERG, R.S.; PRESTON-MARTIN, S.; SCHOENBERG, J.B.; WINN, D.M.; McLAUGHLIN, J.K. & FRAUMENI Jr., J.F. – Racial differences in risk of oral and pharyngeal cancer: alcohol, tobacco, and other determinants. *J. Nat. Cancer Inst.*, 85(6):465-473, 1993.

De STEFANI, E.; OREGGIA, F.; RIVERO, S. & FIERRO, L. – Hand-rolled cigarette smoking and risk of cancer of the mouth, pharynx, and larynx. *Cancer*, 70:679-682, 1992.

DHOOGE, I.J.; ALBERS, F.W.J. & VAN CAUWENBERGE, P.B. – Clinical characteristics and diagnostic delay of head and neck cancer: results from a prospective study in Belgium. *Eur. J. Surg. Oncol.*, 22:354-358, 1996.

FOULKES, W.D.; BRUNET, J.S.; KOWALSKI, L.P.; NAROD, S.A. & FRANCO, E.L. – Family history of cancer is a risk factor for squamous cell carcinoma of the head and neck in Brazil: a case-control study. *Int. J. Cancer*, 63:769-773, 1995.

FRANCO, E.L.; KOWALSKI, L.P.; OLIVEIRA, B.V.; CURADO, M.P.; PEREIRA, R.N.; SILVA, M.E.; FAVA, A. & TORLONI, H. – Risk factors for oral cancer in Brazil: a case-control study. *Int. J. Cancer*, 43:992-1000, 1989.

Fundação Instituto Brasileiro de Geografia e Estatística – IBGE. Anuário Estatístico do Brasil, Rio de Janeiro, 1993.

Fundação Nacional de Saúde – CENEPI. Mortalidade Brasil 1994. Ministério da Saúde, Brasília, 1997.

GRAHAM, S.; DAYAL, H.; ROHRER, T.; SWANSON, M.; SULTZ, H.; SHEDD, D. & FISCHMAN, S. – Dentition, diet, tobacco and alcohol in the epidemiology of oral cancer. *J. Nat. Cancer Inst.*, 59:1611-1618, 1977.

HAMADA, G.S.; KOWALSKI, L.P.; MURATA, Y.; MATSUSHITA, H. & MATSUKI, H. – Wood stove on indoor air quality in Brazilian homes: carcinogens, suspended particulate matter, and nitrogen dioxide analysis. *Tokai J. Exp. Clin. Med.*, 145 (3, 4):145-153, 1991.

HOBOECK, A. – Dental protheses and intraoral epidermoid carcinoma. *Acta Radiol.*, 32:259-275, 1949.

Instituto Nacional do Câncer – INCa – Ministério da Saúde. Estimativa de Incidência e Mortalidade por Câncer no Brasil, 1998.

KOWALSKI, L.P.; FRANCO, E.L.; TORLONI, H.; FAVA, A.S.; SOBRINHO, J.A.; RAMOS, G.; OLIVEIRA, B. & CURADO, M.P. – Lateness of diagnosis of oral and oropharyngeal carcinoma: factors related to the tumour, the patient and health professionals. *Oral Oncol. Eur. J. Cancer*, 30B(nº 3):167-173, 1994.

Mac FARLANE, G.J.; EVSTIFEEVA, T.V.; ROBERTSON, C.; BOYLE, P. & SCULLY, C. – Trends of oral cancer mortality among females worldwide. *Cancer Causes Control*, 5:255-258, 1994.

MARSHALL, J.R. & BOYLE, P. – Nutrition and oral cancer. *Cancer Causes and Control*, 7:101-111, 1996.

MIGUEL, R.E.V.; VILLA, L.L.; CORDEIRO, A.C.; PRADO, J.C.M.; SOBRINHO, J.S.P. & KOWALSKI, L.P.K. – Low prevalence of human papillomavirus in a geographic region with high incidence of head and neck cancer. *Am. J. Surg.*, 176:428-429, 1998.

MUSCAT, J.E.; RICHIE Jr., J.P.; THOMPSON, S. & WYNDER, E.L. – Gender differences in smoking and risk for oral cancer. *Cancer Res.*, 56:5192-5197, 1996.

YOUNG, T.B.; FORD, C.N. & BRANDENBURG, J.H. – An epidemiologic study of oral cancer in a statewide network. *Am. J. Otolaryngol.*, 7:200-208, 1986.

2 EVOLUÇÃO DAS CURVAS DE CONTROLE LOCAL E SOBREVIDA DO CÂNCER DE BOCA

Marcos Brasilino de Carvalho

O câncer de boca, sendo uma neoplasia maligna que se desenvolve a partir do revestimento mucoso da cavidade oral, tem portanto fácil acesso para o diagnóstico e tratamento. O planejamento terapêutico costuma ser do domínio de todo especialista, e as técnicas cirúrgicas estão padronizadas há mais de 50 anos. Novos recursos de diagnóstico têm permitido uma melhor avaliação da sede e da extensão do tumor, e isso tem influenciado provavelmente na melhora dos resultados, observada ao longo dos anos. O desenvolvimento tecnológico tem possibilitado ao médico tanto planejar uma estratégia de tratamento individualizada para cada caso, quanto estabelecer os índices prognósticos de probabilidade de sobrevida de indivíduos com tumores malignos da cavidade oral. A variabilidade de apresentação dos tumores, segundo fatores epidemiológicos (como visto no capítulo 1), clínicos, morfológicos, histopatológicos e moleculares, mostra que no passado era muito difícil estabelecer um protocolo de tratamento que abrangesse igualmente todos os casos tratados. Sabemos que o paciente portador de câncer de boca terá possivelmente uma evolução diferente se ele for jovem ou se for idoso. Por outro lado, se estivermos diante de pacientes muito jovens ou de pacientes idosos abstêmios para o tabagismo e etilismo, principalmente do sexo feminino, é provável que ocorra uma redução nas taxas de controle local e de sobrevida. Como será discutido no capítulo 15, a tecnologia atual nos permite dispor de estudos de imagem que apontam recidivas ou novas lesões muito precocemente.

Deve-se rastrear o aparecimento de segundas lesões, principalmente nos casos que apresentam antecedentes epidemiológicos de tabagismo e etilismo crônico. O tratamento de tumores malignos da cavidade oral, em estádios iniciais, sempre ofereceu taxas elevadas de controle da doença. Entretanto, esses pacientes freqüentemente vêm a óbito não pela recorrência de sua lesão primária ou de metástases, mas pelo desenvolvimento de segundas lesões na própria cavidade oral ou em outra localização da cabeça e pescoço, no esôfago ou nos pulmões. Os pacientes que já apresentaram um câncer de cabeça e pescoço manifestam risco ao redor de 5% ao ano de apresentar outro em uma segunda localização. Graças à essa constatação, esses pacientes têm sido beneficiados com protocolos de quimio-prevenção (capítulo 31), geralmente apoiados na administração de retinóides, o que provavelmente irá reduzir a incidência desses segundos tumores primários.

A incorporação do exame de congelação intra-operatória para avaliação das margens de ressecção colaborou para reduzir o contingente de pacientes com lesões iniciais que apresentavam recidiva local, a despeito do tratamento apropriado e da impressão do cirurgião de que macroscopicamente fazia uma ablação completa do tumor. É consensual entre os especialistas o pessimismo que evolve o prognóstico de lesões bucais que recidivam após o tratamento cirúrgico. Além disso, é frustrante para o paciente, seus familiares e para o médico o surgimento de lesões que recorrem após a expectativa de um prognóstico favorável. A utilização de parâmetros moleculares (capítulos 4 e 5) na margem de ressecção é uma perspectiva atraente na avaliação da radicalidade da ressecção, e conseqüente indicação ou não de terapia complementar.

Acostumados com lesões avançadas, os especialistas demoraram ao longo do tempo a se preocupar com os tumores tratados em estádios iniciais. Pequenas exéreses com margens de 2mm de pele para lesões eram seguramente suficientes para controlar definitivamente tumores cutâneos, mas isso não se revelou verdadeiro para os tumores de boca. É necessária uma margem cirúrgica ampla, sendo freqüentemente necessária uma intervenção nos territórios de drenagem linfática, para a remoção das primeiras estações de drenagem, mesmo que não se palpe nenhum linfonodo suspeito.

A presença de linfonodo metastático oculto em tumores T1 e T2 de língua varia, segundo a literatura, de 18 a 57%. O carcinoma espinocelular da boca possui a propriedade de embolizar os vasos da rica rede linfática submucosa, gerando metástases para os linfonodos regionais, mesmo em fases muito precoces. Subestimar essas características, não alertando o paciente de que seu tumor, embora inicial, apresenta potencial metastático, pode fazer com que se perca o controle da doença. Pois, despreocupado, o paciente apenas retorna à consulta quando já possui uma linfonodopatia metastática fixa.

A incorporação dos esvaziamentos seletivos e eletivos, de princípio, contribuiu para melhorar os índices de cura desses tumores iniciais. É preciso enfatizar que a morbidade do esvaziamento setorizado é praticamente nula, sem se considerar a sua contribuição para o estadiamento histopatológico do tumor e a importância terapêutica para os casos que se revelam positivos ao exame histopatológico. Há autores que relatam sobrevida de 5 anos em quase 100% dos casos, quando se esvazia o pescoço eletivamente para os tumores T1 e, para o mesmo estádio, essa taxa era de 78% quando se esvaziava o pescoço dos pacientes apenas quando já apresentavam linfonodos suspeitos.

Os resultados obtidos com o tratamento antes da metade do século XX são difíceis de ser avaliados, pela falta de informações objetivas causada pela não padronização dos critérios de estadiamento, do planejamento terapêutico e, principalmente, pela variação da metodologia estatística, quando utilizada.

No início da década de 40, o Serviço de Cirurgia de Cabeça e Pescoço do Hospital Memorial de Nova York (Hayes E. Martin), diante da deformidade provocada pela cirurgia e da taxa de mortalidade operatória que girava em torno de 25%, recomendava o tratamento radioterápico (roentgenterapia e implante de sementes de *radium*) como arma principal para o controle do câncer de língua. Para as lesões maiores, era indicada posteriormente a glossectomia parcial para a retirada do tumor residual. Eram obtidos índices globais de sobrevida de 5 anos em 25%.

Entretanto, no final dos anos 40, a equipe do Departamento de Cirurgia da Escola de Medicina da Universidade John Hopkins (Grant E. Ward) afirmava que o câncer de boca inicialmente tratado pela cirurgia na virada para o século XX, com a chegada da radiação para uso médico, pensou-se que os resultados poderiam ser melhores. Porém, os resultados obtidos com a radioterapia foram decepcionantes. Entre 1915 e 1940, o tratamento por radiações oferecia sobrevida de 5 anos para os casos de carcinoma de língua e assoalho de boca, que variava entre 20 e 30%.

Por outro lado, passados 50 anos de radioterapia, novas técnicas cirúrgicas se desenvolveram, a anestesia melhorou e os antibióticos, então, passaram a fazer parte do arsenal do cirurgião. Por essas razões, a tendência de escolha do tratamento voltava a se inclinar para a cirurgia. Os resultados ainda eram comprometidos por altas taxas de mortalidade operatória (20%), porque eram operados muitos pacientes cujo tratamento radioterápico havia falhado, e as complicações eram em geral graves. Havia, então, preferência pela associação da radioterapia pré-operatória com a cirurgia, e os casos tratados com radioterapia exclusiva ou com cirurgia isolada constituíam exceções. A combinação da cirurgia com a radioterapia proporcionou uma significativa melhora nas taxas de sobrevida, não apenas para os pacientes com lesões iniciais, mas principalmente para aqueles com lesões mais avançadas localmente ou com metástases regionais.

Apesar de atraente do ponto de vista teórico, a radioterapia pré-operatória era responsável por complicações ligadas ao atraso no processo de cicatrização e, pouco a pouco, foi cedendo lugar à radioterapia pós-operatória que oferecia resultados similares, com menos intercorrências. Entretanto, ainda até a metade da década de 60, empregavam-se muito freqüentemente a radioterapia e a cirurgia isoladamente.

Devemos lembrar que a bomba de cobalto-60 começou a operar no final dos anos 50 e foi cercada de muito otimismo. O acelerador linear de partículas iria aparecer dez anos mais tarde. É importante recordar também que a cirurgia reconstrutora para a reparação dos defeitos provocados pela remoção dos tumores começou a despontar nessa época. Cada novo recurso tende a entusiasmar escolas terapêuticas que acreditam na supremacia isolada de seu método.

A terapia combinada ganha realmente força na década de 70. Aparecem trabalhos que mostram que a cirurgia isolada para o câncer de boca tinha índices de sobrevida de 5 anos em torno de 45%; com a radioterapia isolada, a sobrevida era ao redor de 40%, incluindo todos os estádios. A terapia combinada resultou em uma melhora da sobrevida com índices ao redor de 75%.

A tomografia computadorizada foi desenvolvida na década de 70, e a ressonância magnética, no começo dos anos 80. Esses avanços tecnológicos e das técnicas de reconstrução plástica possibilitaram o tratamento com finalidade curativa de tumores avançados, antes candidatos apenas a precárias terapêuticas paliativas. A inclusão desses casos extensos tende a mascarar a melhora dos resultados de controle da doença que o progresso médico pode ter propiciado.

Trabalhos desta última década do século XX mostram uma certa uniformidade nos resultados, tanto no controle local quanto na sobrevida. Os maiores ganhos foram obtidos com a prevenção e o tratamento precoce de segundas lesões, esvaziamentos cervicais seletivos e eletivos, combinação de modalidades terapêuticas, tratamento das metástases a distância e pelo aprimoramento do seguimento, que permitiu a intervenção sobre as falhas do tratamento ainda em fases passíveis de tratamento curativo. A sobrevida tardia passou a ser condicionada à nossa capacidade em controlar as lesões subseqüentes, sejam elas segundas lesões ou metástases a distância.

Na atualidade, para os tumores iniciais, os índices de controle local e de sobrevida de 5 anos variam, respectivamente, de 80 a 90% e de 60 a 80%. Para as lesões avançadas, esses índices giram em torno de 40 a 60% de controle local e de 20 a 30% de sobrevida de 5 anos.

BIBLIOGRAFIA

BRENNAN, J.A. & CUMMINGS, C.W. – Controversy in the management of tumors of the oral cavity. In: Thawley, S.E.; Panje, W.R.; Batsakis, J.G.; Lindberg, R.D. (eds.). *Comprehensive Management of Head and Neck Tumors*. Philadelphia, W.B. Saunders Co., 1999, pp. 730-736.

HUSSEY, D.H.; LATOURETTE, H.B. & PANJE, W.R. – Head and neck cancer: an analysis of the incidence, patterns of treatment, and survival at the University of Iowa. *Ann. Otol. Rhinol. Laryngol.*, 100(suppl. 152):1-15, 1991.

KRAUSE, C.; LEE, J.C. & McCABE, B.F. – Carcinoma of the oral cavity. *Arch. Otorhinolaryngol.*, 97:354-358, 1973.

LEVINE, P.A. & SEIDMAN, D. – Neoplasm of the oral cavity. In: Bailey, B.J. (ed.). *Head and Neck Surgery – Otolaryngology*. Philadelphia, Lippincott-Raven, 1998, pp. 1523-1539.

MAYNE, S.T. – Retinoids and carotenoids in head and neck chemoprevention. Proceedings of 4th International Conference on Head and Neck Cancer. Toronto, 1996, pp. 625-632.

MARTIN, H.E.; MUNSTER, H. & SUGARBAKER, E.D. – Cancer of the tongue. *Arch. Surg.*, 41:888-936, 1940.

RODGERS, L.W.; STRINGER, S.P.; MENDENHALL, W.M.; PARSONS, J.T.; CASSISI, N.J. & MILLION, R.R. – Management of squamous cell carcinoma of the floor of mouth. *Head & Neck*, 15:16-19, 1993.

SHAH, J.P.; ZELEFSKY, J. & O'MALLEY, B.B. – Squamous cell carcinoma of the oral cavity. In: Harrison, L.B.; Sessions, R.B.; Hong, W.K. (eds.). *Head and Neck Cancer. A Multidisciplinary Approach*. Philadelphia, Lippincott-Raven, 1999, pp. 411-444.

SHARMA, P.K.; SCHULLER, D.E. & BAKER, S.R. – Malignant neoplasms of the oral cavity. In: Cummings, C.W.; Fredricson, J.M.; Harker, L.A.; Krause, C.J.; Richardson, M.A.; Schuller, D.E. (eds.). *Otolaryngology Head Neck Surgery*. St. Louis, Mosby-Year Book Inc., 1998, pp. 1418-1461.

SNOW, J.B.; GELBER, R.D.; KRAMER, S.; DAVIS, L.W.; MARCIAL, V.A. & LOWRY, L.D. – Randomized preoperative and postoperative radiation therapy for patients with carcinoma of the head and neck: a preliminary report. *Laryngoscope*, 90:930-945, 1980.

WARD, G.E. & ROBBEN, J.O. – A composite operation for radical neck dissection and removal of cancer of the mouth. *Cancer*, 3:98-109, 1951.

3 CARCINÓGENOS BUCAIS

Roberto Pereira de Magalhães
Marina Helena Cury Gallottini Magalhães

INTRODUÇÃO

A definição de carcinógeno é variada na literatura. Encontramos desde definições simples, como sendo qualquer agente causador de câncer, até demasiadamente complexas, como a que classifica de carcinógeno uma molécula que, após sofrer transformação pela lise, oxidação ou por ação física, modifica sítios específicos do DNA responsáveis pelo controle do ciclo e da função celular normal, causando a iniciação no processo de multiplicação e invasão. Outros, de maneira a dar maior embasamento científico, preferem afirmar que carcinógeno é um agente que, uma vez administrado a animais previamente não-tratados, leva a um aumento significativo na ocorrência de neoplasia maligna, comparado com o grupo controle. Qualquer uma das definições encontradas pode ser criticada, pelo simples fato de ainda não conhecermos tudo sobre o mecanismo de transformação maligna. Sabemos, por exemplo, que a carcinogênese depende de, pelo menos, cinco fatores: exposição a agentes ambientais (substâncias químicas, físicas, vírus), capacidade individual geneticamente determinada de anular os carcinógenos (como um sistema enzimático antioxidativo eficiente), modificação de sítios específicos do DNA (não basta uma mutação qualquer), habilidade com que a célula consegue reparar o DNA já modificado e competência do hospedeiro no freio da progressão tumoral (sistema imune, fatores nutricionais etc.). Diante de toda complexidade que cada vez mais envolve o processo de carcinogênese, preferimos definir como carcinógeno todo agente químico, físico ou biológico que possui influência cientificamente comprovada na produção de câncer.

Em relação ao câncer da cavidade oral, abordaremos inicialmente, e com maior ênfase, o mecanismo de ação das substâncias derivadas do fumo, as quais, sem a menor dúvida, constituem-se no mais importante fator causador do câncer de boca. Em seguida, discutiremos a ação do álcool, de certos vírus, como o papilomavírus e o herpesvírus, e dos fatores físicos e mecânicos na ação carcinogênica.

O FUMO COMO CARCINÓGENO

Muito antes de conhecermos o mecanismo de ação carcinogênica dos compostos do fumo, o mundo leigo já tomava ciência, com base nas estatísticas, de que a grande maioria dos casos de câncer do trato aerodigestivo alto era, de alguma maneira, provocada pelo fumo. Em câncer de boca, por exemplo, 90% dos pacientes usam tabaco, com risco aumentado de 4 a 10 vezes para o desenvolvimento de câncer nos fumantes em relação à população não-fumante. As evidências de que agentes químicos poderiam causar câncer, apesar de serem antigas, só foram demonstradas cientificamente quando a molécula ativa de determinado produto foi isolada, testada e comprovada em animais. Assim, o primeiro agente químico carcinogênico, isolado em 1930, foi um policíclico hidrocarbono, o 1,2,5,6-dibenzoantraceno, derivado do alcatrão. Vários outros policíclicos hidrocarbonos foram isolados, com grande variação em sua capacidade carcinogênica. Hoje em dia, o agente químico mais usado em laboratório para produzir o carcinoma espinocelular da boca, em ratos, é o 7,12-dimetilbenzoantraceno (DMBA). Encontramos no fumo inúmeros outros componentes químicos já comprovadamente carcinógenos. Esses compostos podem ser divididos basicamente em três grupos distintos: as nitrosaminas, os benzopirenos e as aminas aromáticas. As nitrosaminas estão predominantemente na fumaça produzida pela queima do fumo, e os benzopirenos, na forma de partículas. Embora a descoberta dessas substâncias como carcinógenos tenha sido um importante passo no entendimento do mecanismo de formação do câncer de boca, algumas questões continuavam não resolvidas. Essas moléculas eram incapazes de provocar mutação diretamente. Também não produziam alterações cromossômicas com a freqüência esperada, quando testadas. O exato mecanismo de ativação dos carcinógenos químicos e o de proteção para determinada população celular não são completamente conhecidos, mas certas etapas desses processos estão, hoje, determinadas.

Os compostos químicos carcinogênicos presentes no tabaco são na realidade pró-carcinógenos. Diante das evidências, os autores propuseram que os pró-carcinógenos precisavam sofrer alterações até o momento de seu produto final se tornar um reagente eletrofílico, com deficiência de elétrons em determinadas regiões da molécula, com poder de estabelecer uma ligação mais estável, covalente, com as macromoléculas intranucleares do DNA. Começaram os estudos que tentariam revelar quais seriam as etapas enzimáticas celulares envolvidas na ativação dos pró-carcinógenos.

As etapas enzimáticas envolvidas na ativação dos pró-carcinógenos derivados do fumo dependem basicamente da ação inicial de uma enzima de oxidação. Sabemos que é fundamental a participação das oxigenases do sistema citocromo P-450, chamadas de enzimas de fase I, presentes no retículo endoplasmático. Além da ação desse sistema, concorrem também as peroxidases. Para que possamos exemplificar o mecanismo de ação ou ativação dos carcinógenos presentes no fumo, descreveremos o que ocorre com os benzopirenos, sendo que o mesmo acontece com as nitrosaminas e as aminas aromáticas. Ao entrar na célula, o benzopireno sofre ação de uma monoxigenase microssomal, originando o 7,8-epóxido, que é metabolizado novamente por enzima oxidativa em 7,8-diidrodiol. Para tornar-se eletrofílico, é novamente metabolizado e oxidado em 7,8-diidrodiol-9,10-epóxido, ou simplesmente descrito como um diol-epóxido (Esquema 3.1).

Esquema 3.1 – Do pró-carcinógeno (benzopireno) à mutação no DNA.

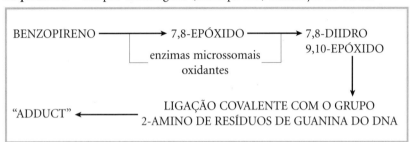

O diol-epóxido é um agente "último", preparado para reação covalente com um sítio do DNA. Essa reação se faz com o grupo 2-amino de resíduos da guanina. Essa região mutada passa então a ser uma alteração estável, o que se denomina, em inglês, de "adduct", que seria "produto adicional". Além desse carcinógeno final produzido pela oxidação, podem ser produzidos, durante a metabolização, tanto enzimática como não-enzimaticamente, os chamados radicais livres. Embora não carreguem uma carga positiva ou negativa, são moléculas que possuem elétrons não pareados que fazem com que sejam extremamente reativas. Sabe-se, hoje, que os radicais livres são capazes de atuar como produtores de mutação por mecanismos complexos. Três importantes classes de radicais livres são produzidas por uma pessoa normal, com capacidade de induzir inúmeras lesões genéticas: os superóxidos, o oxigênio unimolecular e as hidroxilas.

Da mesma forma que as enzimas oxidativas poderiam ter uma ação carcinógena, existem vários mecanismos de defesa no intra e extracelular, que fazem com que a presença dessas substâncias, na maioria das vezes, não cause o câncer.

MECANISMOS DE DEFESA CONTRA O FUMO

É de vital importância para o indivíduo exposto ao fumo que suas células da mucosa bucal possuam uma boa capacidade de "detoxificação", ou melhor, de antioxidação de moléculas preparadas pelas oxigenases para se ligarem ao DNA. Isso se processa por meio da ação das enzimas glutation-transferase (GST) e superoxidodismutase (SOD), chamadas de enzimas de fase II. Aqueles indivíduos que possuem um sistema enzimático com grande eficiência na desoxidação das moléculas, com alto poder de causar dano no DNA, certamente gozam de uma capacidade maior de se manter livres de neoplasia. Em relação a esse assunto, havia uma sugestão de que a maior ingestão de vitaminas antioxidantes, vitaminas A, C e E, melhoraria essa condição. Alguns autores puderam demonstrar a veracidade epidemiológica desse fato. Um resumo de todo esse mecanismo está representado no esquema 3.2.

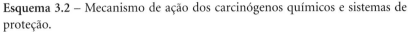

Esquema 3.2 – Mecanismo de ação dos carcinógenos químicos e sistemas de proteção.

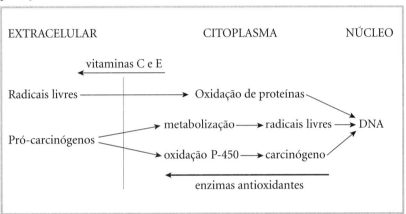

Outra forma de demonstrar a suscetibilidade maior ou menor de um fumante em desenvolver o câncer de boca é por meio do teste de sensibilidade à bleomicina, um agente clastogênico que simula a ação dos carcinógenos do tabaco, promovendo geração de radicais livres capazes de produzir quebras no DNA. A pesquisa consiste em adicionar bleomicina à cultura de linfócitos colhidos na periferia e quantificar o número de quebras no cromossomo, analisando 50 células em metáfase. Pela grande variação entre os indivíduos, sabemos que o mecanismo responsável por esse fato deve ser múltiplo, incluindo suscetibilidade ao agente, bem como capacidade de reparação. Os resultados desse tipo de análise em pacientes fumantes mostravam que 72% dos que desenvolviam câncer possuíam sensibilidade à quebra de DNA aumentada em relação aos que também fumavam mas permaneciam sem tumor. Ficou estabelecido o conceito de que existe uma diferença individual de suscetibilidade ao carcinógeno, de modo que seria possível orientar cada caso sobre a alta ou baixa probabilidade de desenvolver câncer do trato aerodigestivo alto.

Também é fato que a idade funciona como um fator promotor do câncer. A questão do aumento da incidência de câncer com a idade não está solucionada, embora inúmeras hipóteses tenham surgido na literatura. Podemos dividi-las em dois grupos. O primeiro grupo trabalha com a idéia de que o fato ocorre por simples aumento do tempo de exposição do indivíduo ao carcinógeno. Já o segundo grupo entende que o envelhecimento dos tecidos e a alteração do equilíbrio metabólico, hormonal e neural do indivíduo propiciam a ocorrência da iniciação tumoral e falham na sua defesa contra a promoção. As duas hipóteses parecem ser verdadeiras em relação ao câncer de boca.

O processo de carcinogênese envolve três etapas até que o câncer apareça. O carcinógeno é responsável pela primeira etapa, dita de iniciação, que ocorre no intracelular e é resultado da ação química que altera de forma estável a estrutura do DNA, tornando a célula capaz de desenvolver um clone neoplásico. No capítulo 4 será descrito, com detalhes, quais seriam os sítios de alteração no DNA capazes de produzir esse efeito. Essa etapa acontece diariamente em nosso organismo e, na quase totalidade das vezes, é revertida. Essas alterações podem produzir um verdadeiro campo de cancerização na mucosa, responsável pela malignização de células, mesmo anos após o término da agressão do fumo. Após a iniciação, acontece a promoção, na qual há expansão do clone neoplásico, reversível por meio de inúmeros mecanismos, como apoptose e defesa imunológica. Veremos, a seguir, que um dos principais promotores do câncer de boca é o álcool. A última etapa é a progressão, na qual o tumor se torna "visível" pela rápida multiplicação das células neoplásicas, cuja reversão depende da atuação do tratamento.

Muitos recursos humanos e financeiros foram empregados até chegarmos aos conhecimentos que temos hoje, revelando os mecanismos moleculares pelos quais os metabólitos do fumo causam danos ao DNA. Em alguns anos, talvez, chegue-se ao ponto em que será possível estabelecer o risco individual para carcinogênese bucal.

O ÁLCOOL COMO CARCINÓGENO

Encontramos, na literatura, inúmeros estudos epidemiológicos que, em síntese, demonstram que o consumo de álcool age potencializando sobremaneira a capacidade que o fumo tem de induzir o câncer de boca. Não há nenhum estudo que confirme que o álcool isoladamente seja um carcinógeno importante. Pelo contrário, os estudos epidemiológicos revelam que, na presença de um forte carcinógeno em determinada população, em que haja, por exemplo, o hábito de mascar fumo, o fato de ser ou não etilista não faz diferença na gênese do câncer de boca. O que fica cada vez mais evidente, pelos estudos de sensibilidade e reparação de DNA, é que o álcool é um importante promotor de neoplasia, impedindo a reparação do DNA, conforme demonstrado pelo teste de quebra de DNA com bleomicina em linfócitos. Mais estudos confirmaram que o álcool isoladamente não tinha efeito clastogênico, ou seja, era incapaz de provocar quebras ou danos no DNA. Diversas explicações surgiram tentando esclarecer esse mecanismo. Alguns autores sugerem que um dos mecanismos é o fato de o álcool aumentar a permeabilidade da membrana celular e o movimento na fase G2 da mitose.

A resposta normal ao dano do DNA, na fase G2 da mitose, é o aumento do tempo nessa fase para possibilitar a reparação, o que estaria prejudicado pela presença do álcool. Outros concluíram que o álcool causa nas células um aumento da peroxidação dos lipídeos, relacionado diretamente na promoção de células iniciadas.

O VÍRUS COMO CARCINÓGENO

São inúmeros os trabalhos que demonstram a presença de partículas virais, principalmente do papilomavírus e do herpesvírus tipo 1, no carcinoma espinocelular da boca. No entanto, não há evidência experimental de que esses vírus tenham alguma importância epidemiológica em relação à gênese dessa neoplasia. Os mecanismos de ação dos vírus na mutação do DNA, causando iniciação e progressão tumoral, são diversos e comprovados como causadores de certos tipos de câncer, como o linfoma de Burkitt (vírus de Epstein-Barr) e o hepatocarcinoma (vírus da hepatite B).

O papilomavírus, um DNA-vírus pequeno, é conhecido por sua capacidade de causar o câncer da região genital. Está presente em aproximadamente 80% dos tumores malignos do cólon do útero. Existe uma relação menor entre a presença desse vírus e o câncer da mucosa bucal. Os tipos mais encontrados são o HPV-16, o HPV-18 e o HPV-33. A ocorrência desses vírus no câncer de boca, tomando como base os estudos dos últimos 10 anos, varia de 15 a 40%. O mecanismo de ação molecular desses vírus sugere que, ao menos em parte, o fator oncogênico é a inativação epigenética do p53 e a quebra do controle do ciclo celular. A infecção com o papilomavírus imortaliza os queratinócitos da mucosa. As células imortalizadas desenvolvem um novo fenótipo após algumas gerações. Isso sugere um importante papel desse vírus na iniciação do tumor. No entanto, não surgiu nenhum modelo de experimento animal que ajudasse a provar esse fato em relação ao câncer de boca.

Menos implicado, porém muito apontado como agente presente no câncer de boca, é o herpesvírus tipo 1. Além de ser encontrado em uma porcentagem semelhante à do papilomavírus no tecido neoplásico, alguns estudos experimentais indicam que teria efeito oncogênico similar. Estudos mostraram o efeito da inoculação do herpesvírus tipo 1 e a aplicação tópica do carcinógeno DMBA, isolados ou em combinação, na carcinogênese e na amplificação de protoncogenes na mucosa bucal de ratos. O tratamento com DMBA isoladamente produziu câncer. O tratamento com vírus isoladamente não foi capaz. No entanto, o tratamento do vírus nos ratos tratados com DMBA aumentou a incidência e acelerou o crescimento do câncer, além de aumentar a formação de protoncogenes. A conclusão é a mesma a que chegamos em relação ao papilomavírus: os dados indicam que os vírus ainda permanecem com papel epidemiológico indefinido em relação ao câncer de boca.

FATORES FÍSICOS E MECÂNICOS

Entre os carcinógenos orais, são constantemente citados outros três fatores. O primeiro, a radiação ultravioleta, principalmente a UVB, é o principal carcinógeno implicado na causa do câncer do lábio. O segundo fator citado é a lesão mecânica crônica da mucosa bucal. Antigamente citado como uma das causas do câncer de boca, o trauma crônico da mucosa bucal possui pouca fundamentação experimental ou epidemiológica como fator mutagênico. O terceiro fator físico, agressor da mucosa, é o calor. Sabe-se que o cachimbo aumenta a incidência de câncer do lábio, possivelmente pelo calor que provoca no local. A fumaça do cigarro, assim sendo, ocasiona um aumento da temperatura na mucosa bucal, o que, em última análise, tem efeito sinérgico com a carcinogênese química.

BIBLIOGRAFIA

DeVITA, Jr., V.T. – *Cancer – Principles & Practice of Oncology*. Vol. 1. Philadelphia, J.B. Lippincott Company, 1989.

McKAIG, R.G.; BARIC, R.S. & OLSHAN, A.F. – Human papillomavirus and head and neck cancer: epidemiology and molecular biology. *Head Neck,* **X**:250-265, 1998.

NACHIAPPAN, V.; MUFTI, S.I. & ESKELSON, C.D. – Ethanol-mediated promotion of oral carcinogenesis in hamsters: association with lipid peroxidation. *Nutr. Cancer,* **20**:293-302, 1993.

OH, J.S.; PAIK, D.I.; CHRISTENSEN, R.; AKOTO-AMANFU E.; KIM, K. & PARK, N.H. – Herpes simplex virus enhances. The 7,12 dimethylbenz[a]anthracene (DMBA) – induced carcinogenesis and amplification and overexpression of c-erb-B-1 proto-oncogene in hamster buccal pouch ephitelium. *Oral Surg. Oral Med. Oral Pathol.,* **68**:428-435, 1989.

SHANTZ, S.P.; ZHANG, Z.; SPITZ, M.S.; SUN, M. & HSU, T.C. – Genetic susceptibility to head and neck cancer: interaction between nutrition and mutagen sensitivity. *Laryngoscope,* **107**:765-781, 1997.

4 ONCOGENES E ANTIONCOGENES

JORGE SABBAGA

O claro entendimento do processo que resulta na transformação de uma célula normal em uma célula neoplásica foi, sem dúvida, o principal resultado da aplicação de conceitos oriundos da genética molecular na oncologia clínica. A carcinogênese dos tumores esporádicos é hoje entendida não como o produto de uma única mutação, mas sim como o resultado de um acúmulo de alterações no genoma de uma célula. Essas alterações, que se processam ao longo das múltiplas gerações de um clone celular, acabam gerando progressivamente características fenotípicas particulares, que culminam, por fim, com a manifestação completa do fenótipo neoplásico.

Vários são os genes que, quando alterados, participam de processos carcinogenéticos. Em condições normais, porém, esses genes desempenham importantes papéis em vias relacionadas ou à ativação ou à proliferação celular. Quando o produto protéico normal desse gene age no sentido de promover a proliferação ou ativação celular, o gene mutado é chamado de oncogene. Quando, por outro lado, o gene codifica para alguma proteína que normalmente inibe a divisão ou a ativação da célula, a ele chamamos de antioncogene, ou gene supressor de tumor.

Tecidos distintos transformam-se em cânceres, mobilizando genes característicos. Alguns genes são especificamente implicados na gênese de determinados tumores, enquanto outros se encontram alterados em várias neoplasias diferentes. Mesmo neoplasias anátomo-patologicamente indistinguíveis podem diferir de maneira importante no que concerne às suas alterações moleculares. De fato, muito da heterogeneidade comportamental dos tumores de histogênese e estádio clínico semelhantes é hoje atribuída a essas diferenças genéticas.

Nos últimos anos, a base molecular para a transformação tecidual que resulta em carcinomas espinocelulares de cabeça e pescoço tem sido minuciosamente estudada. Mais ainda, a provável seqüência de eventos que intermedeia a progressão de uma lesão displásica para o carcinoma está também bem determinada (capítulo 5). Muitos genes e regiões cromossômicas mostram-se consistentemente alterados em um número significativo de casos. Aberrações que variam de amplificações a deleções de material genético têm sido documentadas em tecidos originários tanto das neoplasias quanto de suas regiões circunjacentes.

Este capítulo discorrerá basicamente sobre essas regiões gênicas e discutirá sobre o que se conhece hoje dos genes que se encontram alterados em neoplasias da cavidade oral.

ALTERAÇÕES EM ONCOGENES

A região genômica localizada no braço longo do cromossomo 11, que inclui os genes bcl-1, PRAD-1, int-2, hst-1 e EMS1, tem sido encontrada amplificada em alguns casos de câncer de boca. Taxas que oscilam entre 12 e 40% de amplificação atestam a variabilidade na freqüência dessa ocorrência nos diversos estudos. A maioria dos trabalhos publicados, porém, são concordes na constatação de que, na totalidade das vezes, a região amplificada engloba mais de um *locus* gênico.

O gene bcl-1 foi inicialmente caracterizado por localizar-se no exato ponto de quebra de algumas translocações cromossômicas presentes em linfomas. A proteína por ele codificada é de expressão unicamente embrionária e sua detecção em linfócitos transformados sugere participação na linfomatogênese. Não está claro, no entanto, se a amplificação desse gene faz parte especificamente dos passos necessários para a transformação em tumores sólidos. Alguns trabalhos detectaram que a amplificação desse gene, em casos de carcinoma espinocelular, não foi sempre acompanhada do correspondente aumento na expressão protéica.

O gene PRAD-1 codifica para a ciclina D que, em situações normais, exerce importante papel na proliferação celular. A passagem da fase G1 para a fase S no ciclo celular é regulada por quinases dependentes de ciclinas (CDK) que catalisam a fosforilação da proteína Rb, desencadeando uma série de eventos bioquímicos que culminam, permitindo essa progressão. A atividade das CDK, como o próprio nome indica, é positivamente controlada pelas ciclinas D, E e A e regulada por inibidores específicos. Diferentemente do que ocorre com o bcl-1, a hiperexpressão tecidual protéica da ciclina D é freqüentemente encontrada nas situações de amplificação gênica. Alguns dados sugerem também que o aumento intratumoral dessa proteína, detectado imuno-histoquimicamente, guarda relação inversa com o prognóstico dos carcinomas espinocelulares.

Os genes int-2 e hst-1 codificam para proteínas homólogas ao fator de crescimento de fibroblastos e, quando amplificados, parecem propiciar um aumento da estimulação autócrina e parácrina das células.

A molécula codificada por EMS1 é uma proteína de citoesqueleto envolvida tanto em interações célula-célula quanto na transdução de sinais relacionados a fatores de crescimento. Acredita-se que a hiperexpressão dessa proteína contribui para o aumento do potencial invasivo das células tumorais.

Outros oncogenes, não relacionados à região cromossômica 11q13, têm sido encontrados alterados em casos de câncer de boca. O gene erbB-2, por exemplo, codifica para uma proteína com atividade de tirosina quinase, que guarda estreita homologia com o fator de crescimento epidérmico. Aproximadamente 40% dos tumores de glândula salivar apresentam aumento na expressão dessa proteína. Em apenas metade desses casos, no entanto, foi possível a detecção da amplificação do gene.

Outro gene também freqüentemente envolvido em casos do carcinoma espinocelular é o gene myc. A proteína codificada por esse gene é de localização estritamente nuclear e funciona como fator de transcrição, ligando-se a seqüências específicas no DNA e transativando outros genes. Muitos trabalhos relatam a amplificação desse gene em casos de carcinomas espinocelulares de cabeça e pescoço. A freqüência desse achado varia bastante nos diversos relatos, nunca ultrapassando, porém, 25%. Os vários estudos não são também concordantes sobre a implicação prognóstica dessa amplificação.

A família de genes ras é constituída pelos genes H-ras, K-ras e N-ras. Embora situados em cromossomos diferentes, todos esses genes codificam para uma proteína transmembrânica semelhante, de 21 kDa (p21), que participa na transdução de sinais intracelulares. Estímulos provenientes do acoplamento de fatores de crescimento a seus receptores de superfície específicos são transmitidos ao núcleo da célula através de vias metabólicas que incluem, normalmente, a participação dessa proteína. A principal maneira pela qual ocorre a ativação dos genes ras, e a conseqüente alteração no comportamento celular, é por mutação de ponto. Mutações nos códons 12, 13 e 61 desses genes são responsáveis por mudanças estruturais na p21 que a transformam em uma molécula constitutivamente ativada. A família ras tem sido estudada em casos de carcinomas espinocelulares de cabeça e pescoço por muitos investigadores. Alta incidência de mutações foi reportada em pacientes indianos com neoplasias de cavidade oral que tinham o hábito de mascar tabaco. Curiosamente, ao contrário do que ocorre na maioria dos demais tumores em que ras desempenha papel importante na carcinogênese (cólon, pulmão, bexiga etc.), a hiperexpressão da proteína p21 sem a correspondente mutação no gene tem sido também freqüentemente relatada em casos de carcinomas espinocelulares. A base molecular para tal ocorrência e a implicância prognóstica do achado ainda são pontos de debate na literatura.

ALTERAÇÕES EM ANTIONCOGENES

Como já mencionado, os genes supressores de tumor codificam para proteínas que, em situações normais, exercem suas ações inibindo a proliferação celular. O crescimento harmônico de um tecido é resultado tanto da ação de proteínas que ativam a divisão celular como da ação de proteínas que a reprimem. Perturbações em oncogenes acarretam um aumento na função de proteínas indutoras da ativação, enquanto alterações em genes supressores mudam o comportamento celular, por produzirem uma diminuição nas proteínas inibidoras. Dessa maneira, é importante ressaltar que, ao contrário do que ocorre para os oncogenes, a manifestação do fenótipo conferida por defeitos em antioncogenes só se dará quando a alteração se processar em homozigose. Em outras palavras, se a maior expressão protéica do produto de um oncogene pode ser obtida a partir da amplificação de um único alelo do gene em questão, a menor expressão de uma proteína codificada por um gene supressor só terá importância biológica se ambos os alelos gênicos estiverem alterados. Na prática, a total inativação de um antioncogene processa-se por meio de alterações distintas nos dois alelos. Enquanto um alelo apresenta uma mutação que o inativa (ou diminui bastante sua atividade), o outro alelo se perde por deleção simples de material genético. Devido a esse mecanismo "recessivo" de atuação, a identificação de genes supressores de tumor é sempre realizada de maneira indireta. A pesquisa de antioncogenes que sofreram total ou parcial deleção é feita, então, a partir da procura de regiões genômicas que sofreram perdas de heterozigose (LOH). A heterozigose, inicialmente detectada em função de um polimorfismo gênico normal, ou mesmo da mutação deletéria já presente em um dos genes, é perdida quando há a deleção do outro alelo do gene.

Nos carcinomas espinocelulares de cabeça e pescoço, a pesquisa de LOH tem sido realizada em várias regiões genômicas, sendo detectada com freqüência maior que 45% nas regiões cromossômicas situadas nos braços curtos dos cromossomos 3, 9, e 17 e no braço longo do cromossomo 18.

No braço curto do cromossomo 3, três regiões distintas (3p13-14, 3p21.3 e 3p25) têm sido descritas como locais freqüentes de LOH em casos de carcinomas espinocelulares de cabeça e pescoço. Um gene candidato a supressor de tumor foi recentemente identificado na região 3p14.2. Esse gene, originalmente identificado por seu envolvimento em translocações cromossômicas comuns em casos de carcinoma de células renais e denominado FHIT, mostrou-se alterado em 45% dos casos de lesões pré-malignas displásicas da cavidade oral. Interessante também foi o achado de que a presença dessa alteração conferia à leucodisplasia uma significativa propensão à malignização.

Alta freqüência de LOH na região cromossômica 9p tem sido detectada em diferentes tipos de neoplasias humanas, como gliomas, melanomas e tumores de bexiga, pâncreas e próstata. Nos carcinomas espinocelulares de cabeça e pescoço, a perda da região 9p21-22 é evento inicial no processo de carcinogênese. Nessa região, situa-se o gene supressor de tumor p16. Esse gene, também denominado MTS1, CDKN2 ou INK4, codifica para uma proteína com atividade inibidora para a quinase dependente de ciclina, a CDK4/6. Em situações normais de divisão celular controlada, a proteína p16 associa-se quimicamente à CDK4/6, inibindo sua ação catalítica. Dessa maneira, p16 funciona como um regulador negativo do ciclo celular, pois bloqueia a sua progressão na fase G1. Acredita-se que a perda desse mecanismo de controle negativo da divisão celular propicie na célula um dos primeiros passos necessários para a cancerização.

O gene supressor de tumor p53 é o gene mais freqüentemente alterado em neoplasias humanas. Localizado no braço curto do cromossomo 17, esse gene codifica para uma proteína nuclear com diversas funções. De fato, por funcionar como fator de transcrição, as múltiplas ações da proteína p53 decorrem diretamente dos genes por ela transativados. Sua integridade é fundamental para a manutenção do ciclo celular, uma vez que transativa um gene denominado p21, cuja proteína funciona como inibidora das CDK. Além disso, o gene p53 desempenha papel bastante importante em outras funções biológicas, regulando a transcrição de genes envolvidos no controle da apoptose e da senescência celular. Muitas mutações em p53, ao mesmo tempo que geram uma diminuição na atividade da proteína, acarretam paradoxalmente um aumento na meia-vida biológica desta, propiciando a sua detecção imuno-histoquímica que, de outro modo, se faria de maneira bastante difícil. Assim, imunorreatividade positiva para p53, via de regra, significa a detecção de uma proteína codificada por um gene mutado. Nos carcinomas espinocelulares de cabeça e pescoço, a imunopositividade para p53 varia nos vários estudos publicados em cifras que oscilam entre 10 e 80%. O padrão de mutações no gene p53, nos diferentes tipos de neoplasias humanas, tem sido relacionado com os fatores de risco correspondentes. É sabido, por exemplo, que o benzopireno, um dos carcinógenos presentes no tabaco, associa-se freqüentemente a lesões de bases nitrogenadas que resultam em transversões G→T. Este é o tipo de mutação mais comumente detectado no gene p53, em casos de tumores de pulmão e carcinomas espinocelulares.

Por fim, similarmente ao que acontece com vários tumores de histogêneses diferentes, o braço longo do cromossomo 18 é sede de freqüentes anormalidades moleculares nos carcinomas espinocelulares de cabeça e pescoço. Também, assim como nos tumores de cólon, deleções genômicas nessa região têm sido claramente implicadas em um pior prognóstico da doença. Estudo com culturas de células mostrou que LOH de 18q ocorria em 80% dos carcinomas espinocelulares de quem morria da doença, enquanto a mesma alteração era encontrada em apenas 20% das culturas provenientes de pacientes que haviam sobrevivido. O braço 18q contém pelo menos dois antioncogenes. O gene DCC, na região 18q21, que codifica para uma proteína com função de promover adesão celular, desempenha papel bem estabelecido na carcinogênese colônica, e o recém-descrito DPC4 é implicado como o provável gene supressor de tumor em adenocarcinoma de pâncreas. Ainda não está claro qual dessas alterações está mais relacionada aos achados prognósticos de LOH de 18q nos carcinomas espinocelulares de cabeça e pescoço. É possível ainda que novos antioncogenes venham a ser identificados nessa região. Essa questão, assim como muitas outras, precisa ainda ser respondida.

A exata maneira pela qual os tumores adquirem características clínicas e prognósticas especiais está cada vez mais sendo investigada. Em pouco tempo, os conhecimentos em oncologia, adquiridos graças à aplicação cada vez mais freqüente da tecnologia molecular, nos permitirão planejar a terapêutica mais apropriada para cada um dos múltiplos tipos de carcinomas espinocelulares de cabeça e pescoço que serão identificados.

BIBLIOGRAFIA

AKERVALL, J.A.; MICHALIDES, R.J.A.M.; MINET A.H. et al. – Amplification of cyclin D1 in squamous cell carcinoma of the head and neck and the prognostic value of chromosomal abnormalities and cyclin D1 overexpression. *Cancer,* 79:380-389, 1997.

CALIFANO, J.; VAN DER RIET, P.; WESTRA, W. et al. – Genetic progression model for head and neck cancer: implications for field cancerization. *Cancer Res.,* 56:2488-2492, 1996.

FIELD, J.K. – Oncogene and tumor supressor genes in squamous cell carcinoma of the head and neck. *Eur. J. Cancer,* 28B:67-76, 1992.

JONES, J.W.; RAVAL, J.R.; BEALS, T.F. et al. – Frequent loss of heterzygosity on chromosome arm 18q in squamous cell carcinomas. *Arch. Otolaryngol. Head Neck Surg.,* 123:610-614, 1997.

MAESTRO, R.; GASPAROTO, D.; VUKOSAVLJEVIC, T. et al. – Three discrete regions of deletion at 3p in head and neck cancers. *Cancer Res.,* 53:5775-5779, 1993.

MAO, L.; LEE, J.S.; FAN, Y.H. et al. – Frequent microsatellite alterations at chromosomes 9p21 and 3p14 in oral premalignant lesions and their value in cancer risk assessment. *Nature Med.,* 2:682-685, 1996.

MEREDITH, S.D.; LEVINE, P.A.; BURNS, J.A. et al. – Chromosome 11q13 amplification in head and neck squamous cell carcinoma. Association with poor prognosis. *Arch. Otolaryngol. Head Neck Surg.,* 121:790-794, 1995.

PORTER, M.J.; FIELD,J.K.; LEUNG, S.F. et al. – The detection of c-myc and ras oncogenes in nasopharyngeal carcinomas by immunohistochemistry. *Acta Otolaryngol.,* 114:105-109, 1994.

SOMERS, K.D.; MERRICK, M.A.; LOPEZ, M.E. et al. – Frequent p53 mutations in head and neck cancer. *Cancer Res.,* 52:5997-6000, 1992.

VOLLING, P.; JUNGEHULSING, M.; JUCKER, M. et al. – Coamplification of the hst and bcl-1 oncogenes in advanced squamous cell carcinomas of the head and neck. *Eur. J. Cancer,* 29A:383-389, 1993.

5 CAMPO DE CANCERIZAÇÃO E CLONALIDADE

Kátia Ramos Moreira Leite
Luiz Heraldo Câmara Lopes

PRINCÍPIOS GERAIS

O aparecimento de múltiplos tumores primários de cabeça e pescoço é um fenômeno conhecido. Ocorre em 5 a 30% dos casos, com aumento de incidência de um segundo tumor primário com o prolongamento da sobrevida dos pacientes. Eles podem ser sincrônicos, diagnosticados simultaneamente ou dentro de um período de 6 meses após o aparecimento da lesão primária, ou metacrônicos, quando diagnosticados depois desse período. Podem ocorrer no trato aerodigestivo superior, esôfago e pulmão.

O conceito de cancerização de campo foi proposto em 1953, pelo estudo histológico de carcinomas espinocelulares de cabeça e pescoço e de mucosas adjacentes. Observaram-se graus variáveis de displasia nas regiões vizinhas ao tumor invasivo, que demonstravam a existência de alterações em todo o tecido, predisponentes ao desenvolvimento do câncer.

CARCINOGÊNESE

INICIAÇÃO E PROMOÇÃO – desde 1940 são conhecidos os fenômenos de iniciação, promoção e progressão de tumores, que foram desenvolvidos em estudos experimentais com ratos.

A iniciação é caracterizada por uma lesão definitiva em um tecido ou grupo de células, lesão esta que possibilita alterações subseqüentes promovidas por outro agente, o promotor, culminando com aparecimento de câncer. O fenômeno de iniciação é essencial para a carcinogênese, pois as mutações são raras no genoma, e os mecanismos de defesa dos tecidos contra as lesões genéticas, bastante eficientes. As alterações iniciadoras podem ser herdadas, como é o caso das mutações do gene APC da polipose cólica familiar, ou adquiridas como mutações esporádicas em genes, como os controladores da anáfase, os genes Mad e Bub. As proteínas transcritas por esses genes impedem que a mitose se complete quando existe ancoramento inadequado do fuso mitótico nos cromossomos duplicados, não permitindo, assim, que ocorra uma divisão errônea do material genético. Esse efeito iniciador confere um estado de hipermutabilidade à célula que mantém as lesões genômicas provocadas pelo promotor.

O agente promotor de tumor é incapaz de *per se* causar o câncer, ele depende do agente iniciador e deve agredir o tecido repetidamente por longos períodos, promovendo mutações sucessivas que facilitam o crescimento de uma ou um grupo de células que se expandem de maneira clonal (Fig. 5.1).

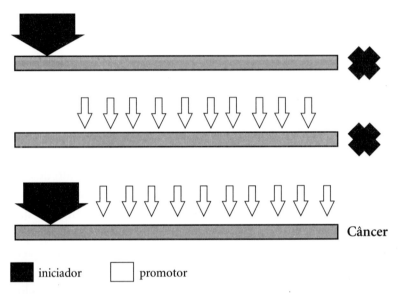

Figura 5.1 – Modelo de carcinogênese na pele de ratos, proposto na década de 40, já demonstrava a necessidade de múltiplos eventos para o desenvolvimento do câncer.

MODELO DA CARCINOGÊNESE – a carcinogênese é um processo clonal e "multistep" e necessita de 6 a 10 eventos mutacionais para o seu sucesso. O acúmulo das alterações genéticas com perda do controle de crescimento celular é a causa do câncer. Assim, o câncer é definido como uma doença genética complexa. Fearon e Vogelstein, em 1990, estudando os carcinomas colorretais, demonstraram as alterações genéticas que ocorreram no fenótipo normal do epitélio até o desenvolvimento de metástases. As alterações envolvem principalmente a perda de genes supressores de tumor e a amplificação de oncogenes. É importante o acúmulo de lesões em detrimento da seqüência de eventos ocorridos.

Genes supressores de tumor têm ação recessiva, ou seja, devem ser alterados os dois alelos para que sua ação seja perdida. As alterações mais comuns são a perda de um dos alelos por quebra cromossômica e a mutação, em geral, puntiforme do gene remanescente. O maior representante dessa categoria é o gene p53, conhecido como guardião do genoma por controlar a transcrição de uma série de outros genes, como os reguladores do ciclo celular ($p21^{waf1}$) e os promotores da apoptose (Bax). A ação eficiente do gene supressor impede a expansão clonal de células mutadas, promovendo seu reparo ou eliminando-as definitivamente por meio do processo de morte programada.

O segundo grupo de genes envolvidos são os protoncogenes, essenciais para o crescimento, a manutenção da integridade e a diferenciação dos tecidos. Atuam como fatores de crescimento (EGF), receptores de fator de crescimento (EGFr e Her2/Neu), transdutores de sinal intracelular (Ras) ou reguladores da transcrição do DNA (Myc). Quando sofrem mutações, translocações ou amplificações, são chamados oncogenes e promovem o crescimento das células, independente de qualquer controle. Diferente dos protoncogenes, os oncogenes têm ação dominante e a alteração de um único alelo é suficiente para o estímulo à proliferação.

EFEITO DE CAMPO

Califano et al. propuseram um modelo de desenvolvimento dos carcinomas espinocelulares de cabeça e pescoço, seguindo o modelo colorretal. As observações citogenéticas e o uso da reação da cadeia polimerase (PCR), para avaliação de microssatélites, possibilitaram a identificação de perdas cromossômicas seqüenciais, possivelmente sítios de genes supressores, fundamentais para a carcinogênese desses tecidos. A seqüência esquematizada na figura 5.2 mostra a perda do braço curto do cromossomo 9 (9p), no epitélio caracterizado morfologicamente como hiperplásico, como um evento inicial da carcinogênese (conforme descrito no capítulo 3). A perda do braço curto do cromossomo 3 (3p) e do 17 (17p) está envolvida na transição do epitélio hiperplásico para displásico. Perdas adicionais dos braços longos dos cromossomos 11, 13 e 14 (11q, 13q e 14q) são detectadas no carcinoma *in situ*, enquanto a perda do braço curto do cromossomo 6 (6p), de todo o cromossomo 8 e do braço longo do cromossomo 4 (4q) promoveria a invasão dos tecidos.

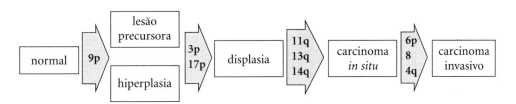

Figura 5.2 – Modelo de carcinogênese para o carcinoma espinocelular de cabeça e pescoço proposto por Califano et al.

Essas alterações são detectadas de maneira cumulativa durante a progressão do tumor, tendo o tumor invasivo todas as mutações genéticas identificadas no carcinoma *in situ*, às quais se somam lesões adicionais, da mesma maneira que as alterações do epitélio displásico, encontradas no carcinoma *in situ*, se somam a outras alterações. Os estudos ainda constataram alterações genéticas diferentes envolvendo os mesmos cromossomos, distribuídas irregularmente no epitélio mu-

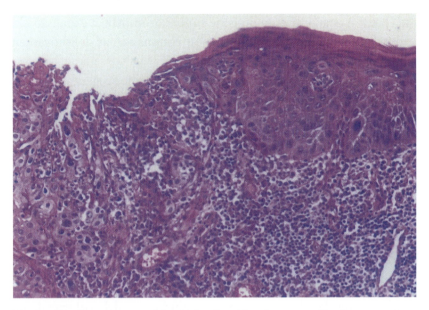

Figura 5.3 – Demonstração histológica do efeito de campo. Carcinoma espinocelular invasivo (canto superior esquerdo) ao lado de epitélio displásico (à direita).

coso de revestimento da cabeça e do pescoço, o que demonstra que todo o tecido esteve sob influência de agentes carcinogênicos, responsáveis por lesões genéticas randomizadas, caracterizando o efeito de campo (Fig. 5.3).

Outros estudos, do mesmo grupo de pesquisadores, demonstram que casos isolados de múltiplos tumores do trato aerodigestivo podem ter origem clonal comum, ou seja, derivam-se de uma mesma célula. Por meio do estudo da inativação do cromossomo X, determinaram múltiplos tumores com alterações genéticas idênticas, concluindo que pode haver excepcionalmente implantes ou disseminação de células tumorais a partir do tumor primário para sítios distantes, com o estabelecimento de um novo tumor.

TABACO E EFEITO DE CAMPO

Em quase 90% dos casos existe relação direta entre o uso do tabaco e o desenvolvimento do carcinoma espinocelular do trato aerodigestivo. Existem mais de 3.000 substâncias químicas no cigarro, quarenta delas comprovadamente carcinogênicas, como as N-nitrosaminas. Foi demonstrado aumento no índice de mutação nos sítios CpG do gene p53 nos fumantes com carcinoma espinocelular de cabeça e pescoço, especialmente quando associado ao abuso do álcool. Essas mutações são importantes por serem sítios de metilação, mecanismo de controle da expressão de genes. O álcool parece atuar como solvente, potencializando a ação dos agentes carcinogênicos encontrados no tabaco. O abandono do hábito de fumar dos portadores de carcinomas de cabeça e pescoço diminui o aparecimento de um segundo tumor primário em 25 a 50%, sugerindo a possibilidade de que o tabaco atue como potente promotor de câncer.

CONSIDERAÇÕES PRÁTICAS AO EFEITO DE CAMPO

O conhecimento dos princípios da carcinogênese e do efeito de campo deve ditar as normas de manejo dos portadores de carcinoma do trato aerodigestivo. Com a possibilidade de até 30% de aparecimento de um segundo tumor primário, esses pacientes devem ser seguidos periodicamente por equipe multidisciplinar, constituída por cirurgiões de cabeça e pescoço, otorrinolaringologistas, cirurgiões de trato digestivo e de tórax, para detecção de tumores precoces. Ainda, os tecidos podem ser examinados por técnicas moleculares para detecção de lesões cromossômicas, que antecipam em muito o aparecimento de lesões morfológicas.

Outra consideração prática diz respeito à determinação da clonalidade. Leong et al. estudaram o aparecimento do segundo tumor primário no pulmão em pacientes tratados de carcinoma espinocelular de cabeça e pescoço e demonstraram que é fundamental a diferenciação entre um segundo tumor primário e a metástase pulmonar do tumor original, desde que essa discriminação influencia o prognóstico e a abordagem terapêutica desses doentes. Esse problema é particularmente importante na presença de lesão pulmonar única, em que a histologia não possibilita a diferenciação entre carcinoma escamoso primário ou metastático. Nesses casos, o estudo genético das lesões é imprescindível por permitir a discriminação das duas situações.

BIBLIOGRAFIA

BEDI, G.C.; WESTRA, W.H.; GABRIELSON, E. et al. – Multiple head and neck tumors: evidence for a common clonal origin. *Cancer Research*, **56**:2484-2487, 1996.

CALIFANO, J.; VAN DER RIET, P.; WESTRA, W.H. et al. – Genetic progression model for head and neck cancer: implications for field cancerization. *Cancer Research*, **56**:2488-2492, 1996.

DHOOGE, I.J.; DEVOS, M. & CAUWENBERGE, P.B.V. – Multiple primary malignant tumors in patients with head and neck cancer: results of a prospective study and future perspective. *The Laringoscope*, **108**:250-256, 1998.

FEARON, E.R. & VOGELSTEIN, B. – A genetic model for colorectal tumorigenesis. *Cell*, 61:759-767, 1990.

LEONG, P.P.; REZAI, B.; KOCH, W.M. et al. – Distinguishing second primary tumors from lung metastases in patients with head and neck squamous cell carcinoma. *J. Natl. Cancer Instit.*, **90**:972-977, 1998.

NATSUGOE, S.; UCHINO, Y.; KIJIMA, F. et al. – Synchronous and metachronous carcinomas of the esophagus and head and neck. *Diseases of the Esophagus*, **10**:134-138, 1997.

SLAUGHTER, D.P.; SOUTHWICK, H.W. & SMEJKAL, W. – "Field cancerization" in oral stratified squamous epithelium. *Cancer*, **6**:963-968, 1953.

6 SÍNDROMES PREDISPONENTES

Bernardo Garicochea

Os capítulos anteriores deixam claro que o câncer de boca consiste em uma combinação de fatores genéticos e ambientais. Os fatores genéticos respondem pela suscetibilidade individual ao desenvolvimento de câncer na presença de agentes ambientais. Ou seja, a presença de polimorfismos ou aberrações genéticas determina maior ou menor facilidade para a célula avançar no processo oncogenético. Estudos em modelos animais comprovam que certas aberrações genéticas podem desencadear câncer, independentemente de agentes ambientais. Esse fato é impossível de ser comprovado em seres humanos, nos quais a exposição a carcinógenos é universal, todavia, há casos em que o papel de eventos genéticos parece ser preponderante no surgimento de câncer: as síndromes familiares.

Famílias com câncer são conhecidas há muitos séculos. Esses casos marcantes na literatura leiga e médica têm como característica comum o grande número de indivíduos afetados na família, dentro do mesmo ramo familiar, além de cânceres detectados em idade muito abaixo da esperada para o surgimento do tumor. Apesar de largamente conhecidos, esses casos só passaram a ser estudados com mais atenção a partir da segunda metade do século XX. Claramente, dois tipos de padrão genético de suscetibilidade para o câncer podiam ser observados: um padrão hereditário e um padrão de agregação familiar.

SUSCETIBILIDADE ASSOCIADA A SÍNDROMES FAMILIARES – os cânceres hereditários são caracterizados por casos de neoplasias (nem sempre do mesmo tipo histológico) identificados em gerações consecutivas e, em parte dos casos, com padrão autossômico dominante. Os genes responsáveis por essas síndromes são de alta penetrância e podem apresentar fenômeno de antecipação (idade cada vez menor dos indivíduos acometidos de geração em geração).

Outros casos de câncer hereditário estão associados a síndromes recessivas. Os genes responsáveis por essa suscetibilidade, ao contrário dos genes de síndromes dominantes, são muito freqüentes na população normal, mas não conferem nenhuma alteração fenotípica nos heterozigotos (esse conceito clássico de genética mendeliana tem sido colocado em xeque nos últimos anos). Essas síndromes, como exigem monozigose para produzir o fenótipo oncogênico, são, portanto, muito raras.

No caso do câncer de boca convém discutir as síndromes hereditárias mais comumente associadas a carcinoma espinocelular de cabeça e pescoço.

CÂNCER COLORRETAL HEREDITÁRIO NÃO-POLIPOSO (HNPCC) – essa síndrome, descrita no início dos anos 70 por Lynch, é composta por duas variantes: uma em que predominam os casos de câncer colorretal na família (Lynch I) e outra em que uma grande variedade de neoplasias, além de câncer colorretal, é detectada em gerações consecutivas (o câncer de laringe está descrito entre as neoplasias que fazem parte do espectro de HNPCC, variante Lynch II). Essa síndrome autossômica dominante é causada por mutações herdadas em genes responsáveis pelo reparo do DNA. Até o momento, mutações em seis genes de reparo do DNA foram associadas a HNPCC: hMSH2, hMSH3, hMSH6, hMLH1, PMS1 e PMS2. De 20 a 60% das famílias com HNPCC (dependendo da casuística estudada) não apresentam mutações em nenhum desses genes, indicando que outros genes ainda não descobertos devem estar envolvidos. Falhas no reparo do DNA predispõe ao acúmulo de danos genéticos levando ao câncer mais rapidamente. Portanto, uma das características centrais dessa síndrome é o fato de o câncer ser diagnosticado em indivíduos jovens. Outros achados que podem chamar a atenção para HNPCC – mesmo em casos com história familiar não tão evidente ou difícil de ser obtida – são: tumores mucinosos, localização topográfica preferencial em cólon direito e transverso e tumores sincrônicos ou metacrônicos.

ANEMIA DE FANCONI – síndrome autossômica recessiva caracterizada por grande número de anormalidades congênitas, distúrbios hematológicos e predisposição para câncer – especialmente leucemias, mas também carcinomas espinocelulares. Essa síndrome é causada por mutações herdadas em um grupo de genes (superfamília FAC) responsáveis por reparo de danos oxidativos no DNA. Portanto, trata-se de outra síndrome associada a falhas no sistema de reparo, na qual as chances de o DNA albergar mutações crescem progressivamente conforme a exposição individual, nesse caso, à ação de radicais livres. Estudos epidemiológicos estão procurando esclarecer se a condição de portadores do gene FA (heterozigotos) aumentaria a predisposição para o câncer, já que esses indivíduos apresentam maior instabilidade cromossômica que a população geral (mas menor, evidentemente, que os homozigotos). A freqüência estimada é que uma em cada 150 pessoas porte um gene da família FAC mutado, na população normal. Estima-se, em estudos preliminares, que haveria um risco substancialmente aumentado para carcinomas de estômago, mama e cabeça e pescoço, nesses portadores.

XERODERMA PIGMENTOSO – síndrome autossômica recessiva caracterizada por fragilidade cromossômica muito acentuada, que se manifesta por inúmeros achados dermatológicos, incluindo máculas pigmentadas, lesões acrômicas e telangiectasia que evoluem para carcinoma basocelular, carcinoma espinocelular e melanoma maligno. A evolução dessas lesões é proporcional à exposição solar, portanto, regiões mais expostas, como mãos, face e pescoço, são os sítios mais comuns de detecção de câncer. A síndrome é causada por alterações envolvendo genes da família XP (sete genes foram descritos até o momento) que desempenham funções distintas e complementares no processo de identificação, excisão e reparo do DNA lesado.

ATAXIA-TELANGIECTASIA – doença neurológica progressiva, que até recentemente acreditava-se ser de padrão tipicamente recessivo, predispõe até 10% de seus portadores a desenvolver câncer, da infância à quarta década de vida. A maioria das neoplasias descritas são leucemias e linfomas, especialmente de linhagem T. A minoria dos casos tem neoplasias epiteliais. O principal achado biológico nesses pacientes é uma mutação herdada no gene A-T, cuja função ainda não é totalmente conhecida. Essa mutação confere radiossensibilidade aumentada ao DNA, mesmo nos heterozigotos que possuem incidência 2 a 6 vezes maior de câncer do que a população em geral. Células mais radiossensíveis apresentam um número maior de quebras e aberrações cromossômicas, facilmente evidenciadas em estudos cariotípicos. Como os heterozigotos para A-T compõem cerca de 1% da população em geral, se confirmada a sua suscetibilidade aumentada para câncer, esta deve ser uma causa bastante freqüente dessa doença. Em um estudo, estimou-se que 9 a 18% de todos os casos de câncer de mama, nos Estados Unidos, estariam ocorrendo em heterozigotas portadoras de uma cópia mutada do gene A-T.

SÍNDROME DE LI-FRAUMENI – síndrome autossômica dominante, assim como o HNPCC. Tem como única característica grande freqüência de câncer em membros de uma mesma família, sem nenhum outro achado fenotípico, como malformações, por exemplo. Os tumores ocorrem muito cedo na vida e geralmente são sarcomas, leucemias ou câncer de mama. Carcinomas espinocelulares de cabeça e pescoço não são raros, pois foram descritos em 15% das famílias com essa síndrome. Mutações ou deleções herdadas no gene p53 são a causa da síndrome de Li-Fraumeni, em metade das famílias descritas até o momento. É possível que, na outra metade, existam outros fatores genéticos alterados que participem da regulação do gene p53 (conforme descrito nos capítulos 4 e 5). O gene p53 está associado à apoptose de células com graves lesões genéticas que não podem ser recuperadas pelo sistema de reparo. Assim, defeitos no funcionamento desse gene levam a acúmulo de aberrações genéticas em células que seriam descartadas em condições normais.

SUSCETIBILIDADE POR AGREGAÇÃO FAMILIAR – a maior parte dos casos em que fatores genéticos promovem suscetibilidade ao câncer é por agregação familiar. Essa denominação responde pela freqüente observação de que um segundo caso de câncer em uma família é mais comum do que o primeiro. Assim, a presença de câncer de cabeça e pescoço em um indivíduo aumenta a chance em duas vezes, em relação à população normal, de seu irmão vir a desenvolver esse tipo de tumor. Esses riscos para os familiares variam de acordo com a idade do paciente acometido, sendo maiores quanto menor for a idade em que a doença foi diagnosticada.

Os cânceres por agregação familiar têm várias explicações possíveis. Até há alguns anos, a explicação mais aceita era a ambiental: essas pessoas, por compartilharem o mesmo ambiente durante muitos anos, poderiam estar expostas aos mesmos carcinógenos. Mais recentemente ficou claro que fatores genéticos diferentes devem atuar nesse grupo de pacientes.

Genes recessivos podem, quando mutados, predispor ao câncer. Esse fenômeno já foi demonstrado em estudos com o gene A-T, que confere risco aumentado para câncer de mama em suas portadoras. Portar um alelo mutado de um gene recessivo é fenômeno relativamente freqüente (até 1% da população porta um alelo A-T mutado), e esses genes poderiam responder por boa parte dos casos de câncer. A explicação para esse fenômeno poderia ser dada tanto pelo "efeito dose" – a quantidade de proteína codificada pelo alelo normal não consegue suprir a demanda da célula, que precisa de duas cópias do gene funcionante – como pelo comprometimento funcional da proteína produzida pelo alelo normal. Nesse caso, a proteína normal seria negativamente afetada pela proteína produzida pelo alelo mutado, seja por competição por substratos ou dimerização anômala, que inativaria a proteína normal.

Genes dominantes de baixa penetrância também poderiam explicar o fenômeno de suscetibilidade aumentada para câncer. Nesse caso, a transmissão do gene não corresponderia a um fenótipo constantemente expressado, e isso explicaria por que a presença de câncer poderia "saltar" gerações ou não apresentar um padrão mendeliano típico de expressão.

Uma terceira possibilidade diz respeito não à herança de aberrações genéticas estruturais, mas às variações da normalidade, ou polimorfismos, que poderiam tornar as células mais ou menos suscetíveis a carcinógenos ambientais.

Polimorfismos são variações herdadas em seqüências de DNA, que podem ou não estar localizadas em porções codificantes dos genes. Quando essas seqüências polimórficas são codificadas, as variações observadas na composição de amino-ácidos não comprometem a função da proteína. Certos genes polimórficos estão envolvidos em reações de detoxificação de compostos ambientais com potencial carcinogênico. As proteínas codificadas por esses genes podem apresentar respostas farmacológicas qualitativamente variáveis de acordo com o polimorfismo herdado.

Por exemplo, genes responsáveis pela detoxificação de compostos associados ao cigarro podem, de acordo com seus polimorfismos herdados, ter maior ou menor eficiência na eliminação desses resíduos; portanto, indivíduos que herdarem polimorfismos "mais ativos" estariam mais protegidos de neoplasias dependentes desses compostos.

A maioria dos agentes ambientais com potencial carcinogênico (xenobióticos) necessita passar por processo de metabolização antes de se combinar com o DNA. Essa combinação pode produzir compostos chamados adutos de DNA, que promovem erros de pareamento ou de leitura das fitas de DNA, e, conseqüentemente, induzem mutações. O processo de metabolização é mediado por dois grupos de enzimas: as de fase I, que ativam os xenobióticos como o citocromo P-450, e as de fase II, como o sistema glutation-S-transferase, que atuam como detoxificantes, isto é, transformam compostos eletrofílicos (promotores de adutos de DNA) em conjugados inativos e solúveis, que podem ser eliminados mais facilmente pela célula.

No que diz respeito a tumores ligados a xenobióticos, como o câncer de boca, a expressão variável dos genes de fases I e II tem se revelado muito importante, na medida em que permite discriminar pessoas em grupos com maior ou menor risco para esses tumores quando expostas a carcinógenos. Este é o caso típico do gene CYP1A1, que codifica a enzima aril-hidrocarboneto-hidroxilase (AHH). Essa proteína faz parte da família P-450 e tem sua transcrição induzida por diversos agentes ambientais. Uma variante polimórfica desse gene (variante MspI do exon 7) possui expressão muito aumentada e relaciona-se com acúmulo de adutos de DNA, na presença de certos xenobióticos, e com suscetibilidade à neoplasia de pulmão e laringe. Outros polimorfismos em genes da família P-450, como o CYP2E1 e o CYP2D6, também foram correlacionados com o acúmulo de adutos de DNA na presença de xenobióticos e poderiam estar relacionados com maior suscetibilidade ao câncer.

Um grande número de polimorfismos também pode ser encontrado na família de genes da glutation-S-transferase. Esses genes codificam proteínas de fase II, que têm grande afinidade por compostos eletrofílicos. Uma vez combinados, o conjugado enzima-substrato é rapidamente excretado.

O gene GSTM1 faz parte desse eficiente sistema de detoxificação, codificando uma enzima capaz de se combinar com diversos xenobióticos, tais como agentes alquilantes antineoplásicos, pesticidas, hidrocarbonetos aromáticos etc. Esse gene é muito polimórfico, podendo apresentar fenótipo nulo (a freqüência com que ocorre esse fenótipo é variável de acordo com a população estudada), ou seja, o indivíduo adquire variantes eliminadas do gene.

Outro gene da família P-450 é o GSTT1, que participa da eliminação de halogenados orgânicos, alguns deles encontrados na fumaça do cigarro. Assim como o gene GSTM1, esse gene pode ter sofrido deleção em uma parcela da população, gerando também um fenótipo nulo. A presença desse fenótipo nulo, que pode chegar a 70% dos polimorfismos detectados em certas populações, parece associar-se com o desenvolvimento de carcinoma espinocelular de cabeça e pescoço (também de pulmão, bexiga e sistema digestivo).

Portanto, a exposição a carcinógenos pode ser potencialmente perigosa em um grupo de indivíduos da população em geral que tenha herdado polimorfismos em genes responsáveis pela formação de adutos de DNA ou pela detoxificação de compostos eletrofílicos.

Muitas questões ainda restam a ser respondidas nos próximos anos. Quanto, em termos de risco absoluto, a presença de certos fenótipos associa-se a câncer de cabeça e pescoço? Quais xenobióticos representariam maior risco para portadores de certos polimorfismos? Qual é o tempo médio de progressão de uma lesão pré-maligna para um carcinoma nesses indivíduos? Todas essas questões têm implicações práticas evidentes. A prevenção de câncer é a forma mais eficiente de controle da doença. A definição de indivíduos com maior risco para desenvolver certos tipos de neoplasias garante que métodos médicos mais sofisticados de detecção precoce possam ser usados com melhores resultados, em vez de estendê-los a toda a população – procedimento muitas vezes econômica e logisticamente inviável.

RECOMENDAÇÕES PARA PACIENTES COM SUSCETIBILIDADE AUMENTADA PARA CÂNCER DE BOCA – o estudo de fenótipos para enzimas envolvidas metabolicamente com xenobióticos ainda não é, de modo geral, um procedimento factível para a definição de grupos para vigilância de câncer de cabeça e pescoço. No entanto, devido à clara existência de agregação familiar para essa doença, recomendam-se com mais ênfase medidas preventivas a familiares de primeiro grau de pacientes com carcinoma espinocelular de cabeça e pescoço, tais como a abstenção de fumar e avaliações periódicas com especialistas da área para a verificação de possível aparecimento de lesões pré-neoplásicas.

Em famílias com síndromes de predisposição ao câncer, a vigilância deve ser rigorosa. E quando os genes envolvidos já foram identificados, é possível proceder-se a testes de DNA para verificar quais membros da família herdaram a anomalia genética e, portanto, poupar os sem mutação de investigações médicas mais agressivas.

Um grande avanço tem sido feito no desenvolvimento de medicamentos capazes de atuar em células em estádio pré-canceroso – bloqueando a sua proliferação, induzindo à diferenciação ou, simplesmente, levando à apoptose as células com acúmulo de aberrações genéticas. Essa modalidade de prevenção de câncer, chamada de quimioprofilaxia ou quimioprevenção (capítulo 32), irá representar um passo enorme na redução de incidência dessa moléstia, especialmente quando focalizada em grupos de risco geneticamente definidos.

BIBLIOGRAFIA

BARTSCH, H.; ROJAS, M. & ALEXANDROV, K. – Metabolic polymorphism affecting DNA binding and excretion of carcinogens in humans. *Pharmacogenetics,* **5**:584-590, 1995.

BOCKMUHL, U.; WOLF, G.; SCHMIDT, S. & SCHWENDEL, A.; JAHNKE, V.; DIETEL, M.; PETERSEN, I. – Genomic alterations associated with malignancy in head and neck cancer. *Head Neck,* **20**(2):145-151, 1998.

BRENNAN, J.A.; MAO, L.; HRUBAN, H.; BOYLE, J.O.; EBY, Y.J.; KOCH, W.M.; GOODMAN, S.N. & SIDRANSKY, D.– Molecular assessment of hystopathological staging in squamous-cell carcinoma of the head and neck. *N. Engl. J. Med.,* **332**:429-435, 1995.

DEAKIN, M.; ELDER, J.; HENDRICKSE, C. & PECKHAM, D. – Glutathione-S-transferase GSTT1 genotypes and susceptibility to cancer: studies of interactions in lung, oral, gastric and colorectal cancers. *Carcinogenesis,* **17**(4):881-884, 1996.

EELES, R.A.; PONDER, B.A.J.; EASTON, D.F. & HORWICH, A. – *Genetic Predisposition to Cancer.* London, Chapman and Hall Medical, 1996.

HAYES, J.D. & PULDORF, D.J. – The glutathione-S-transferase supergene family: regulation of GST and the distribution of the isoenzymes to cancer chemoprotection and drug resistence. *Crit. Rev. Biochem. Mol. Biol.,* **30**(6):445-600, 1995.

HIRVONEN, A. – Genetic factors in individual responses to environmental exposures. *J. Occup. Envirom. Med.,* **37**:37-43, 1995.

KNUDSON, A. – Genetics of tumors of head and neck. *Arch. Otolaryngol. Head Neck Surg.,* **119**:735-737, 1993.

TRIZNA, Z.; CLAYMAN, G.L.; SPITZ, M.R.; BRIGGS, K.L. & GOEPFERT, H. – Glutathione-S-transferase genotypes as risk factors for head and neck cancer. *Am. J. Surg.,* **170**:499-591, 1995.

TRIZNA, Z. & SCHANTZ, S.P. – Hereditary and environmental factors associated with risk and progression of head and neck cancer. *Otolaringol. Clin. North Am.,* **25**(5):1089-1103, 1992.

7 IMUNOLOGIA NO DESENVOLVIMENTO NEOPLÁSICO

Nise Hitomi Yamaguchi
Javier Ricardo Carbajal Lizárraga
Carolina Michelini

INTRODUÇÃO

Os tumores têm sido descritos em organismos variados, como nos dos insetos, moluscos e em diversas espécies vertebradas. Essa ampla existência taxonômica da neoplasia é provavelmente inerente aos organismos multicelulares. De fato, a existência de sistemas de controle de proliferação e regulação da diferenciação dos diversos tipos celulares, nos organismos multicelulares, implica na possibilidade de algumas células escaparem de tais controles, iniciando, eventualmente, um processo neoplásico.

Como foi visto nos capítulos precedentes, o desenvolvimento de um tumor é um processo de múltiplas etapas, que envolve a transformação de uma dada população de células, seu crescimento hiperplásico, displásico, a formação de tumor *in situ*, invasão e metástase.

Após a transformação celular, por mutação, em um ou mais genes, mutações posteriores tornam-se mais prováveis, por causa da replicação dessas células que já escaparam da regulação de alguns sistemas enzimáticos, como a topoisomerase III. A progressão tumoral envolve interações complexas entre as células transformadas, a matriz extracelular circundante e o sistema imunológico do hospedeiro. Tais interações podem se dar pelo contato célula a célula ou ser mediadas por proteínas solúveis, como os fatores de crescimento e outras citocinas.

Na oncologia, a imunologia tem-se dedicado à pesquisa da resposta imune do hospedeiro contra as células tumorais e dos mecanismos que facilitam a evasão das células tumorais da vigilância do sistema imunológico, desde que foram demonstradas as propriedades antigênicas das células transformadas. A partir disso, têm sido feitos grandes esforços de pesquisa no desenvolvimento de métodos de modulação do sistema imunológico para o reconhecimento e a erradicação dos tumores.

CARCINOGÊNESE, ONCOGENES E GENES SUPRESSORES DE TUMOR

Com os avanços da Biologia Molecular, amplamente facilitados pela introdução, nos anos 80, da técnica de duplicação do DNA ou de seus fragmentos com a polimerização da reação em cadeia (PCR), além de outras técnicas derivadas da PCR, o progresso no descobrimento e compreensão dos eventos moleculares no interior do núcleo e no DNA ganhou ímpeto exponencial, levando à identificação de um número crescente de agentes intra e extracelulares envolvidos na carcinogênese.

Essas novas técnicas também fizeram avançar a compreensão da fisiologia de células do sistema imunológico e de seu comportamento, esclarecendo a natureza de diversas citocinas. Possibilitaram o descobrimento de novos mediadores da resposta imune e permitiram o desenvolvimento de novos tratamentos, tanto com a utilização de anticorpos mono ou policlonais, quanto pela introdução da imunomodulação da resposta do sistema imunológico a alguns modificadores da resposta biológica.

As células normais têm seu processo de divisão ou proliferação regulado por pelo menos duas classes de genes, a saber, os protoncogenes e os genes supressores de tumor. Sucessivas mutações podem afetar esses genes reguladores da proliferação celular, que, ao serem afetados, induzem uma proliferação celular descontrolada, que desativa os genes supressores de tumor, dando início ao processo neoplásico.

A acumulação de adutos no DNA, originados da exposição a xenotóxicos ambientais ao longo da vida, somada a outros fatores de risco, tais como predisposição genética ao câncer, doenças inflamatórias crônicas, certas infecções virais ou bacterianas, acaba por produzir a troca entre cromátides irmãs ("sister chromatide exchange" – SCE), induzindo mutação em um ou mais genes de uma certa população de células – o que pode aumentar sua tendência a se proliferar, caso tenham ocorrido alterações nos genes que participam do controle do crescimento celular. Essas alterações podem produzir tumores benignos ou malignos.

Nos tumores benignos, as células encontram-se bastante diferenciadas, ou seja, estão maduras e preservam uma grande semelhança com as células normais do tecido de que se originam. Apresentam um crescimento normalmente mais lento do que o dos tumores malignos, desenvolvendo-se ao longo dos anos. No entanto, podem apresentar uma séria ameaça à vida quando se localizam em órgãos importantes e, principalmente, em sítios de difícil acesso cirúrgico, por exemplo, os tumores intracranianos.

Células de câncer são menos diferenciadas do que as dos tumores benignos, apresentam menor grau de maturação ou, até mesmo, podem ser imaturas (anaplásicas) em alguns tipos de câncer. Por exemplo, carcinomas basocelulares e glandulares possuem alto grau de diferenciação, enquanto os linfossarcomas podem apresentar-se indiferenciados ou diferenciados, e outros tumores apresentam células com alto grau de anaplasia.

Essas alterações genômicas, progressivas em um tecido, caracterizam o processo neoplásico (neoplasia – do grego, *neos plassein*: nova formação – deu origem à palavra neoplasma, utilizada geralmente para tumores ou novos crescimentos aberrantes. New Gould Medical Dictionary, McGraw-Hill, New York). Ao longo dos anos, a palavra neoplasia assumiu no Brasil a conotação exclusiva de formação maligna, ou câncer, portanto, célula neoplásica significa, atualmente, célula de câncer, na maioria dos textos.

As implicações dessas mudanças fenotípicas celulares e da própria química dos tumores deveriam oferecer forte estímulo à resposta do sistema imunológico. No entanto, apesar da ativação inicial de granulócitos polimorfonucleares, principalmente neutrófilos, o processo de ativação da imunidade antitumoral raramente vai adiante. Por essa razão, continuam em andamento pesquisas para compreender as vias de intercomunicação entre os diversos componentes envolvidos na resposta imune aos tumores.

CICLO CELULAR

Uma rápida revisão dos eventos envolvidos no ciclo celular pode ajudar na melhor compreensão dos diversos eventos implicados tanto na estimulação quanto na inibição da resposta imune, que discutiremos adiante.

Como é sabido, o ciclo celular é realizado em dois níveis: mitose (divisão do núcleo) e citocinese (divisão do citoplasma). Durante a interfase (período de não-divisão, ou "repouso celular"), os componentes da célula-mãe são duplicados. Esse processo, estudado com a utilização de marcadores radioativos, resultou na divisão da interfase em três períodos: G1 ("gap", ou intervalo), S ("synthesis", ou síntese) e G2 (interrupção da síntese protéica que precede a mitose).

PERÍODOS DA INTERFASE

Período G1 – reinício da síntese de RNA e de proteínas que foi interrompida durante a mitose. Células de tecido de renovação rápida (epitélio de revestimento do intestino delgado, células hematopoiéticas da medula óssea e de linfócitos B, por exemplo) têm período G1 curto, outras, como as células de músculo liso, raramente ciclam, e algumas, como os neurônios, jamais ciclam. Por isso, é dito que essas células permanecem em G0 ("G" zero) ou em interfase indefinida.

Período S – ocorre a duplicação semiconservadora do DNA. O estudo dessa fase é feito com marcação da timidina com trítio, o que indica que a timidina se incorpora à célula durante o período S. Em G0, essa incorporação é pequena, provavelmente associada ao reparo do DNA, o que indica que, mesmo no período não-sintético, algum grau de síntese está acontecendo. Durante o período S, diversos segmentos do DNA têm seus processos de duplicação iniciados e terminados em diferentes momentos.

Período G2 – termina o processo de síntese de RNA e proteínas que teve início no G1, continua durante os períodos S e G2 e é interrompido durante a mitose.

MITOSE

O processo de divisão celular (mitose) inicia-se no núcleo, com a alta condensação dos cromossomos, as cromátides irmãs ("sisters chromatide") dos componentes idênticos se tornam visíveis, e o material genético duplicado durante os períodos G1, S e G2 da interfase é distribuído às duas células-filhas.

Temos na mitose as seguintes etapas:

Prófase – elevada concentração da cromatina, formando um conjunto de bastonetes fibrocromáticos ou cromossomos, cada um constituído por duas cromátides. Desorganização dos nucléolos e migração dos centríolos duplicados na fase S para os pólos celulares opostos. Os microtúbulos do citoesqueleto formam dois feixes a partir dos dois pares polarizados de centríolos, emparelhando os cromossomos com seus homólogos. A membrana nuclear desaparece e formam-se vesículas membranosas semelhantes ao retículo endoplasmático liso; os microtúbulos ligam-se aos cinetocoros na altura dos centrômeros.

Metáfase – no grau máximo de condensação cromossômica, os microtúbulos interpenetram-se, formando o fuso mitótico. Os cromossomos são dispostos em uma placa na zona equatorial da célula.

Anáfase – separação dos cromossomos com a migração das cromátides (cromossomos-filhos) para os pólos opostos.

Telófase – desaparecem os microtúbulos de actina dos cinetocoros e começa a reorganização dos núcleos com a descondensação da cromatina e a reorganização dos nucléolos e da membrana nuclear. Esse processo ocorre na ordem seqüencial inversa à da prófase: a) o sistema microtubular mitótico se desfaz; e b) a membrana nuclear é formada pela fusão das vesículas membranosas originadas no momento da desorganização do núcleo da célula parental.

CITOCINESE

Inicia-se na anáfase e é concluída após a telófase. A célula animal apresenta uma constrição gradual e progressiva da membrana citoplasmática parental, na região equatorial da célula, terminando por formar duas células-filhas: cada uma contendo o mesmo conteúdo citoplasmático. Ensaios de imunofluorescência revelaram que na região de constrição se acumula miosina e actina durante a telófase.

TAXA DE MITOSE, MUTAGÊNESE E CÂNCER

Sabe-se de longa data que a mitose é crítica para a mutagênese. Visto que a mutagênese é importante para a carcinogênese, então as taxas de mitose são fatores de relevância que devem ser considerados. A inativação dos genes supressores de tumor é outro fator importante, já que eles têm a função de inibir a mitose.

Uma vez que a primeira cópia de um gene supressor de tumor sofre mutação, a perda da heterozigosidade da segunda cópia provavelmente será causada pelo processo do qual depende a freqüência da divisão celular, a saber, recombinação mitótica, conversão do gene e não-disjunção e, menos provavelmente, por uma segunda mutação.

A perda da heterozigosidade será favorecida pelo aumento da taxa de mitose, que acaba por suplantar a capacidade do sistema de reparo enzimático do DNA. Assim, enquanto a estimulação da mitose aumenta, a probabilidade de uma segunda mutação ocorrer se eleva, o que caracteriza a mitose crônica como principal fator de indução de tumor, depois de ocorrida a primeira mutação.

A seqüência de eventos descrita a seguir explica por que a taxa elevada de mitose se torna um fator de carcinogênese mais efetivo após a primeira mutagênese do que antes dela. Primeiramente, a taxa elevada de mitose converte adutos de DNA em mutações, antes que eles sejam reparados; a seguir, a replicação do DNA danificado aumenta a vulnerabilidade do material genético a novos danos; e, por último, os processos de recombinação mitótica, conversão de genes e não-disjunção tornam-se mais freqüentes, com os dois primeiros processos causando a mesma mutação nos dois cromossomos (perda de heterozigosidade) e o terceiro causando deleção do gene nas células-filhas.

Como mencionado, observa-se ao redor de tumores uma atividade de resposta imune por parte de neutrófilos. No entanto, essa resposta inespecífica não consegue estimular a resposta imune específica, induzindo linfócitos CD4 e CD8 a reconhecer as células malignas. Embora as células neoplásicas possam estar sintetizando proteínas alteradas, o sistema de reconhecimento desses antígenos, por parte dos linfócitos T, parece estar inoperante. Vamos, portanto, fazer uma breve revisão dos componentes do sistema imunológico, antes de discutirmos a imunologia dos tumores.

O SISTEMA IMUNOLÓGICO

O objetivo final de qualquer resposta imune é o reconhecimento do antígeno, isto é, uma molécula protéica estranha, produzida por uma bactéria, vírus ou gene mutado, presente em um determinado tecido ou órgão – esteja essa molécula no interior das células ou no sangue, linfa, mucosa ou matriz extracelular.

Na imunidade celular específica, células especializadas na apresentação de antígenos, como os macrófagos, por exemplo, circulam pelo organismo e encontram-se também presentes, em abundância, nas mucosas, como a mucosa bucal, e em outros tecidos de revestimento de órgãos, tais como os que revestem a faringe, o intestino etc. Os macrófagos fagocitam partículas virais e bacterianas e, a seguir, apresentam-nas aos linfócitos T. O principal recurso das células apresentadoras de antígenos, para que estes sejam localizados e reconhecidos pelas células do sistema imune, é o complexo MHC ("major histocompatibility complex", ou complexo maior de histocompatibilidade). O MHC é um sistema molecular intracelular, mediado pelo retículo endoplasmático rugoso, que apresenta aos linfócitos T os peptídeos da própria célula e outros peptídeos estranhos (partículas virais, bacterianas etc.) ali encontrados e também partículas protéicas secretadas por células transformadas.

Os linfócitos T possuem receptores moleculares que os capacitam a reconhecer as diferentes combinações de peptídeos apresentadas pelo MHC. Quando um peptídeo apresentado não é reconhecido como "self" ou próprio (pertencente ao próprio organismo sadio), ele desencadeia uma resposta antigênica. Os linfócitos T são ativados e entram em mitose e, a seguir, liberam linfocinas que, por sua vez, ativam os linfócitos B, produtores de anticorpos, presentes no plasma ou nos linfonodos. Os linfócitos B, quando ativados, entram em mitose e diferenciam-se em plasmócitos, passando a sintetizar anticorpos. Os anticorpos são formas solúveis das proteínas que constituem os próprios receptores das células B.

ÓRGÃOS LINFÁTICOS PRIMÁRIOS E SECUNDÁRIOS

Os linfócitos T são originários do timo, e as células B, da medula óssea. Os linfócitos jovens, T e B, são, a seguir, armazenados nos órgãos linfáticos secundários, a saber, os gânglios linfáticos (linfonodos), baço e amígdalas, nos quais terminam seu processo de amadurecimento. Eles se encontram presentes nas vênulas endoteliais do interior dos nódulos linfáticos, que se comunicam com os vasos linfáticos aferentes. Os linfonodos apresentam elevadíssimas concentrações de células T, que podem ser ativadas nos próprios linfonodos (geralmente no paracórtex linfonodal) por macrófagos circulantes. As células B são geralmente ativadas nos centros germinais dos folículos linfáticos. Uma vez ativados, os linfócitos migram, através dos vasos linfáticos eferentes, até a corrente sangüínea.

Os linfócitos T dividem-se em duas subpopulações, segundo suas respectivas funções e pesos moleculares: 1. linfócitos T CD4 ou células T auxiliares; 2. linfócitos T CD8 ou células T citotóxicas. Os CD4, também conhecidos como células T auxiliares ("T helpers"), reconhecem peptídeos extraídos de proteínas fagocitadas por macrófagos e por outras células apresentadoras de antígenos (como as dendríticas, por exemplo), por meio de receptores que se ligam ao MHC classe II da célula apresentadora. Quando um antígeno é detectado, os CD4 secretam linfocinas, que induzem à mitose outras células T e promovem um processo inflamatório. Uma subclasse de CD4 é especializada na ativação dos linfócitos B durante a instalação do processo inflamatório. Uma outra subclasse de CD4, quando ativada, secreta linfocinas inibidoras de formação de anticorpos pelas células B.

Os CD8 possuem receptores para MHC classe I, o qual existe em todas as células do organismo. Quando ativados pela presença de um antígeno no MHC classe I, os CD8 produzem menor quantidade de linfocinas do que os CD4, porém possuem a capacidade de se infiltrar nas células-alvo ("tumor-associated leukocytes" – TAL), secretando substâncias citotóxicas, conhecidas genericamente como citocinas, por exemplo, porfirinas e fator de necrose tumoral (TNF). Existe uma outra classe de CD8 que, uma vez ativada, é supressora da atividade dos CD4 e encontra-se ativa na síndrome da imunodeficiência adquirida humana, a AIDS. Os linfócitos T auxiliares (CD4), linfócitos T citotóxicos (CD8), linfócitos B, células "natural killer" e macrófagos conseguem infiltrar-se na massa tumoral e constituem a população de TAL; porém, os linfócitos T infiltrantes de tumor (células TIL), ou "tumor infiltration lymphocytes", representam 30 a 50% da população total de TAL, entre células CD8+ e CD4+.

SISTEMA IMUNE CELULAR INESPECÍFICO

Três outras classes de leucócitos participam da defesa do organismo e são responsáveis pela resposta imune celular inespecífica, a saber, os granulócitos polimorfonucleares, as células "natural killers" (NK) e os monócitos.

GRANULÓCITOS POLIMORFONUCLEARES (PMN) – classe de células constituída por quatro subtipos: neutrófilos, basófilos, eosinófilos e mastócitos, responsáveis pela resposta celular imune não-específica. Os PMN fagocitam microrganismos, especialmente bactérias, sendo também responsáveis pela ativação das demais formas de resposta imunológica. As células dendríticas são as maiores células apresentadoras de antígenos (APC), envolvidas na iniciação da resposta imune e no desenvolvimento da tolerância. Existe considerável evidência de que elas podem capturar antígenos na periferia dos tecidos, processá-los, transportá-los e apresentá-los para as células T nos tecidos linfáticos secundários (linfonodos, amígdalas, placas de Peyer). Estudos *in vivo* e *in vitro* demonstram que as células dendríticas sensibilizam linfócitos T e estimulam o desenvolvimento de resposta imune antígeno-específica, inclusive as respostas imunes antitumorais protetora e terapêutica. Como se trata de células fagocíticas cuja atividade inicialmente se desenvolve como parte do sistema imune inato (inespecífico ou natural), transferindo informação para o sistema imune adaptativo (específico ou de memória), consideram-se as células dendríticas como um elemento mediador entre ambos os sistemas.

Existe evidência crescente de que a maturação e a ativação das células dendríticas são processos mediados pela interação entre o CD40 nas células dendríticas e o ligante CD40 (CD40 L) nos linfócitos T CD4+, estimulados pelo antígeno. A ativação das células dendríticas, via CD40, parece ser um pré-requisito para primar células T CD8+ contra antígenos tumorais. Primeiro, as células dendríticas capturam e processam o antígeno tumoral. Os peptídeos resultantes são apresentados para os linfócitos T (CD4+) no contexto do MHC classe II; segundo, a ativação das células dendríticas pelo CD40 L, expresso nas células T auxiliares (CD4+), as capacita a primar linfócitos CD8+; terceiro, os linfócitos CD8+ (citotóxicos) primados contra antígenos tumorais proliferam e infiltram-se nos tumores e em suas metástases, à procura de células expressando tais antígenos no MHC classe I.

"NATURAL KILLERS" (NK) – são de grande importância no combate ao câncer, porque têm a capacidade de reconhecer e destruir células neoplásicas. Descritas no início da década de 70, as células NK foram posteriormente reconhecidas como uma subpopulação de linfócitos funcionalmente diferentes. Morfologicamente, elas correspondem aos linfócitos granulares grandes (LGL) e são capazes de destruir uma ampla variedade de tipos celulares, inclusive células tumorais e células infectadas por vírus, sem a necessidade de prévia sensibilização. Porém, sua atividade é bloqueada pela presença dos antígenos de histocompatibilidade classe I (HLAI/MHCI). A atividade espontânea das NK as classifica como componentes do sistema imune inato ou natural, que deu origem a seu nome: células matadoras naturais, ou "natural killers".

Ficou posteriormente demonstrado que a atividade das células NK está envolvida na resistência natural ao câncer e que sua presença e estado de ativação podem determinar a evolução da doença, o que faz delas um instrumento potencial para o desenvolvimento de imunoterapias contra o câncer. Por responderem cedo e rapidamente aos modificadores da resposta biológica, ampliando suas funções, as células NK são capazes de induzir a morte de células tumorais por meio de uma série de diferentes mecanismos, introduzindo-se nos tecidos sólidos, inclusive metástases, devido à natureza interativa de seus receptores com a matriz extracelular (ECM). É consenso que células NK têm a capacidade para reconhecer e eliminar células tumorais na circulação periférica, servindo como efetoras celulares iniciais contra a disseminação das metástases hematogênicas.

Diversas evidências apontam que, em humanos, a atividade das células NK pode ser importante no controle das metástases e que pacientes com doença metastática avançada apresentam, geralmente, anomalias na função NK ou têm essa população de células diminuída. A estrutura e a natureza do receptor das células NK, que corresponde ao receptor da célula T (TCR) no reconhecimento da célula tumoral, não foram ainda completamente estudadas. É provável que a célula NK possua a capacidade de discriminar entre células normais e células anormais por meio de pelo menos dois sistemas de receptores interativos: o receptor NKR-P1, que reconhece oligossacarídeos nas células-alvo, podendo desencadear a morte das células transformadas, e uma família de receptores que reconhece moléculas MHC-I autólogas, expressas por toda célula normal nucleada, desativando a atividade citotóxica desencadeada pelo primeiro receptor ou por outros sinais ativadores.

Com base em sua habilidade de resposta à interleucina-2, foram definidas duas subpopulações de células NK que diferem funcional e fenotipicamente: células NK aderentes (A-NK) e células NK não-aderentes (NA-NK). As células A-NK infiltram-se nos tecidos tumorais e também eliminam metástases estabelecidas, o que sugere seu potencial para futuras imunoterapias do câncer. A expressão de moléculas de adesão, especialmente as integrinas 24-1 e 25-1 expressas na superfície da célula NK, pode cumprir uma função importante na ativação da célula NK e na sua interação com a matriz extracelular. Tal interação pode liberar um ou mais sinais que, juntamente com a interleucina-2, induzem a ativação das células pré-A-NK.

Dados recentes sugerem que as células NK vigiam o microambiente e coletam amostras de peptídeos das moléculas de MHC-I, eliminando as células que não expressam MHC-I, ou que o fazem em quantidades insuficientes para transmitir o sinal negativo. Existem dois tipos de receptores que inibem as células NK, denominados KIR ("killer inhibitory receptors") tipo I e tipo II; os ligantes desses receptores não estão ainda totalmente definidos, mas alguns estudos indicam que o KIR tipo II, conhecido como CD 94-NK62, parece reconhecer alótipos de MHC-I.

Nos últimos anos, a função do MHC-I-G tem sido considerada como inibidora natural dos linfócitos T citotóxicos e da atividade NK em células trofoblásticas e linfócitos em proliferação, e, em alguns tipos de células tumorais, a expressão do MHC-I-G encontra-se aumentada.

No entanto, os linfócitos T ativados pela interleucina-2 são 50 a 100 vezes mais potentes do que as células NK na erradicação de micrometástases, o que atraiu considerável interesse por seu potencial para aplicação terapêutica. Diversos estudos clínicos atuais incluem a utilização de linfócitos T ativados contra antígenos tumorais por meio de diferentes estratégias, com a obtenção de algumas respostas objetivas. O rápido progresso no conhecimento das vias de regulação da resposta imune apóia e encoraja os esforços de pesquisa de imunoterapias oncológicas. Apesar das características presentes nas células NK diante da célula do câncer, os linfócitos B e T são considerados mais importantes para o controle do crescimento tumoral do que as NK, devido à sua especificidade e memória.

MONÓCITOS – os monócitos mononucleares são precursores de macrófagos teciduais. Quando maduros, os monócitos (dos quais os macrófagos são uma forma ativada) fagocitam moléculas estranhas e têm também a função de apresentadores de antígenos. Exemplos dessa subpopulação são as células dendríticas, os fibroblastos queratinócitos, as células de Kupffer, presentes no retículo endotelial, as células de Langerhans, as células microgliais do sistema nervoso central etc.

SISTEMA IMUNE HUMORAL

A imunidade humoral baseia-se na ativação de anticorpos (imunoglobulinas) e no sistema de complemento (complexo de proteínas). Como já vimos, os anticorpos (que são imunoglobulinas) são produzidos pelos linfócitos B e têm a função de se ligar aos antígenos, formando um complexo antígeno-anticorpo. São conhecidas, hoje, cinco classes de imunoglobulinas (Ig): IgA, IgC, IgD, IgE, IgM, as quais se ligam a diferentes antígenos. IgA está presente na saliva, nas secreções gastroduodenais e no sistema respiratório; IgE é responsável por reações alérgicas; IgC é responsável pela memória imunológica de longa duração; IgM é produzida em resposta à exposição a antígenos. Não se encontra ainda esclarecido o papel da IgD. Essa subdivisão funcional é didática e não está totalmente definida.

O sistema de complemento é constituído por complexos de proteínas inespecíficas que são ativadas em cascata pelo complexo formado pelo antígeno-anticorpo. Essas proteínas inespecíficas, sintetizadas principalmente no fígado, possuem várias funções: lise celular, fagocitose, opsonização (fagocitose por adesão química) e quimiotaxia (atração de células).

MODIFICADORES DA RESPOSTA BIOLÓGICA

São proteínas do sistema imunológico, conhecidas como citocinas, e dividem-se em monocinas e linfocinas. Elas são mediadoras do intercâmbio entre os componentes das respostas humoral e celular, algumas aumentando a resposta imune, outras inibindo uma determinada resposta. Algumas linfocinas, produzidas pelos linfócitos T, aumentam a resposta imune, como, por exemplo, o interferon-α, que auxilia o macrófago a digerir antígenos, ou a interleucina-2, que estimula a produção de células T e ativa os linfócitos citotóxicos e as células NK. Ao serem ativados, os macrófagos fagocitam moléculas ou microrganismos e secretam monocinas, como o interferon-β, o fator de necrose tumoral e "colony-stimulating factor" (CSF). A primeira estimula as células NK, a segunda, os PMN e outras células do sistema imunológico, além de causar a morte celular, e o CSF promove a proliferação e a diferenciação de diversas células do sangue.

Os vários componentes do sistema imunológico são interdependentes e, pela mediação das citocinas, a resposta de cada um deles pode ser modificada, potencializada, com aumento de sua eficiência. No entanto, como foi mencionado anteriormente, essa modificação pode ser também inibitória, como no caso dos linfócitos T supressores (CD4 e CD8), que secretam linfocinas que inibem a síntese de anticorpos (CD4 supressor) ou a atividade do CD4 auxiliar (CD8 supressor).

Nos pacientes com câncer, diversos eventos das células tumorais, ou da matriz extracelular sob controle de oncogenes, podem inibir a eficácia da resposta imunológica. Por exemplo, algumas células tumorais podem sintetizar proteínas inibidoras do complexo MHC, impedindo a apresentação de antígenos ao linfócito T; outras células de câncer, embora reconhecidas pelo sistema imune inespecífico, podem secretar substâncias inibidoras da síntese de citocinas importantes para a plena mobilização da resposta imune contra elas ou, ainda, secretar citocinas que induzam à apoptose do linfócito T ou B, ou à ativação do CD8 supressor ou do CD4 supressor etc. As vias de desativação, tanto da resposta imunológica contra células neoplásicas, quanto da desativação das vias de indução à morte celular programada (ou apoptose) no câncer, têm sido exaustivamente estudadas em diversos centros de pesquisa, na busca de soluções que permitam modular a resposta imune ao câncer e desenvolver novas terapias.

ANTIGENICIDADE DE CÉLULAS TRANSFORMADAS – os oncogenes codificam para a transcrição de uma ampla variedade de produtos, tais como receptores de membrana, fatores de crescimento autócrinos, reguladores de progressão do ciclo celular e da expressão e amplificação gênica etc. A velocidade de tradução dos produtos oncogênicos (proteínas, hormônios etc.) é muito maior do que a da síntese protéica de suas análogas normais. Isso é um fato, particularmente no que se refere às proteínas que sofreram mutação, o que poderia, potencialmente, tornar tais células detectáveis pelo sistema imunológico.

Existe uma ampla variedade de proteínas que atuam como antígenos tumorais, classificadas em dois grupos genéricos: aquelas que são expressas exclusivamente por células tumorais e aquelas que podem ser também expressas por células normais, mas que, nas células tumorais, encontram-se alteradas qualitativa ou quantitativamente.

Entre as primeiras, podemos mencionar as proteínas provenientes dos genes de vírus que induzem à carcinogênese, como as de EBV (vírus de Epstein-Barr), HPV (papilomavírus humano), HTLV (vírus da leucemia T do adulto) etc. Tais proteínas virais encontram-se expressas nas células das neoplasias por eles induzidas. No segundo grupo, temos o antígeno carcinoembriogênico (CEA), expresso pelas células do câncer de cólon humano e pelo epitélio gastrintestinal normal durante a etapa fetal; a alfa-fetoproteína (AFP) é expressa com freqüência por células do carcinoma hepático e dos tumores de células germinativas, mas é também secretada normalmente por células do fígado do feto.

Os conceitos gerais de antigenicidade também se aplicam à imunologia de tumores. Alguns antígenos tumorais, constituídos predominantemente por hidratos de carbono, podem desencadear respostas denominadas T-independentes, que ativam diretamente os linfócitos B, sua diferenciação em plasmócitos e a secreção de anticorpos específicos. No entanto, essa resposta T-independente é insuficiente para erradicar células transformadas e não possui memória a longo prazo. Por esse motivo, tem-se investido na pesquisa de antígenos peptídicos que sejam passíveis de reconhecimento pelas células T (antígenos T-dependentes). Tais antígenos são peptídeos derivados de proteínas endógenas e são apresentados por moléculas do complexo maior de histocompatibilidade.

O primeiro antígeno T-dependente de tumor humano foi identificado em um melanoma e descobriu-se que o gene que o codifica é o MAGE-1, encontrando-se expresso por 37% dos melanomas e em um número significativo de outros tumores, mas não nos tecidos normais, exceto nos testículos. Outros antígenos que desencadeiam resposta imune T-específica foram também reconhecidos em melanomas, por exemplo, BAGE – uma proteína de 43 aminoácidos – e GAGE, ambas também expressas em outros tipos de tumores e ausentes em tecidos normais, exceto nos testículos. Por outro lado, foi demonstrado *in vitro* a possibilidade de primar células T contra peptídeos derivados dos produtos de oncogenes, tais como: p53, ras, HER-2/neu e bcr/abl.

A eficiência da imunoterapia do câncer deve beneficiar-se da definição de antígenos tumorais reconhecidos pelas células T; eles devem ser antígenos tumorais específicos, T-dependentes e passíveis de ser processados pelas células apresentadoras de antígenos (APC), no contexto das moléculas do MHC.

MECANISMOS DE EVASÃO TUMORAL

Se considerarmos as características antigênicas das neoplasias e os mecanismos imunológicos naturalmente orientados a combatê-las e a impedir sua progressão, é lógico perguntar por que acontecem os tumores.

O escape das células tumorais da vigilância e da resposta do sistema imune é facilitado por diferentes mecanismos, que agem individualmente ou em diferentes combinações. Nas fases iniciais do desenvolvimento tumoral, as células NK cumpririam um papel central na vigilância imune, reconhecendo e eliminando tais células transformadas pela indução delas à apoptose, visto que as células de câncer podem expressar MHC-I, ainda que em baixa concentração, o que ativaria as células NK. Em uma fase mais avançada da progressão tumoral, as células neoplásicas podem passar por novas mutações, perdendo a capacidade de expressar as proteínas do complexo MHC-I, o que inativaria a capacidade de reconhecimento pelas células NK.

É sabido que, em etapas mais avançadas da progressão tumoral, os linfócitos T citotóxicos (CD8+ TIL) são a mais importante linha de defesa imunológica contra os tumores, e sua ativação depende de uma seqüência de fenômenos finamente interdependentes, que vão desde a captação e o processamento dos antígenos pelas células apresentadoras de antígenos, à apresentação desses pelo MHC de tipo II, até a presença de outras moléculas de membrana, que agem como co-fatores ou co-estimuladores (B7.1, B7.2) – além de outras solúveis (IL-2, GM-CSF, IL-12), que orientam o tipo da resposta imune predominantemente celular, também conhecida como resposta de tipo TH-1.

A natureza molecular do antígeno pode determinar a orientação do tipo de resposta. Por exemplo, antígenos com presença predominante de moléculas de hidratos de carbono desencadeiam respostas imunes principalmente humorais, ou seja, mediadas por anticorpos, com predomínio de fatores solúveis como IL-4, IL-6 e IL-10 (TH-2) – estas últimas parecem deprimir a atividade e a proliferação das células T CD8+. Grande parte dos antígenos tumorais atualmente identificados são glicoproteínas compostas, em sua maioria, por cadeias de hidratos de carbono.

Algumas células tumorais apresentam deficiências estruturais que impedem a expressão de antígenos protéicos próprios e sua apresentação pelo MHC-I na superfície da própria membrana. Como conseqüência, proteínas altamente antigênicas não são reconhecidas pelo sistema imune específico. Além disso, as células tumorais podem ser deficientes na apresentação de moléculas acessórias na sua membrana, tais como B7-1/CD80 e B7-2/CD86, que agem como co-estimuladores das células apresentadoras de antígenos (APC). A ausência de moléculas co-estimuladoras induzem o linfócito T ao anergismo (ou inatividade) na presença do antígeno apresentado, o que causa tolerância imunológica.

Nos últimos anos, uma especial atenção tem sido dedicada ao estudo da expressão de moléculas dos denominados antígenos não-clássicos de histocompatibilidade classes I, E e G, inicialmente descritos em células do trofoblasto e endotélio fetal. Existem evidências da interação de tais moléculas com receptores inibitórios expressos em células NK, linfócitos T, B e monócitos, que são importantes na inibição da resposta imune materna contra o feto. Além disso, parece que a interleucina-10 (IL-10) ativa a transcrição de HLA-G em células de trofoblasto humano no primeiro trimestre da gestação e tem atuação bimodal sobre a expressão de HLA I, aumentando a expressão de HLA I-G e diminuindo a dos clássicos HLA I e HLA II. Essas descobertas podem estar sugerindo que genes, normalmente só ativados na embriogênese, podem estar ativados em células de câncer, provavelmente em decorrência da própria perda parcial (ou total) de diferenciação celular – comum nessas células –, o que coloca genes embrionários sob controle e ativação de oncogenes.

CONCLUSÃO

Até o momento, o principal resultado dos avanços da imunologia de tumores foi a descoberta de vários antígenos tumorais que têm servido de biomarcadores para complemento de diagnóstico, estadiamento e prognóstico, conhecidos como marcadores tumorais. Por exemplo, os antígenos oncofetais CEA, beta-HCG, alfa-fetoproteína, ou os antígenos de prognóstico Ki-67, o PSA (antígeno prostático específico) e o PCNA. Existem ainda os marcadores nucleares que, por meio de citometria de fluxo ou digital, permitem determinar o grau de aneuploidia do DNA, bem como a fase S aumentada, o que caracteriza células neoplásicas mais agressivas. A metodologia do DNA recombinante, na qual o gene produtor de citocina em humanos é transferido para plasmídeos de *E. coli*, tornou possível estudar cada citocina quanto à sua forma de ação específica. Dessa forma, a medicina diagnóstica tem-se beneficiado mais, até o momento, das pesquisas de imunologia de tumores do que a medicina terapêutica propriamente dita. No entanto, pelo menos na Europa, um novo esforço tem sido dedicado ao desenvolvimento de vacinas específicas para alguns tipos de câncer. Por exemplo, o Imperial Cancer Research Found, da Grã-Bretanha, alocou 5 milhões de libras para a pesquisa imunoterápica e de vacinas para o tratamento do câncer de mama, e uma vacina (Theratope®) encontra-se atualmente em estudos clínicos de fase III, com 900 pacientes. O desenvolvimento de vacinas autólogas para melanomas, como foi realizado no Instituto Ludwig da Bélgica, no início dos anos 70, poderia hoje ser retomado com muito mais recursos e menores custos, graças às modernas técnicas baseadas na replicação do DNA por PCR.

BIBLIOGRAFIA

GREEN, D.R. – The killer and the executioner: how apoptosis controls malignancy. *Curr. Opin. Immunol.*, 7:694-703, 1995.

LEE, N.K. – *Basic Science Reviews: Oncogenes*. Head & Neck, May/June, 1992.

NUSSENZWEIG, M. et al. – Lymphocyte activation and effector functions. How signals are integrated in the immune system. *Curr. Opin. Immunol.*, **9**:293-295, 1997.

PALUCKA, K. et al. – Dendritic cells: a link between innate and adaptive immunity. *J. Clin. Immunol.*, **19**(1), 1999.

ROBERT, J. et al. – Evolution of immune surveillance and tumor immunity: studies in Xenopus. *Immunol. Rev.*, **166**:231-243, 1998.

SHURIN, M.R. – Dendritic cells presenting tumor antigen. *Cancer Immunol Immunother*, **43**:158-164, 1996.

VAN DEN EYNDE, B. et al. – New tumor antigens recognized by T cells. *Curr. Opin. Immunol.*, 7:674-681, 1995.

WHITESIDE, T.L. et al. – The role of natural killer cells in immune surveillance of cancer. *Curr. Opin. Immunol.*, 7:704-710, 1995.

YOUNG, J.W. et al. – Dendritic cells as adjuvants for class I major histocompatibility complex-restricted antitumor immunity. Vol. 183, January 7-11, 1996.

Parte II

DIAGNÓSTICO

8 LESÕES PRÉ-NEOPLÁSICAS OU CANCERIZÁVEIS

MARCOS ROBERTO TAVARES

INTRODUÇÃO

O câncer da cavidade oral, apesar de ser facilmente visível e diagnosticado, ainda representa uma importante causa de mortalidade. Como foi visto, essas lesões se desenvolvem em várias fases, tendo como causas fatores genéticos, ambientais e comportamentais.

Deve ser dada ênfase à identificação de alterações das mucosas que, ocasionalmente, podem preceder o câncer da cavidade oral. Essas alterações podem ser uma condição pré-cancerosa na qual a lesão não se transforma diretamente em câncer mas propicia seu desenvolvimento, como a fibrose submucosa da cavidade oral, ou ainda tratar-se de lesões que podem transformar-se em câncer, chamadas de lesões pré-neoplásicas ou cancerizáveis.

A definição para essas lesões, pela Organização Mundial de Saúde, é de "um tecido morfologicamente alterado no qual é mais provável a ocorrência de câncer do que no tecido local normal". Na cavidade oral, as doenças mais freqüentemente associadas ao câncer são as leucoplasias, as eritroplasias e o líquen plano. Nos lábios, a queilite actínica pode ser considerada pré-cancerosa. Esses nomes provêm do aspecto clínico e podem ter vários substratos anátomo-patológicos. Outras lesões reativas como a epúlide, o pólipo fibroepitelial traumático, a hiperplasia gengival, a periodontite, a mucocele e mesmo as lesões brancas reativas a trauma dentário são consideradas de baixo risco ou mesmo não pré-malignas. É importante ressaltar que nem todas as lesões displásicas se transformam em câncer e que lesões não-displásicas podem tornar-se câncer.

IDENTIFICANDO UMA LESÃO CANCERIZÁVEL

Identificar clinicamente uma leucoplasia, eritroplasia ou líquen plano não é tarefa difícil. O mesmo não se pode dizer ao tentar definir o risco de transformação maligna.

Um estudo feito com 45 pacientes portadores de lesões bucais potencialmente malignas mostrou uma discrepância de 24,4% entre o diagnóstico clínico de lesão pré-maligna e o achado histopatológico de displasia ou carcinoma. A lesão potencialmente maligna mais comum foi a leucoplasia, seguida do líquen plano e da queilite actínica quando associada à leucoplasia, sendo que nas leucoplasias foram encontrados 17,6% de displasia.

Diversos estudos genéticos têm contribuído na caracterização de lesões potencialmente cancerizáveis, apesar de algumas vezes apresentarem resultados discrepantes entre si. Foram descritas aberrações numéricas como monossomia do cromossomo 9 e trissomia dos cromossomos 1, 7 e 17, alterações em microssatélites alelos, deleções na região 9p21 e alterações na expressão da proteína p53. Foi descrito que o uso combinado de parâmetros histológicos (presença de displasia moderada ou grave) com a expressão do p53 acima da camada basal do epitélio pode prever a evolução dessas lesões para carcinoma invasivo. Hiperexpressão do p53 foi detectada em 91% das displasias que evoluíram para carcinoma. Outro grupo encontrou associação entre o aumento da expressão do p53 da hiperplasia para a displasia, e desta para o carcinoma invasivo, porém, nessa mesma série, metade dos casos com displasia grave e expressão aumentada do p53 evoluiu para a cura, concluindo-se que esses parâmetros não são suficientes isoladamente para prever a evolução.

Outro ponto controverso é o papel do papilomavírus humano e do vírus de Epstein-Barr nos tumores invasivos e nas lesões pré-malignas. Foi detectado genoma do papilomavírus humano em 50% dos carcinomas e em 33% das lesões pré-malignas, sugerindo que essa infecção pode ter papel na origem do carcinoma de boca. Já outro estudo mostrou a presença do genoma do vírus de Epstein-Barr em 100% dos carcinomas da cavidade oral, em 77,8% das lesões pré-malignas e em 8,3% das mucosas bucais clinicamente normais. Esse dado foi atribuído ao fato de que a alta incidência dessa infecção ocorre na população com deficiência imunológica, portanto mais vulnerável à evolução da carcinogênese, e não à participação direta do vírus de Epstein-Barr na gênese do tumor. Os capítulos 4, 5 e 6 abordam detalhadamente estas e outras alterações genéticas, com perspectiva de aplicação na identificação do potencial de malignização de lesões cancerizáveis e de desenvolvimento de um segundo tumor primário.

Os métodos utilizados para o diagnóstico precoce incluem campanhas populacionais e programas permanentes de esclarecimento à população. O azul de toluidina como auxiliar na avaliação da mucosa bucal da população de risco mostrou 42% de falso-negativos para carcinoma *in situ* e 58% para displasia moderada e grave, sugerindo a restrição do método para casos selecionados.

Os critérios atuais consistem em identificar as lesões clínicas, realizar biópsia e definir o grau de displasia. Não estão disponíveis métodos capazes de separar lesões pelo seu potencial de transformação maligna.

LEUCOPLASIA

Leucoplasia é um termo clínico que significa "lesão predominantemente branca" na superfície da mucosa. Por essa definição, muitas doenças apresentam-se como leucoplasia. Exemplos são a moniliase oral, blastomicose, histoplasmose, líquen em todas as suas formas, lúpus, déficit de vitamina A, papiloma viral, cicatrizes, irritação mecânica e as lesões secundárias ao uso do tabaco. Cerca de 90% dessas lesões não têm nenhum tipo de conotação pré-maligna ou maligna. O diagnóstico clínico inicial ou provisório deve ser seguido de identificação e afastamento de fatores possivelmente relacionados à lesão e, com a persistência da lesão, deve-se realizar a biópsia para firmar o diagnóstico definitivo.

Para definir lesão pré-cancerosa, o termo leucoplasia deve ser restrito a lesões não caracterizadas clinicamente como outra doença, não associadas a fatores externos que não o uso de tabaco e principalmente associadas ao cigarro, charuto, cachimbo e gomas de mascar. Podem ter aparência homogênea e não-homogênea, com as variantes nodular e exofítica.

São lesões encontradas geralmente em homens com idade superior a 40 anos e fumantes. As regiões mais acometidas são a língua, a mucosa jugal, o palato duro, o assoalho da boca e a gengiva. Podem ocorrer na periferia de tumores invasivos, local muito utilizado na pesquisa das alterações que ocorrem da transição da mucosa normal para o câncer. Cerca de 30% das leucoplasias podem desenvolver um carcinoma, tendo sido descrita uma taxa de transformação maligna de 2,9% ao ano. Os fatores de risco significativos foram o sexo feminino, sendo maior o risco em mulher não-fumante, e em lesão heterogênea. Uma importante observação foi o fato de que a ressecção da leucoplasia não diminuiu o risco de desenvolvimento de câncer.

Etiologia – o tabagismo é a principal causa isolada de leucoplasia. Alterações clínicas são mais facilmente visíveis em usuários de cachimbo, por causa da elevada temperatura e do íntimo contato do ducto e da fumaça com a mucosa. O mesmo efeito é visto entre os fumantes reversos, que posicionam o cigarro com a brasa voltada para o interior da boca, hábito difundido na Índia.

Características histopatológicas – o exame histopatológico mostra hiperqueratose na maioria dos casos, e deve sempre ter especificada a presença e o grau de displasia. A falta de correlação entre a aparência clínica e o diagnóstico histopatológico torna obrigatória nova biópsia, que pode ser útil também na definição de outras causas da lesão branca. Podemos encontrar displasia leve, moderada ou grave, esta última sendo considerada como carcinoma intra-epitelial ou *in situ*.

Diagnóstico diferencial – o diagnóstico provisório de leucoplasia deve ser atribuído a toda lesão branca na mucosa. A identificação de fatores irritativos outros que não a exposição ao tabaco e seus derivados, o afastamento desses fatores seguido do desaparecimento da lesão indicam o diagnóstico etiológico e um baixo potencial maligno. Doenças infecciosas, deficiências de vitaminas, candidíase oral, lesões traumáticas da boca e líquen plano são os principais diagnósticos diferenciais. No manejo de uma lesão suspeita, inicialmente devem ser removidos fatores causais, como dentes em mau estado de conservação ou fora de posição, dentaduras mal-adaptadas e especialmente a exposição ao tabaco. Persistindo a lesão, deve ser completamente retirada e submetida a exame anátomo-patológico, podendo ou não ser precedida de biópsia de parte da lesão. O acompanhamento deve ser, no mínimo, semestral e durante período prolongado.

ERITROPLASIA

Eritroplasia é uma entidade clínica caracterizada por lesão vermelha persistente, com bordas bem definidas e que não pode ser diagnosticada como qualquer outra lesão. É mais rara que a leucoplasia e, quando não está associada a fatores infecciosos, inflamatórios ou traumáticos, tem alta probabilidade de ser um carcinoma *in situ*, chamado doença de Bowen, ou um carcinoma invasivo.

Etiologia – a exposição ao tabaco é o principal fator etiológico associado. Processos inflamatórios agudos são facilmente identificados, não constituindo uma eritroplasia propriamente. A eritroplasia bucal é considerada sempre como lesão cancerizável.

Características histopatológicas – o exame histopatológico geralmente mostra displasia grave (sinônimo de carcinoma *in situ*) ou mesmo carcinoma invasivo, que normalmente é acompanhado de ulceração, proliferação vascular e infiltrado inflamatório linfocitário.

Diagnóstico diferencial – não existe grande número de doenças que possam ser incluídas no diagnóstico diferencial. Apenas lesões traumáticas recentes, infecções ou processos inflamatórios agudos apresentam-se avermelhados. A abordagem implica em ressecção imediata e completa da lesão. O exame histopatológico cuidadoso deve ser realizado, o paciente deve ser afastado da exposição ao tabaco e colocado sob rigoroso seguimento, em busca de lesões presentes em outras partes das mucosas respiratória e digestiva superior.

LÍQUEN PLANO

Pápulas brancas em rede na mucosa jugal são lesões características do líquen plano, descrito por Erasmus Wilson, em 1869. Doença crônica, relativamente comum na pele e no couro cabeludo, acomete as mucosas bucal e genital em 1% da população em geral, ocorrendo de maneira isolada na mucosa bucal, em um terço dos casos. Na boca, surgem manchas opacas em rede ou ramificadas. O paciente típico tem idade superior a 30 anos, com pápulas poligonais pruriginosas de cores branca e vermelha a violácea, distribuídas com certa simetria nas superfícies flexoras dos antebraços, com duração de alguns meses, sendo as lesões da mucosa mais persistentes. As lesões costumam desaparecer em cerca de dois anos. Na cavidade oral, o aspecto clínico é muito variável, sendo comuns as manchas ou placas de coloração branco-acinzentada, indolores, com trama em forma de rede ou laço. Em geral são bilaterais, localizam-se nas bochechas, língua, vermelhão do lábio, palato e gengiva. As lesões iniciais são pápulas brancas isoladas ou coalescidas para formar placas.

Como essas lesões são mais comuns na pele, com acometimento mucoso secundário, os dermatologistas vêem mais freqüentemente o líquen bucal do que os especialistas em cavidade oral o vêem na pele.

Etiologia – o líquen plano tem provavelmente origem multifatorial, envolvendo fatores genéticos, ambientais, comportamentais, associação com outras doenças como as hepáticas, podendo ser induzido por drogas ou material dentário, sendo na maioria das vezes idiopático. Seu aspecto histopatológico sugere uma resposta imune celular do organismo, lesando o epitélio, razão pela qual existe uma tendência em incluí-lo entre as doenças auto-imunes.

Características histopatológicas – o exame histopatológico mostra infiltrado inflamatório de linfócitos T em faixa, na junção entre a derme e a epiderme. Há lesão da camada basal, hiperqueratose, acantose e aumento da camada granulosa. A lesão das camadas basais é caracterizada pela presença de células queratinizadas necróticas e corpos eosinofílicos, conhecidos como colóides ou corpos de Civatte. Essas alterações não são características nas áreas erosivas, motivo pelo qual a biópsia deve ser realizada com epitélio íntegro, sob pena de não se obter o diagnóstico. A presença de anticorpos anti-IgG, anti-IgM e anti-IgA pode ser demonstrada na junção do epitélio com a lâmina própria. Ocorre displasia em 11 a 25% dos casos de líquen plano.

Diagnóstico diferencial – o aspecto clínico característico deixa poucas dúvidas quanto ao diagnóstico. No entanto, lesões hipertróficas podem simular displasias. A realização de biópsia pode ajudar no diagnóstico com técnicas de imunofluorescência para IgM na lâmina própria. O manejo é basicamente sintomático, devendo-se evitar irritações crônicas por dentes em mau estado e dentaduras mal-adaptadas. Corticosteróides tópicos podem ser úteis. É certo que o seguimento periódico, no mínimo semestral, deve ser feito até o desaparecimento da doença, fato menos comum no líquen plano bucal. Tratamento sistêmico com corticosteróides pode ser necessário em caso de dor de difícil controle.

LÍQUEN PLANO BUCAL COMO LESÃO CANCERIZÁVEL

Apesar de o líquen plano bucal ser considerado uma lesão pré-maligna pela Organização Mundial de Saúde, existe controvérsia se ela ocorre apenas quando está associada à displasia (displasia liquenóide) ou se a doença é um solo propício à atuação de agentes carcinogênicos.

O processo inflamatório crônico e o alto índice de replicação celular aumentam a chance de erros genéticos causados por carcinógenos. Existe grande controvérsia sobre a transformação do líquen plano bucal em carcinoma da boca. A sugestão é acompanhar cada caso de líquen plano e biopsiar cada lesão suspeita ou erosiva.

Identificar os casos que vão evoluir para câncer é uma tarefa difícil, e as técnicas de biologia molecular em desenvolvimento devem, num futuro próximo, auxiliar nessa distinção.

BIBLIOGRAFIA

BORK, K.; HOEDE, N.; KORTING, G.W.; BURGDORF, W.H.C. & YOUNG, S.K. – *Diseases of the Oral Mucosa and the Lips*. Stuttgart, Alemanha, W.B. Saunders Company, 1996, pp. 58-65.

CRUZ, I.; VAN DEN BRULE, A.J.; STEENBERGEN, R.D.; SNIJDERS, P.J.; MEIJER, C.J.; WALBOOMERS, J.M. & SNOW, G.B.; van der WAAL, I. – Prevalence of Epstein-Barr virus in oral cell carcinomas, premalignant lesions and normal mucosa – a study using the polymerase chain reaction. *Oral Oncol.*, 33(3):182-188, 1997.

ELAMIN, F.; STEINGRIMSDOTTIR, H.; WANAKULASURIYA, S.; JOHNSON, N. & TAVASSOLI, M. – Prevalence of human papillomavirus infection in premalignant and malignant lesions of the oral cavity in U.K. subjects: a novel method of detection. *Oral Oncol.*, 34(3):191-197, 1998.

MARTIN, I.C.; KERAWALA, C.J. & REED, M. – The application of toluidine blue as a diagnostic adjunct in the detection of epithelial dysplasia. *Oral Surg. Oral Med. Oral Pathol. Oral Radiol. Endod.*, 85(4):444-446, 1998.

OGDEN, G.R.; CHISHOLM, D.M.; MORRIS, A.M. & STEVENSON, J.H. – Overexpression of p53 in normal oral mucosa of oral cancer patients does not necessarily predict further malignant disease. *J. Pathol.*, 182(2):180-184, 1997.

ONOFRE, M.A.; SPOSTO, M.R.; NAVARRO, C.M.; MOTTA, M.E.; TURATTI, E. & ALMEIDA, R.T. – Potentially malignant epithelial oral lesions: discrepancies between clinical and histological diagnosis. *Oral Dis.*, 3(3):148-152, 1997.

PARTRIDGE, M.; EMILION, G.; PATEROMICHELAKIS, S.; PHILLIPS, E. & LANGDON, J. – Field cancerisation of the oral cavity: comparision of the spectrum of molecular alterations in cases presenting with both dysplastic and malignant lesions. *Oral Oncol.*, 33(5):332-337, 1997.

SAMPAIO, S.A.P. – *Dermatologia Básica*. São Paulo, Artes Médicas, 1974, pp. 58-60.

SCULLY, C.; BEYLI, M.; FERREIRO, M.C.; FICARRA, G.; GILL, Y.; GIFFITHS, M.; HOLMSTRUP, P.; MUTLU, S.; PORTER, S. & WRAY, D. – Update on oral lichen planus: etiopathogenesis and management. *Crit. Ver. Oral Biol. Med.*, 9(1):86-122, 1998.

SHEPMAN, K.P.; VAN DER MEIJ, E.H.; SMEELE, L.E. & VAN DER WAAL, I. – Malignant transformation of oral leukoplakia: a follow-up study of a hospital-based population of 166 patients with oral leukoplakia from The Netherlands. *Oral Oncol.*, 34(4):270-275, 1998.

ZHANG, L.; MICHELSEN, C.; CHENG, X.; ZENG, T.; PRIDDY, R. & ROSI, M.P. – Molecular analysis of oral lichen planus. A premalignant disease? *Am. J. Pathol.*, 151(2):323-327, 1997.

9 ANATOMIA PATOLÓGICA NAS LESÕES PRÉ-NEOPLÁSICAS

Ney Soares de Araújo
Vera Cavalcanti de Araújo

A incidência do câncer de boca tem apresentado um aumento expressivo, em termos mundiais, tanto em homens como em mulheres. Essa observação é, sem dúvida, frustrante para os profissionais de saúde, tendo em vista que as neoplasias bucais malignas estão, na absoluta maioria das vezes, associadas ao fumo e ao álcool e, como tal, poderiam ser evitadas.

Acima de 95% dos pacientes com câncer de boca têm sua doença originada do epitélio que reveste a boca, decorrente da ação de carcinógenos e de alterações genéticas, como foi visto nos capítulos anteriores.

O que vamos apresentar neste capítulo são as alterações do epitélio de revestimento bucal antes de ele se tornar maligno, as quais podem ser observadas em bases histopatológicas.

Academicamente, dois conceitos devem ser apresentados, a saber, o de lesão pré-cancerosa e o de condição pré-cancerosa. O entendimento de lesão pré-cancerosa é o de um tecido morfologicamente alterado, no qual o câncer tem maior condição de se desenvolver do que em um tecido normal. A condição pré-cancerosa é caracterizada por um estado geral associado a um maior risco de câncer. A utilização dos termos pré-maligno e pré-canceroso traz algum desconforto, pois, na realidade, a possibilidade de que essas lesões se tornem malignas é imprevisível; por isso, alguns autores sugerem que se empregue a terminologia "potencialmente malignas" para essas lesões.

Há um grupo de lesões da cavidade oral que, com maior freqüência, são arroladas como potencialmente malignas. São elas, em especial, a leucoplasia e a eritroplasia, como foi visto no capítulo anterior.

O termo leucoplasia deve ser entendido apenas no sentido clínico e descritivo como lesão com coloração esbranquiçada. O ideal, a nosso ver, seria utilizar para essas lesões a denominação genérica de lesão branca e abandonar a terminologia de leucoplasia, tendo em vista a conotação implícita no termo. Dessa maneira, podemos conceituar lesão branca como aquela que pode ocorrer na mucosa bucal, expressando-se histologicamente por alterações do epitélio de superfície, com ou sem atipia, e que, eventualmente, pode evoluir para carcinoma espinocelular.

O termo eritroplasia é aplicado à lesão de coloração avermelhada, usualmente bem delimitada, que exibe uma superfície aveludada. Com freqüência, pontos ou áreas avermelhadas se mesclam em lesões leucoplásicas, o que justifica o termo clínico de leucoplasia erosiva. Ao considerarmos as variações de cor de uma lesão, do branco ao vermelho, o potencial de malignidade aumenta com o ganho da coloração vermelha no todo da lesão.

O importante é que sejam considerados três aspectos quando da presença de uma lesão branca ou branco-avermelhada na mucosa bucal de um paciente.

Em primeiro lugar, faz-se necessária a análise do aspecto clínico da lesão. Nesse contexto, as lesões brancas são ditas homogêneas e não-homogêneas. As homogêneas apresentam superfície uniforme, plana, lisa ou corrugada, lembrando a superfície de uma placa de gesso. As não-homogêneas apresentam-se esbranquiçadas, freqüentemente com pontilhado avermelhado, irregulares e com superfície nodular ou exofítica.

Em segundo lugar, deve ser considerada a localização da lesão: se situada em região de alta incidência de neoplasia maligna, evidentemente deverá merecer maior atenção; nesse caso, destacamos as lesões situadas no lábio inferior, na borda lateral da língua e no assoalho bucal. Estes são os locais em que é mais freqüente a ocorrência do carcinoma espinocelular de boca.

Em terceiro lugar, os aspectos histopatológicos da lesão devem ser cuidadosamente avaliados. Sem dúvida, o fator mais importante a ser levado em consideração relacionado à possibilidade de uma lesão se malignizar diz respeito à presença de atipias detectadas histologicamente.

Em termos de orientação genérica para o clínico, podemos sintetizar as observações acima dizendo que as lesões brancas não-homogêneas e com pontilhado avermelhado, situadas nos locais de alta incidência de câncer e com presença de atipias histológicas, têm maior probabilidade de sofrer transformação maligna. O importante é ter em mente que uma lesão branca homogênea, situada em área de baixa incidência de câncer e que ao exame histológico não apresente atipias tem também o potencial de transformação maligna.

ATIPIAS DO EPITÉLIO DE REVESTIMENTO EM LESÕES PRÉ-MALIGNAS

O termo atipia é utilizado para indicar a presença de alterações em termos individuais das células ou de seus arranjos, significando um desvio da normalidade independente da causa que o esteja determinando. As lesões malignas ocorrem de novo ou são o resultado de um processo gradual em que as alterações celulares e do arranjo tecidual vão se acumulando, configurando as alterações pré-malignas e evoluindo finalmente para a malignidade. Essas alterações são as que chamamos de atipia.

O termo displasia foi cunhado para designar anormalidades relacionadas ao primórdio embrionário. O termo é utilizado com sentido diverso de distrofia, que significa uma malformação adquirida na presença de um primórdio embrionário normal. Assim, acondroplasia é uma displasia, enquanto raquitismo é uma distrofia. O termo displasia foi utilizado por Papanicolaou com o sentido de pré-maligno, dando, pois, uma outra conotação à palavra. Não obstante o termo ser utilizado em especial por autores da língua inglesa, perante a ambigüidade do significado, sugerimos a manutenção do sentido original para a palavra "displasia" e a utilização do termo "atipia" para designar as alterações citológicas e estruturais relacionadas à eventual malignização.

As lesões brancas, em termos histopatológicos, são caracterizadas por variações de quantidade e qualidade dos componentes epiteliais. Assim, o tecido epitelial pode exibir hiperplasia ou atrofia e variações de quantidade e qualidade da queratina, correspondendo com mais freqüência a quadros de acantose, hiperqueratose, paraqueratose, isoladamente ou em conjunto.

Além dessas alterações básicas do tecido epitelial, cabe ao patologista anotar a eventual presença de alterações que a experiência relacionou à possibilidade de sofrerem transformação maligna. Essas alterações encontram-se listadas no quadro 9.1.

Quadro 9.1 – Alterações histológicas que configuram o diagnóstico de atipia.

Projeção epitelial em forma de drope ou gota
Polarização das células da camada basal
Hiperplasia da camada basal
Pleomorfismo celular e nuclear
Hipercromatismo nuclear
Alteração das mitoses
Perda da coesão
Queratinização anormal

Com finalidade didática faremos, a seguir, uma breve conceituação das atipias listadas.

Projeção epitelial em forma de drope ou gota – projeções epiteliais nas quais a porção terminal da projeção é mais ampla do que sua base.

Polarização das células da camada basal – disposição em paliçada e colunar assumida pelas células da camada basal.

Hiperplasia da camada basal – por falta de maturação, as células retêm o aspecto basalóide, dando no conjunto o aspecto de aumento do número de camadas da basal. Essa alteração pode-se estender e envolver diversas camadas do epitélio, até mesmo toda a sua espessura.

Pleomorfismo celular e nuclear – variação da forma e do tamanho das células e núcleos com alteração da relação núcleo-citoplasma.

Hipercromatismo nuclear – variação tintorial mais intensa dos núcleos.

Alteração das mitoses – compreende o aumento do número das divisões celulares e a ocorrência de divisões aberrantes.

Perda da coesão – perda da união entre as células por alteração de suas junções.

Queratinização anormal – deposição de queratina individualmente ou em grupos de células abaixo da superfície.

Após a observação de um espécime, o patologista deve anotar em seu relatório a presença ou não de atipias. Se atentarmos para a listagem feita das atipias, saberemos que o número delas presente em um espécime é variável, sendo muito rara a presença de todas elas na mesma lesão (Figs. 9.1 a 9.3).

Com base na análise e interpretação histopatológica de qualidade e quantidade das atipias presentes, o conjunto delas será graduado como discreto, moderado ou intenso. Sem dúvida, mesmo patologistas experimentados conferem pesos diferentes à atipia encontrada e podem discordar do próprio diagnóstico quando um caso é revisto. É importante enfatizar que os clínicos devem entender que o diagnóstico histopatológico de uma lesão branca, com ou sem atipia, é parte do processo que visa a determinar a natureza, a potencialidade de malignização e a adequar o tratamento da lesão que o paciente apresenta (Figs. 9.4 a 9.6).

Os critérios histopatológicos para o diagnóstico das atipias são bem conhecidos, de maneira geral, por todos os patologistas. As diferenças nas leituras das biópsias ou peças operatórias decorrem do fato de a interpretação ser subjetiva do examinador, em função de sua experiência na área. Apesar disso, o valor prático da aplicação da graduação histológica das atipias é incontestável, pois a experiência demonstra que as lesões com presença de atipias moderadas ou intensas mostram maior tendência à malignização.

CLASSIFICAÇÃO E ESTADIAMENTO DAS LEUCOPLASIAS BUCAIS

Um estudo em profundidade das leucoplasias está na dependência da uniformidade da análise das características clínicas e histológicas da lesão. Assim, um sistema de classificação e estadiamento das leucoplasias, no qual o tamanho da lesão, o aspecto clínico e as características histopatológicas fossem anotados de maneira ordenada e clara, em muito iria contribuir para o conhecimento da lesão e a criação de protocolos adequados para o tratamento.

ANATOMIA PATOLÓGICA NAS LESÕES PRÉ-NEOPLÁSICAS 67

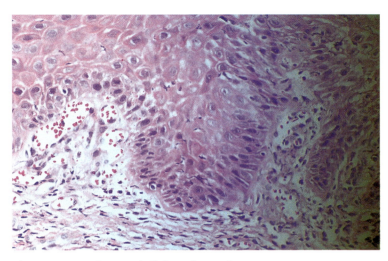

Figura 9.1 – Projeção epitelial em forma de gota.

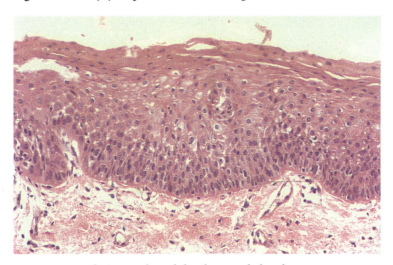

Figura 9.2 – Polarização das células da camada basal.

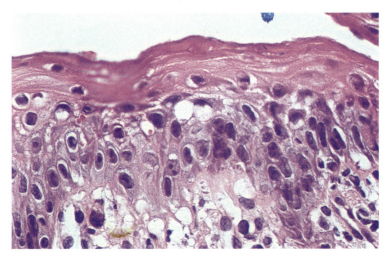

Figura 9.3 – Hiperplasia da camada basal e hipercromatismo nuclear.

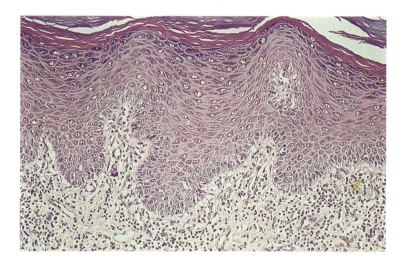

Figura 9.4 – Mucosa exibindo alterações interpretadas como atipia discreta.

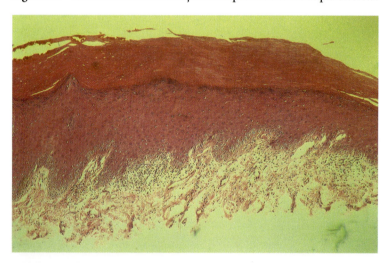

Figura 9.5 – Mucosa exibindo alterações interpretadas como atipia moderada.

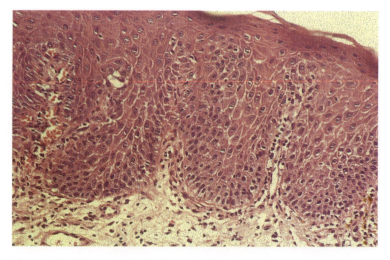

Figura 9.6 – Mucosa exibindo alterações interpretadas como atipia intensa.

Em um recente simpósio realizado na Suécia, um grupo de especialistas propôs uma classificação e um estadiamento das leucoplasias bucais, dos quais, pela possibilidade de atender ao melhor conhecimento da lesão e padronizar os achados clínicos e histológicos, fizemos a transcrição e a adaptação, apresentadas no quadro 9.2.

Quadro 9.2 – Classificação e estadiamento das leucoplasias bucais.

Leucoplasia – diagnóstico provisório. O diagnóstico provisório de leucoplasia é feito quando, ao exame clínico, não é possível o diagnóstico de nenhuma outra lesão.

Leucoplasia – diagnóstico definitivo. O diagnóstico definitivo de leucoplasia é feito quando há possibilidade de identificar o agente e, depois que este é afastado, a lesão desaparece, ou quando temos o resultado de um exame histopatológico.

I - Leucoplasia – diagnóstico provisório
T representa tamanho
1 = < 2cm
2 = > 2 a 4cm
3 = > 4cm

C representa o aspecto clínico
1 = homogêneo
2 = não-homogêneo
3 = não-especificado

II - Leucoplasia – diagnóstico definitivo
P representa os aspectos patológicos
1 = sem atipia
2 = atipia discreta
3 = atipia moderada
4 = atipia intensa
x = não-especificado

III - Estadiamento
Estágio 1: qualquer T C1 P1 P2
Estágio 2: qualquer T C2 P1 P2
Estágio 3: qualquer T C P3 P4

A utilização da classificação e do estadiamento das leucoplasias bucais pode auxiliar a estratificação de futuros estudos das lesões pré-malignas, resultando na obtenção de fatores que prognostiquem a transformação maligna das lesões. Assim sendo, os estudos poderão ser comparados entre si, permitindo a melhor interpretação de seus resultados.

Atualmente, os dados específicos que temos correlacionando os graus de atipia e o tempo de progressão da doença são imprecisos, tendo em vista que estudos prospectivos para a avaliação da transformação maligna são praticamente inviáveis. Não há condição ética que justifique não ressecar completamente uma lesão ressecável e simplesmente seguir por um longo período um paciente com lesão que exiba algum tipo de atipia.

A presença de atipia moderada ou intensa em uma lesão tem significado clínico muito importante, pois a possibilidade que ela apresenta de transformação maligna é sem dúvida maior. Entretanto, o profissional não pode esquecer que mesmo lesões com atipias discretas ou até mesmo sem atipias correm o risco de sofrer transformação maligna.

Há necessidade de reduzir a subjetividade da análise dos aspectos histológicos e, para tal, a busca de alterações moleculares que possam ser detectadas pode contribuir apontando caminhos seguros para a avaliação das possibilidades de transformação maligna de uma lesão.

Nesse contexto, Ki 67, PCNA, AgNOR, p53 têm sido empregados como marcadores biológicos para detectar possíveis alterações mais em termos de pesquisa do que de aplicação na rotina laboratorial da patologia cirúrgica.

BIBLIOGRAFIA

ABBEY, L.M.; KAUGARS, G.E. & GUNSOLLEY, J.C. – Intraexaminer and interexaminer reliability in the diagnosis of oral epithelial dysplasia. *Oral Surg., Oral Med., Oral Pathol., Oral Radiol. Endodont.*, 80:188-191, 1995.

AXELL, T.; PINDBORG, J.J.; SMITH, C.J.; VAN DER WAAL, I. and an International Collaborative Group on Oral White Lesions – Oral white lesions with special reference to precancerous and tobacarcinoma epidermoide-related legions: conclusions of an international symposium held in Uppsala, Sweden, May 18-21, 1994. *J. Oral Pathol. Med.*, 25:49-54, 1996.

EINSENBERG, E. & KRUTOMOGRAFIA COMPUTADORIZADAHKOFF, D.J. – Lichenoid lesions of oral mucosa. *Oral Surg., Oral Med., Oral Pathol.*, 73:699-704, 1992.

KARABULUT, A.; REIBEL, J. & THERKILDSEN, M.H. – Observer variability in the histologic assessment of oral premalignant lesions. *J. Oral Pathol. Med.*, 34:198-200, 1995.

PINDBORG, J.J.; REICHART, P.A.; SMITH, C.J.; VAN DER WAAL, I. In Collaboration with SOBIN, L.H. and Pathologists in 9 Countries – *Histological Typing of Cancer and Precancer of the Oral Mucosa.* 2nd ed., Berlin, Springer-Verlag, 1997.

SCULLY, C. & BURKHARDT, A. – Tissue markers of potentially malignant human oral epithelial lesions. *J. Oral Pathol. Med.*, 22:246-256, 1993.

SPEIGHT, P.M. & MORGAN, P.R. – The natural history and pathology of oral cancer and precancer. *Comm. Dental Health*, 10(Suppl) 31-41, 1993.

SUAREZ, P.; BATSAKIS, J.G. & El-NAGGAR, A.K. – Leukoplakia still a gallimaufry or is progress being made? – A review. *Adv. Anat. Pathol.*, 5:137-155, 1998.

VAN DER WAAL, I.; SCHEPMAN, K.P.; VAN DER MEIJ, E.H. & SMEELE, E. – Oral leukoplakia: a clinicopathological review. *Oral Oncol., Eur. J. Cancer*, 33B:291-301, 1997.

WARNAKULASURYA, K.A.S. & Mac DONALD, D.G. – Epithelial cell kinetics in oral leukoplakia. *J. Oral Pathol. Med.*, 24:165-169, 1995.

10 APRESENTAÇÃO CLÍNICA E ESTADIAMENTO

Lenine Garcia Brandão
Beatriz Godoi Cavalheiro
Adriana Sondermann

APRESENTAÇÃO CLÍNICA DO CÂNCER DE BOCA

Em estádios precoces, o câncer da cavidade oral é usualmente assintomático. A não ser que o paciente apresente algia ou sangramentos locais, o que em geral ocorre em fases mais avançadas, ele poderá só perceber a lesão quando ela atingir dimensões consideráveis, apesar de a cavidade oral ser local de fácil acesso ao exame físico. O crescimento da neoplasia também pode ser gradual e ter início como uma lesão pré-maligna (eritroplasia ou leucoplasia). Como foi visto nos capítulos iniciais, a mucosa bucal passa por alterações seqüenciais até conter um carcinoma espinocelular invasivo.

O carcinoma espinocelular na cavidade oral pode manifestar-se como lesão infiltrativa, ulcerada, exofítica, ou, mais comumente, adquirir mais de um padrão de apresentação clínica.

Nos lábios, a forma exofítica é a mais freqüente, observando-se inicialmente o crescimento de padrão superficial e comportamento biológico favorável em relação às outras apresentações. Com a progressão da doença, a lesão exofítica pode adquirir padrão infiltrativo ou ulcerativo de crescimento.

Na cavidade oral, a forma ulcerada do carcinoma espinocelular é relativamente comum. Usualmente, são lesões friáveis e sangrantes à manipulação, apresentando grande poder de infiltração, em geral com desenvolvimento de metástases ganglionares.

As lesões infiltrativas são mais observadas na língua e, inicialmente, podem apresentar-se como uma placa endurecida recoberta por mucosa aparentemente íntegra.

O carcinoma verrucoso, uma variante atípica do carcinoma espinocelular, é observado principalmente em indivíduos mais idosos e com má higiene bucal. Manifesta-se como um tumor vegetante, de coloração esbranquiçada, pouco invasivo. Não apresenta disseminação ganglionar ou metastática e tem comportamento biológico indolente.

A língua é o local da cavidade oral mais comumente acometido pelo carcinoma espinocelular (30%), principalmente nos terços médios das bordas laterais; seguem os lábios (25%), principalmente o inferior, devido à maior exposição solar; o assoalho da boca (15%); os rebordos alveolares (10%); a mucosa jugal (10%) e o palato (10%).

A presença de metástases regionais é observada em cerca de 30% dos pacientes no momento do diagnóstico da lesão bucal, e sua freqüência em geral é diretamente proporcional às dimensões do tumor primário. Aproximadamente 25% dos que não apresentam evidência clínica de metástases regionais ao diagnóstico do tumor primário poderão desenvolvê-las. Os níveis cervicais acometidos inicialmente pela disseminação linfática dependem do sítio primário da lesão. Os tumores de boca em geral enviam metástases preferencialmente para os níveis I e II cervicais, em primeira instância. Como será visto no capítulo 14, a presença de metástases ganglionares compromete o prognóstico, e o extravasamento tumoral extracapsular no linfonodo pode indicar algum grau de deficiência imunológica na contenção da disseminação neoplásica.

Em algumas situações, observa-se o que a literatura denomina "skip metastases": a disseminação linfática neoplásica "pula" os níveis cervicais altos previsíveis, e os linfonodos metastáticos são observados, de início, no nível IV.

Metástases a distância são observadas tardiamente e estima-se que ocorram em 15 a 20% dos pacientes. Pulmões, ossos e fígado são os sítios mais acometidos.

Na evolução do tumor primário, observa-se sangramento local; odor fétido associado a necrose tumoral e infecções secundárias; dor local freqüentemente irradiada para o ouvido; dificuldade em falar, mastigar e deglutir, com perda ponderal conseqüente. Pelo acometimento da musculatura pterigóidea, o paciente pode apresentar trismo, com agravamento dos sintomas e sinais descritos anteriormente. Ainda nas lesões avançadas, podem estar presentes: a fixação da língua, a perda de dentes e fístulas na pele da face ou do pescoço.

CÂNCER DA LÍNGUA BUCAL

A língua bucal é sítio de acometimento de cerca de três quartos dos cânceres de toda a língua. Nessa região, suas formas mais comuns de apresentação clínica são a exofítica e a infiltrativa.

A borda lateral é o subsítio mais freqüentemente acometido, especialmente na junção entre os terços médio e posterior (45%), observando-se que muitas vezes o tumor estende-se para o assoalho adjacente, com invasão de sua musculatura e conseqüente fixação do órgão. Lesões do terço posterior da língua bucal também podem progredir através do músculo estiloglosso para o processo estilóide, avançar através da base da língua ou do assoalho da boca e atingir a orofaringe. Tumores do ventre lingual acometem rapidamente o assoalho em direção ao osso hióide ou mesmo à mandíbula e podem levar à fixação da língua. Neoplasias da ponta ou do dorso da língua são relativamente raras.

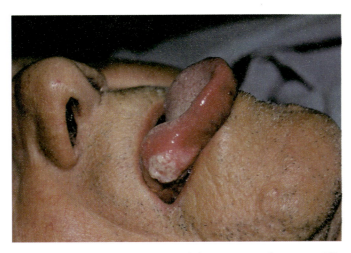

Figura 10.1 – Carcinoma espinocelular T2N0M0 de terço médio da borda lateral da língua bucal.

Nos estágios iniciais, a lesão pode ser assintomática e só apresentar dor quando ramos do nervo lingual forem diretamente acometidos. Dor referida no ouvido ipsilateral pode ocorrer devido à origem comum dos nervos lingual e auriculotemporal, responsáveis pela sensibilidade do conduto auditivo externo e da membrana timpânica. Lesões avançadas podem apresentar disartria ou disfagia.

As neoplasias de língua estão mais relacionadas ao desenvolvimento de metástases cervicais do que tumores de outros sítios da cavidade oral. As metástases podem ser bilaterais ou contralaterais se a neoplasia se aproximar da linha média do órgão, e ocorrem principalmente nas cadeias jugulocarotídeas altas (nível II). A incidência de metástases ganglionares é maior quando ocorrem extensões posteriores ou infiltração em profundidade do tumor.

CÂNCER DO LÁBIO

Na maioria dos casos, o câncer do lábio ocorre no vermelhão do lábio inferior, logo após a linha de contato com o lábio superior. Tumores do lábio superior contribuem somente com cerca de 2 a 8% das neoplasias labiais, e lesões das comissuras representam menos de 1%. Nessas localizações, a neoplasia está mais freqüentemente associada a ulcerações e desenvolvimento precoce de metástases.

Os tipos mais comuns de apresentação do carcinoma espinocelular nos lábios são o exofítico e o ulcerativo. O primeiro é mais comumente observado e está associado a um prognóstico mais favorável. Seu comportamento é muitas vezes indolente nos estágios iniciais da doença, e o único sintoma pode ser a presença de uma área de endurecimento ao redor de uma leucoplasia. A evolução da lesão pode levar ao comprometimento da mandíbula, cuja medular pode ser invadida através do nervo mentoniano. Quando este está acometido, pode-se observar hiperestesia em seu território de inervação.

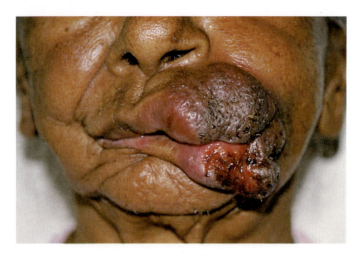

Figura 10.2 – Carcinoma espinocelular de lábios inferior e superior com envolvimento de comissura (T4N1M0).

Metástases cervicais estão presentes em menos de 10% dos pacientes com carcinoma espinocelular de lábio inferior, mas são mais freqüentes nos casos de carcinoma de lábio superior ou comissura labial. Geralmente, seu surgimento tem relação com as dimensões do tumor primário e as recorrências locais. Tumores da porção mediana do lábio inferior enviam metástases primeiramente para os linfonodos submentonianos, e aqueles dos terços laterais se associam com metástases iniciais para as regiões submandibulares. A disseminação metastática dos tumores do lábio superior ocorre primeiramente nos linfonodos pré-auriculares ou parotídeos, seguindo para a região submandibular e, então, para as cadeias linfáticas jugulocarotídeas altas. Metástases contralaterais ou bilaterais também podem ser observadas se o tumor primário se localizar próximo à linha média, uma vez que muitos vasos linfáticos cruzam a região mediana.

CÂNCER DO ASSOALHO DA BOCA

Quando nessa localização, o carcinoma espinocelular adquire, na maioria dos casos, a forma exofítica, podendo vir a apresentar áreas de ulceração. Ocupa em geral posição anterior, onde está próximo da mandíbula, e atinge com facilidade a região submentoniana. A palpação bimanual é fundamental para a avaliação do grau de comprometimento dessas estruturas. O acometimento do ventre lingual geralmente leva à fixação desse órgão.

Como na língua, tais tumores só irão produzir sintomatologia álgica ao se tornarem infiltrativos, envolvendo o periósteo mandibular ou os ramos do nervo lingual. Tumores próximos à linha média podem comprometer a drenagem das glândulas submandibulares por obstrução de seus ductos que, por sua vez, também podem representar via de disseminação neoplásica. A obstrução do ducto de

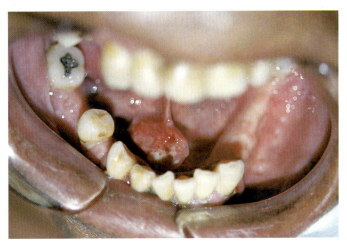

Figura 10.3 – Carcinoma espinocelular vegetoulcerativo do assoalho da boca (T1N0M0).

Wharton leva a aumento de volume e consistência da glândula submandibular e causa alterações salivares.

A freqüência de metástases cervicais no momento do diagnóstico do tumor primário chega a 50%, geralmente nos linfonodos submandibulares e subdigástricos. A disseminação linfática segue pelas cadeias jugulocarotídeas.

CÂNCER DO REBORDO ALVEOLAR

Das lesões na região alveolar, de 70 a 80% infiltram o rebordo mandibular, sendo a maioria tumores dos terços posteriores das arcadas.

Dor, sangramento, perda de dentes e dificuldade no ajuste de próteses dentárias são queixas comumente referidas pelos portadores de carcinomas no rebordo alveolar. Observam-se lesões exofíticas e friáveis, fixas às estruturas ósseas adjacentes, devido à grande aderência da gengiva ao periósteo que recobre. Nos casos de tumores ulcerados, nota-se maior tendência à disseminação periférica em detrimento da invasão em profundidade. As lesões podem crescer em direção à mucosa jugal, assoalho da boca, língua ou palato duro. A ausência de dentes facilita a progressão subcortical do tumor através dos alvéolos dentários e também se associa a um afilamento da cortical mandibular pela reabsorção do osso alveolar, de tal forma que a lesão neoplásica pode atingir com maior facilidade a medular da mandíbula.

Mais de 30% dos pacientes apresentam metástases cervicais ao diagnóstico da neoplasia primária. Lesões do rebordo alveolar superior apresentam menor freqüência de disseminação linfática. Lesões do rebordo inferior geralmente enviam metástases primeiramente para os linfonodos da cadeia submandibular, os quais, juntamente com os linfonodos da cadeia jugulocarotídea alta, também representam o primeiro sítio de disseminação linfonodal das neoplasias do rebordo superior.

CÂNCER DO TRÍGONO RETROMOLAR

Pelo envolvimento do nervo alveolar inferior, a queixa álgica é um sintoma precoce nesses pacientes. Seguem, nos tumores mais avançados, a odinofagia; a otalgia reflexa; o trismo, pelo envolvimento da musculatura pterigóidea; e a diminuição da acuidade auditiva, pela extensão neoplásica para a nasofaringe através da trompa de Eustáquio.

O trígono retromolar pode abrigar carcinomas que rapidamente atingem estruturas adjacentes como base da língua, pilar amigdaliano anterior, loja amigdaliana, palato mole, mucosa jugal e fossa pterigopalatina. As apresentações clínicas do carcinoma espinocelular nessa região incluem mais comumente as formas infiltrativa e ulcerativa, e o tumor já pode encontrar-se em estádio avançado quando diagnosticado. Pela aderência da mucosa ao periósteo mandibular, as neoplasias ali localizadas podem comprometê-lo, mesmo quando ainda superficiais. O comportamento biológico do carcinoma do trígono retromolar se assemelha mais ao dos tumores da orofaringe do que ao da cavidade oral propriamente dita.

Estima-se que 50 a 60% dos pacientes apresentam metástases regionais já na primeira consulta médica. Metástases são observadas inicialmente nos linfonodos jugulodigástricos.

CÂNCER DO PALATO DURO

No palato duro, a incidência do carcinoma espinocelular é semelhante à de neoplasias malignas das glândulas salivares menores, cujos tipos histológicos mais freqüentes são os carcinomas adenóide-cístico e mucoepidermóide. Estes, em geral, manifestam-se como tumores submucosos. O palato duro é também o sítio mais comum de melanomas mucosos em cabeça e pescoço.

O carcinoma espinocelular nessa região é normalmente uma lesão ulcerada, com tendência a infiltrar estruturas adjacentes como a cavidade nasal e os seios maxilares, mas, de início, de crescimento predominantemente lateral. Da mesma forma, um tumor diagnosticado no palato duro pode ter origem no assoalho da cavidade nasal ou nos seios maxilares. Dor e sangramento são sintomas tardios. A extensão tumoral para o palato mole pode provocar odinofagia ou rinolalia. Sua extensão posterior também pode levá-lo à fossa pterigopalatina.

No diagnóstico inicial, cerca de 10 a 20% dos pacientes apresentam evidências clínicas de metástases cervicais, número baixo em relação aos carcinomas nos demais sítios da cavidade oral. Os linfonodos primeiramente envolvidos fazem parte dos grupos pré e retrovasculares do nível I, da cadeia jugulocarotídea alta e das cadeias retrofaríngeas. Metástases a distância não são freqüentes nos casos de carcinoma espinocelular dessa topografia, porém ocorrem em até 12% dos casos de cânceres de glândulas salivares menores, dependendo da histologia.

CÂNCER DA MUCOSA JUGAL

Na mucosa jugal, o carcinoma espinocelular ocupa mais comumente sua porção posterior e com freqüência desenvolve-se a partir de uma área de leucoplasia. As apresentações clínicas encontradas incluem os subtipos exofítico, ulceroinfiltrativo e verrucoso, sendo o primeiro o mais comum. Queixas álgicas são relatadas após evidências de ulceração. Sangramento, trismo, edema endurecido em bochecha, tumor submandibular e odor fétido podem surgir em fases avançadas da doença.

Apesar de a progressão neoplásica costumar ser insidiosa, na maioria dos pacientes já se observa extensão tumoral além da mucosa jugal ao seu diagnóstico e, em cerca de 50% dos casos, nota-se a presença de metástases regionais. Tumores localizados anteriormente na mucosa jugal enviam metástases inicialmente para os linfonodos submandibulares, enquanto aqueles em posição mais posterior disseminam-se preferencialmente para linfonodos da cadeia jugulocarotídea.

ESTADIAMENTO DO CÂNCER DE BOCA

Em 1982, a cooperação entre a UICC (União Internacional Contra o Câncer) e a AJCC (American Joint Committee on Cancer) criou o sistema TNM que padronizou o estadiamento do câncer. O estadiamento clínico dos carcinomas da cavidade oral segue critérios definidos que se utilizam de critérios anatômicos obtidos por meio de exame físico minucioso, exames de imagem ou outros métodos diagnósticos. Ao se seguir o sistema TNM, são considerados o maior diâmetro da lesão, o comprometimento de estruturas adjacentes, as evidências de metástases cervicais e a distância. As classificações clínicas do envolvimento linfonodal cervical e de metástases a distância (N e M, respectivamente) são as mesmas para os carcinomas do território de cabeça e pescoço. Da composição dos dados citados acima, os pacientes são agrupados em estádios que vão de "0" a "IV", como demonstrado no quadro 10.1.

No território de cabeça e pescoço, o estadiamento auxilia na determinação da terapêutica a ser empregada e na definição do prognóstico quanto às chances de disseminação neoplásica, sobrevida livre de doença e sobrevida global.

Sabe-se que a dimensão do tumor primário (T) correlaciona-se com a presença de metástases regionais. Aproximadamente 90% dos tumores de cavidade oral classificados como T1 não apresentam metástases linfonodais, enquanto estas estão presentes como N2-3 em mais de 50% dos tumores T4. O desenvolvimento de metástases a distância também pode estar correlacionado com as dimensões tumorais.

O sistema TNM não considera o grau de diferenciação celular tumoral, o qual não parece estar fortemente relacionado ao prognóstico dos carcinomas espinocelu-

Quadro 10.1

Classificação TNM	Descrição
Tumor primário (T)	
Tx	Tumor primário não pode ser avaliado
T0	Não há evidência de tumor primário
Tis	Carcinoma *in situ*
T1	Tumor de até 2cm em seu maior diâmetro
T2	Tumor maior que 2cm mas menor que 4cm em seu maior diâmetro
T3	Tumor maior que 4cm em seu maior diâmetro
T4	Tumor maior que 4cm com invasão de estruturas adjacentes (base da língua, musculatura profunda, cortical óssea, pele cervical, seio maxilar etc.)
Envolvimento nodal (N)	
Nx	Linfonodos regionais não podem ser avaliados
N0	Ausência de metástases regionais
N1	Metástase em linfonodo ipsilateral único, menor ou igual a 3cm em seu maior diâmetro
N2a	Metástase em linfonodo ipsilateral único, maior que 3cm mas menor que 6cm em seu maior diâmetro
N2b	Metástase em linfonodos ipsilaterais múltiplos, nenhum maior que 6cm em seu maior diâmetro
N2c	Metástase em linfonodos bilaterais ou contralaterais, nenhum maior que 6cm em seu maior diâmetro
N3	Metástase em linfonodo maior que 6cm em seu maior diâmetro
Metástases a distância (M)	
Mx	Metástases a distância não podem ser avaliadas
M0	Ausência de metástases a distância
M1	Presença de metástases a distância
Estágios	
0	Tis N0 M0
I	T1 N0 M0
II	T2 N0 M0
III	T3 N0 M0
	T1 N1 M0
	T2 N1 M0
	T3 N1 M0
IV A	T4 N0 M0
	T4 N1 M0
	qualquer T N2 M0
IV B	qualquer T N3 M0
IV C	qualquer T qualquer N M1

AJCC, 1997.

lares de cabeça e pescoço de modo geral. A espessura tumoral, porém, relaciona-se com o prognóstico dos carcinomas da cavidade oral e não é levada em conta pelo sistema TNM. Como será visto no capítulo 14, pacientes portadores de lesões superficiais apresentam sobrevida significativamente maior que aqueles cujas lesões são infiltrantes em profundidade. A espessura tumoral está mais fortemente associada ao desenvolvimento de metástases regionais do que ao estadiamento propriamente dito. Invasões vasculares, sangüíneas, linfáticas e perineurais também se correlacionam com o prognóstico e não são consideradas no estadiamento TNM.

Fatores "não-anatômicos", como parâmetros de biologia molecular, condição imunológica e nutricional do paciente, gravidade dos sintomas e estados mórbidos associados, igualmente não participam do estadiamento TNM, com inevitável impacto negativo na estratificação dos ensaios clínicos e na acurácia prognóstica do estadiamento.

BIBLIOGRAFIA

BYERS, R.M. & GOEPFERT, H. – Carcinoma of the anterior oral tongue. In: Gates, G.A. (ed.). *Current Therapy in Otolaryngology – Head and Neck Surgery*. Vol. 4. BC Decker Inc., 1990, pp. 194-197.

CARVALHO, M.B. & FAVA, A.S. – Tumores malignos da cavidade oral. In: Brandão, L.G. & Ferraz, A.R. (eds.). *Cirurgia de Cabeça e Pescoço*. Vol. 1. São Paulo, Roca, 1989, pp. 299-306.

GULLANE, P.J. & O'DWYER, T.P. – Cancer of the hard palate. In: Gates, G.A. (ed.). *Current Therapy in Otolaryngology – Head and Neck Surgery*. Vol. 4, BC Decker Inc., 1990, pp. 199-202.

LEVINE, P.A. & SEIDMAN, D. – Neoplasms of the oral cavity. In: Bailey, B.J.; Johnson, J.T.; Kohut, R.I.; Pillsbury III, H.C. & Tardy Jr., M.E. (eds.). *Head and Neck Surgery – Otolaryngology*. Vol. 2, JB Lippincott Company, 1993, pp. 1160-1175.

ROODENBURG, J.L.N.; VERMEY, A. & NAUTA, J.M. – Tumors of the oral cavity. In: Jones, A.S.; Phillips, D.E. & Hilgers, F.J.M. (eds.). *Diseases of the Head and Neck*. Nose and Throat, Arnold, 1998, pp. 250-261.

SHARMA, P.K.; SCHULLER, D.E. & SHAN, R.B. – Malignant neoplasms of the oral cavity. In: Cummings, C.W.; Fredrickson, J.M.; Krause, C.J.; Harker, L.A.; Schuller, D.A. & Richardson, M.A. (eds.). *Head and Neck Surgery*. Vol. 2, Mosby Year Book, 1998, pp. 1418-1461.

SHEMEN, L.J. – Malignant diseases of the oral cavity and salivary glands. In: Lee, K.J. (ed.). *Otolaryngology and Head and Neck Surgery*. Elsevier, 1989, pp. 385-403.

SNYDERMAN, N.L. – Carcinoma of the floor of the mouth. In: Gates, G.A. (ed.). *Current Therapy in Otolaryngology – Head and Neck Surgery*. Vol. 4, BC Decker Inc., 1990, pp. 197-199.

SPIRO, R.H.; HUVOS, A.G.; WONG, G.Y.; SPIRO, J.D.; GNECOO, C.A. & STRONG, E.W. – Predictive value of tumor thickness in squamous carcinoma confined to the tongue and floor of the mouth. *Am. J. Surg.*, 152, 1986.

UICC. Atlas TNM. Fundação Oncocentro de São Paulo, primeira edição brasileira, tradução da terceira edição, segunda revisão de 1992; 1997, pp. 11-19.

11 DIAGNÓSTICO DIFERENCIAL

Esther Goldenberg Birman
Norberto Nobuo Sugaya

As características clínicas do câncer na cavidade oral são bastante variadas, tendo um amplo espectro de apresentação. Algumas lesões podem ser clinicamente muito sugestivas, facilitando seu diagnóstico, enquanto outras apresentam-se com um aspecto completamente inespecífico, dificultando assim a hipótese diagnóstica, principalmente na ausência de agentes etiológicos mais comuns. Torna-se necessário que se tenha em mente não só as considerações clínicas para propor uma hipótese diagnóstica, mas também deve-se utilizar os meios diagnósticos adequados para confirmá-la. Antes de serem discutidos os diagnósticos diferenciais, é necessário relembrar as principais características do câncer de boca, descritas no capítulo anterior.

O câncer de boca é representado em mais de 95% dos casos pelo carcinoma espinocelular, caracterizando-se em geral por uma ulceração isolada de base endurecida pela infiltração da neoplasia, observando-se muitas vezes um crescimento endofítico.

A forma de úlcera crônica é a mais típica do carcinoma. Do ponto de vista diagnóstico, essa informação isolada tem valor limitado, pois a úlcera é provavelmente a lesão mais comum da boca e, por isso, vários diagnósticos diferenciais podem ser sugeridos, embora a história e o desenvolvimento da lesão colaborem na condução de um diagnóstico, fornecendo dados como o tempo de duração, o retardo na reparação e os demais sinais e sintomas da lesão.

Aspectos exofíticos também podem ser observados, representados por massas que tendem a crescer para a superfície, associadas muitas vezes à presença de intensa queratinização nos casos mais diferenciados, freqüentemente apresentando áreas centrais necrosadas.

Apesar de muitas vezes apresentar um volume importante, o câncer de boca com essas características exofíticas possui melhor prognóstico, geralmente associado a uma menor infiltração local e à disseminação ganglionar.

Outras lesões podem ocorrer sob a forma de placas brancas ou áreas eritematosas, confundidas facilmente com as chamadas leucoplasias, eritroplasias, candidíases ou com o líquen plano erosivo (Figs. 11.1 e 11.2).

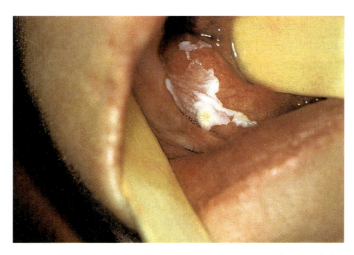

Figura 11.1 – Leucoplasia de aspecto verrucoso, com foco nodular, envolvendo o assoalho bucal.

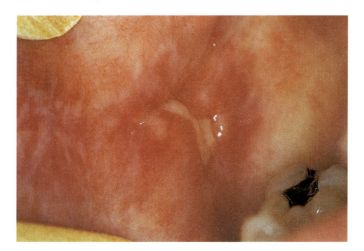

Figura 11.2 – Líquen plano em mucosa jugal apresentando áreas eritematosas entremeadas por estrias esbranquiçadas e ulceração irregular.

Para a formulação da hipótese diagnóstica, deve-se associar ao aspecto clínico da lesão uma anamnese cuidadosa, observando-se todos os sinais e sintomas, hábitos presentes e passados, além da utilização de recursos diagnósticos como citologia esfoliativa, coloração pelo azul de toluidina, biópsia e exames radiológicos. Muitas vezes apenas a análise do conjunto de dados clínicos, laboratoriais e radiológicos permite um diagnóstico definitivo.

Como foi visto no capítulo anterior, a localização preferencial do carcinoma espinocelular é o lábio, a borda lateral e o ventre da língua, seguidos do assoalho bucal, rebordo alveolar e gengiva, sendo a região menos freqüente a do palato duro. Estudos epidemiológicos apresentam variações regionais em diferentes partes do mundo.

O aspecto clínico varia em função da fase em que a lesão é analisada. O carcinoma espinocelular, na fase inicial de seu desenvolvimento, pode não possuir características típicas de neoplasia, enquanto, em uma fase mais avançada, a necrose, por exemplo, pode dificultar seu diagnóstico. Esses quadros clínicos variados podem confundir o profissional num primeiro momento.

Entre as lesões não-neoplásicas mais comuns da mucosa oral, lesões traumáticas (mecânicas, físicas e/ou químicas) e infecciosas podem levar a um quadro clínico que mimetiza um carcinoma. Evidentemente, a história e o tempo de duração colaboram no diagnóstico, procurando-se sempre fatores causais para a lesão observada. A identificação de uma fonte de irritação traumática, por exemplo, pode sugerir no diagnóstico diferencial um granuloma eosinófilo traumático que, na sua fase precoce, pode assemelhar-se muito ao carcinoma espinocelular (Figs. 11.3 e 11.4).

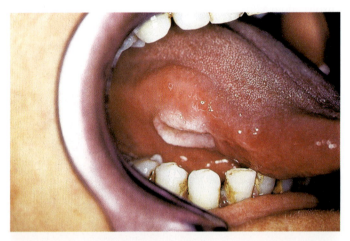

Figura 11.3 – Úlcera de etiologia traumática apresentando bordas elevadas e esbranquiçadas na língua.

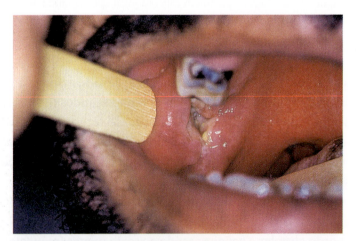

Figura 11.4 – Úlcera profunda, crateriforme, na região de trígono retromolar de paciente fumante e etilista crônico, diagnosticada posteriormente como granuloma eosinófilo traumático.

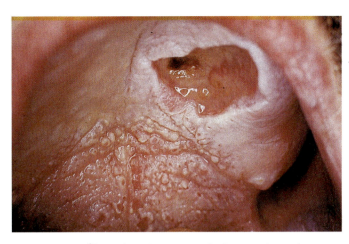

Figura 11.5 – Úlcera factícia extensa, de formato irregular, apresentando bordas esbranquiçadas, pouca infiltração e associada à estomatite nicotínica difusa pelo palato.

Em certas lesões auto-induzidas, chamadas de factícias, nem sempre é possível evidenciar uma causa, e, em face de sua duração, os aspectos ulcerativos crônicos freqüentemente levam a um diagnóstico inicial de carcinoma (Fig. 11.5).

No lábio, destacam-se o ceratoacantoma e a queilite actínica, ambas lesões podem clinicamente ser interpretadas como um carcinoma espinocelular. O ceratoacantoma, solitário ou múltiplo, apresenta-se inicialmente como mácula, evoluindo para pápula com tampão central de queratina. A queilite actínica, por sua vez, apresenta sinais iniciais de atrofia no vermelhão do lábio inferior, entremeada de áreas eritematosas ou hiperqueratóticas, em geral evoluindo vagarosamente para áreas leucoplásicas, associada a erosões e ulcerações.

Na região palatina, principalmente palato duro, uma alteração glandular benigna, possivelmente relacionada a traumatismos locais ou manobras cirúrgicas, pode levar a um quadro denominado sialometaplasia necrosante, resultante de provável isquemia local afetando os elementos acinares e preservando os lóbulos glandulares, que em muitos casos se define como uma úlcera profunda de lenta cicatrização, com aspectos clínicos semelhantes a um carcinoma espinocelular.

Vários tipos de reações inflamatórias, como os granulomas, podem mais raramente mimetizar lesões neoplásicas. A lesão granulomatosa necrosante, chamada de granulomatose de Wegener, pode apresentar manifestações gerais com padrão variável em vários órgãos e sistemas, freqüentemente provocando ulceração na mucosa bucal, especialmente no palato. O granuloma (letal) de linha média (doença destrutiva idiopática da linha média), por sua vez, é mais agressivo e raro, apresentando úlcera necrosante que pode destruir a parte média da face, ocasionando fístulas e sangramento.

As ulcerações também muitas vezes se associam a processos infecciosos bacterianos, fúngicos ou virais. Dentre as infecções bacterianas, destacam-se a tuberculose e a sífilis. As manifestações bucais de tuberculose são raras, mas podem ocorrer como úlceras crônicas de forma nodular ou granulomatosa, observadas nas infecções secundárias da tuberculose, envolvendo principalmente a língua, o palato e os lábios. A tuberculose primária em geral apresenta envolvimento dos gânglios cervicais e lesões bucais, preferencialmente na gengiva e no fundo de sulco. O advento da AIDS provocou recrudescimento da incidência de tuberculose.

A sífilis, em sua fase primária (chamada de cancro), apresenta úlceras, geralmente na língua, de características atróficas. Em sua fase terciária, pode apresentar formas ulcerativas no palato, levando a perfurações e fístulas oronasais. Hoje, acredita-se que a associação entre a sífilis e o câncer de língua, descrita no passado, devia-se à ação de fatores etiológicos aceitos hoje, ou eventualmente às drogas anteriormente utilizadas para seu tratamento, sem nenhuma correlação confirmada da sífilis em si com a carcinogênese.

Entre as doenças relacionadas a vírus, o sarcoma de Kaposi pode mimetizar um carcinoma, pois muitas vezes não apresenta suas características de pigmentação, evoluindo como placas, massas ou nódulos associados a ulcerações. Tem crescido também sua freqüência em pacientes HIV positivos ou com AIDS.

Devem ser lembradas ainda, pelas características ulcerativas, as micoses profundas, tais como a paracoccidioidomicose, a histoplasmose, bem como, mais raramente, a criptococose e a coccidioidomicose.

A paracoccidioidomicose apresenta características da estomatite moriforme e de exulceração, que podem assemelhar-se a lesões iniciais do carcinoma espinocelular. A histoplasmose ocorre preferencialmente em pacientes imunocomprometidos, apresentando úlcera endurecida com bordas elevadas, única ou múltipla, podendo envolver qualquer área da mucosa, sendo uma lesão mais comum do que a criptococose, bem mais rara na boca (Fig. 11.6).

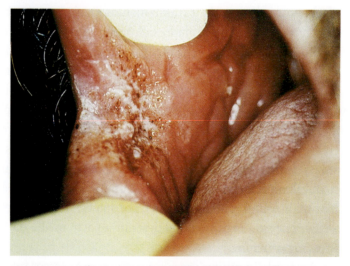

Figura 11.6 – Úlcera granulomatosa, de aspecto moriforme, localizada em comissura labial de um portador de paracoccidioidomicose.

Entre os protozoários, destaca-se a leishmaniose, principalmente em algumas regiões de nosso país, podendo desenvolver grandes úlceras com bordas em rolete e fundo granuloso em sua manifestação primária na pele. As lesões secundárias granulomatosas envolvem principalmente o palato, associando áreas necrosantes difusas, vegetantes e fissuradas. Úvula e gengiva são as regiões mais atingidas, sendo rara sua ocorrência na língua e na mucosa jugal (Fig. 11.7).

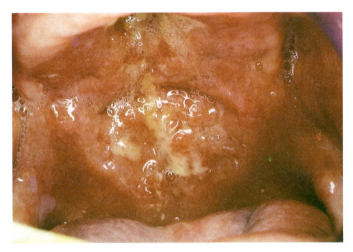

Figura 11.7 – Lesão granulomatosa difusa envolvendo o palato, apresentando focos de ulceração e com diagnóstico final de leishmaniose cutâneo-mucosa.

As chamadas aftas são ulcerações dolorosas, de etiologia ainda não esclarecida, podendo necessitar de períodos longos para sua cicatrização, especialmente as do tipo *major*. Em face dos tratamentos ineficazes e do uso inadequado de drogas cáusticas, muitas vezes essas úlceras se alastram, aumentando seu diâmetro e duração, com alterações significativas na sua evolução.

O diagnóstico diferencial pode ser difícil, mesmo após a biópsia de uma lesão. Apesar de o carcinoma espinocelular ter características geralmente bem definidas, certas doenças podem ser confundidas com um carcinoma. Por exemplo, o tumor de células granulosas, conhecido como mioblastoma de células granulosas, pode apresentar hiperplasia pseudo-epiteliomatosa histopatologicamente semelhante a um carcinoma. Também lesões crônicas comuns na boca, principalmente no palato, associadas ao uso de próteses, apresentam por vezes hiperplasia pseudo-epiteliomatosa, que pode ser interpretada à primeira vista como um carcinoma invasivo.

É necessário considerar aqui os diagnósticos diferenciais relacionados às variantes de lesões epiteliais, como o queratoacantoma, e mesmo as de carcinomas, como os verrucosos, de células fusiformes e mais raramente o carcinoma adenoescamoso. Até mesmo sarcomas com aspectos epitelióides podem sugerir origem epitelial. Melanomas amelanóticos também podem ser confundidos num primeiro momento. Nesses casos, colorações específicas, provas imuno-histoquímicas e utilização de marcadores geralmente levam ao diagnóstico final e, em conseqüência, ao tratamento. A tarefa do diagnóstico diferencial torna-se uma etapa de extrema importância diante da diversidade das alternativas diagnósticas e terapêuticas. Na absoluta maioria das vezes, para o diagnóstico, não há necessidade de métodos sofisticados, uma vez que o acesso à cavidade bucal é simples, tanto para o exame clínico quanto para a execução de biópsias.

Mesmo em face de um quadro clínico atípico, o profissional pode reunir um conjunto de informações que o leve ao diagnóstico, caso utilize adequadamente as informações da anamnese, da biópsia e dos testes auxiliares.

BIBLIOGRAFIA

COOKE, B.E. & TAPPER-JONES, L. – Recognition of oral cancer. Causes of delay. *Br. Dent. J.*, **142** (3): 96-98, 1977.

HENG, C. & ROSSI, E.P. – A report on 222 cases of oral squamous cell carcinoma. *Mil. Med.*, **160** (7): 19-23, 1995.

NEVILLE, B.W.; DAMM, D.D.; ALLEN, C.M. & BOUQUOT, J.E. – *Oral and Maxillofacial Pathology*. Philadelphia, W.B. Saunders, 1995.

SAWYER, D.R. & WOOD, N.K. – Oral cancer. Etiology, recognition, and management. *Dent. Clin. North Am.*, **36**(4):919-944, 1992.

SHAFER, W.G. – Initial mismanagement and delay in diagnosis of oral cancer. *J. Am. Dent. Assoc.*, **90**(6):1262-1264, 1975.

SHUGARS, D.C. & PATTON, L.L. – Detecting, diagnosing, and preventing oral cancer. *Nurse Pract.*, **22**(6):101-115, 1997.

SLEEMAN, D.J.; THOMAS, S.; TELFER, M. & IRVINE, G.H. – Intra-oral carcinoma simulating benign oral disease. *Br. Dent. J.*, **173**(9):312-313, 1992.

THOMAS, J.E. & FAECHER, R.S. – A physician's guide to early detection of oral cancer. *Geriatrics*, **47**(1):58-63, 1992.

WOOD, N.K. & GOAZ, P.W. – *Differential Diagnosis of Oral and Maxillofacial Lesions*. C.V. Mosby, 1997.

12 NEOPLASIAS NÃO-ESPINOCELULARES DA CAVIDADE ORAL

Gilberto de Britto e Silva Filho

INTRODUÇÃO

As neoplasias malignas não-espinocelulares correspondem a menos de 5% de todos os cânceres da cavidade oral e são constituídas por diferentes tipos histológicos. As mais freqüentes originam-se das glândulas salivares menores, seguidas dos linfomas, melanomas, neoplasias malignas odontogênicas e sarcomas. Os cânceres metastáticos para a cavidade oral são raros, ocorrem mais freqüentemente na mandíbula e originam-se, em geral, de tumores primários localizados abaixo da clavícula (mama, rim e pulmão).

TUMORES DAS GLÂNDULAS SALIVARES MENORES

Os tumores das glândulas salivares menores são menos freqüentes do que os das glândulas maiores, constituindo cerca de 15 a 20% de todos os tumores salivares, porém a incidência relativa dos tumores malignos é consideravelmente maior, cerca de 50 a 60% correspondem aos valores medianos das casuísticas publicadas. O local preferencial dessas neoplasias são as glândulas palatinas, que respondem por 55% de todos os tumores, seguidas das glândulas do lábio superior (15%) e os 30% restantes são igualmente distribuídos nas demais regiões da cavidade oral.

Sua etiologia é desconhecida, sabe-se, entretanto, que a irradiação de cabeça e pescoço pode resultar na incidência cinco vezes maior desses tumores, como ficou provado em Hiroshima e Nagasaki.

O aspecto clínico mais comum desses tumores é de uma massa com crescimento lento, indolor, recoberta por mucosa. Geralmente, ela se localiza na porção posterior do palato duro, próximo ao forame palatino, sendo raros os tumores de linha média. Dor ou hiperestesia podem ocorrer quando há invasão perineural ou óssea. Usualmente são lesões móveis, com exceção dos tumores situados no palato duro. Podem ser neoplasias enganosas, apresentando-se clinicamente pequenas; entretanto, na tomografia computadorizada, podem demonstrar extensas invasões dos seios paranasais ou fossa pterigopalatina. Apenas 14% dessas lesões representam evidência inicial de metástase cervical.

Os tipos histológicos mais comuns são (por ordem decrescente de freqüência): carcinoma adenocístico, adenocarcinoma e carcinoma mucoepidermóide.

O carcinoma adenocístico, também chamado de cilindroma, é o mais comum, correspondendo a cerca de 40% de todos os cânceres das glândulas salivares menores. Exibe um crescimento lento e tropismo pelos nervos, podendo recorrer localmente, algumas vezes, após vários anos do tratamento inicial. Como segue a via dos nervos cranianos adjacentes à neoplasia, essa recorrência às vezes é inabordável. As metástases a distância são comuns, ocorrendo em mais de 50% dos pacientes com estádio avançado da doença, e surgem no pulmão, cérebro e osso.

O adenocarcinoma corresponde a cerca de 30% dos casos. Apresenta-se como massa dura, localmente agressiva, ocorrendo geralmente em pacientes acima de 60 anos de idade.

O carcinoma mucoepidermóide é o terceiro tipo mais comum, contribuindo com 20% do total desses tumores. Atinge mais as mulheres na quinta década de vida. A maioria é considerada histologicamente de baixo grau, com excelente prognóstico e baixa probabilidade de recorrência, assim como a metástase cervical. Os de alto grau são mais agressivos localmente e freqüentemente apresentam recidiva local e metástases cervicais.

O tratamento aceito pela maioria dos autores é: exérese cirúrgica ampla da lesão tumoral, esvaziamento cervical na presença clínica de linfonodos ou quando diagnosticados pela biópsia de congelação durante a cirurgia. A radioterapia no pós-operatório tem sido usada nas neoplasias agressivas: em grandes massas tumorais (T3, T4), seguindo os esvaziamentos cervicais, adenocarcinoma e carcinoma mucoepidermóide de alto grau de malignidade, margens comprometidas e após ressecções cirúrgicas dos tumores recorrentes. A radioterapia como tratamento principal é usada em tumores primários e recorrências inoperáveis, de localização inacessível a cirurgia ou quando o paciente recusa a cirurgia.

Estabelecer fatores prognósticos para os tipos específicos de tumores apresenta uma série de dificuldades, como lesões de difícil diagnóstico histológico, variada nomenclatura na denominação das lesões e baixa incidência dessas neoplasias.

Os autores citam como fatores que influenciam negativamente a sobrevida as seguintes condições: 1. pacientes com idade superior a 50 anos; 2. tratamento prévio inadequado; 3. tipo histológico e tamanho do tumor; 4. envolvimento do tecido ósseo e das estruturas contíguas; 5. presença de metástases cervicais e a distância.

LINFOMA NÃO-HODGKIN

Na região da cabeça e pescoço, o envolvimento extralinfonodal pela doença de Hodgkin é muito raro e não será aqui discutido.

Na cavidade oral, os linfomas podem ocorrer em qualquer local, porém existe certa predileção pela mucosa do palato duro, podendo ocorrer em áreas inteiramente destituídas de tecido linfático normal. Podem apresentar-se na sua forma nodular ou difusa, sendo as primeiras de melhor prognóstico.

O tratamento, dependendo do estádio da doença, é radioterápico e/ou quimioterápico, não sendo justificável o tratamento cirúrgico.

O prognóstico para essa neoplasia vai depender da natureza da lesão, do padrão histológico e do estádio clínico. O estádio I, no qual a lesão é confinada a um único local, tem melhor prognóstico.

MELANOMA MALIGNO

O melanoma mucoso maligno é raro na cavidade oral. A incidência dessa neoplasia varia de 1,7 a 8% nas diferentes casuísticas analisadas. A faixa etária mais atingida é entre a quinta e a sexta décadas, com igual freqüência em ambos os sexos. Nessa região, o local mais freqüentemente envolvido é a mucosa da maxila, particularmente o palato duro e a gengiva.

A associação entre melanoma oral e lesões pigmentadas prévias é freqüentemente relatada na literatura. Enquanto a excessiva exposição à radiação solar é importante no desenvolvimento dos melanomas cutâneos, na boca, o fator principal parece ser o trauma repetido sobre lesões pigmentadas.

A queixa principal é aumento do tamanho de uma lesão pigmentada e/ou desenvolvimento de uma massa nesse local. Os sintomas mais comuns relatados na literatura são: crescimento, sangramento em mínimos traumas, ulceração ou retardo na cicatrização das extrações dentárias.

A presença de lesões pigmentadas marrom-escuras ou pretas é muito importante no diagnóstico clínico, porém nem sempre são encontradas, podendo apresentar-se de cor rosada ou na própria tonalidade da mucosa sadia. As ulcerações são freqüentes, porém não tão endurecidas como nos carcinomas, e podem sangrar. Essa neoplasia tende a envolver osso e pode ocorrer perda dentária. É comum observarem-se lesões satélites ao redor da principal.

O tratamento cirúrgico é a melhor chance para o controle local da doença. A ressecção deve ser ampla, envolvendo toda a área pigmentada, assim como as margens mucosa e óssea subjacentes adequadas.

É reconhecido que o melanoma de mucosa tem pior prognóstico do que o de pele. O curso clínico dessa doença é imprevisível, algumas vezes muito agressivo, caracterizado por rápida disseminação hematogênica e linfática. Outras vezes, passa longos períodos com aparente controle da lesão, seguidos por recorrência com desfecho fatal. Pacientes que sobrevivem cinco anos não estão necessariamente curados da doença.

NEOPLASIAS MALIGNAS ODONTOGÊNICAS

A Organização Mundial de Saúde divide as neoplasias odontogênicas em dois grandes grupos: benignos e malignos. O grupo maligno é classificado como se segue:

1. Carcinoma odontogênico:
   a) Ameloblastoma maligno
   b) Carcinoma primário intra-ósseo
   c) Outros carcinomas do epitélio odontogênico, incluindo aqueles originados dos cistos odontogênicos

2. Sarcomas odontogênicos:
   a) Fibrossarcoma ameloblástico
   b) Odontossarcoma ameloblástico

CARCINOMA ODONTOGÊNICO

O carcinoma odontogênico é chamado de ameloblastoma maligno quando se desenvolve por transformação maligna do ameloblastoma; carcinoma primário intra-ósseo quando se desenvolve a partir do resíduo do epitélio odontogênico; e carcinoma odontogênico originado do epitélio que recobre os cistos. Essa subclassificação dos carcinomas odontogênicos em três categorias é provavelmente acadêmica e de interesse apenas para pesquisa. Do ponto de vista clínico, eles são mais bem analisados em conjunto.

Os carcinomas odontogênicos são lesões raras, a incidência na literatura mundial é em torno de 0,17 a cada 1.000.000 de pessoas por ano. Essa incidência pode ser um pouco maior pela dificuldade de se fazer o diagnóstico diferencial com um tumor de mucosa que tenha invadido a mandíbula. São neoplasias que apresentam como característica clínica uma agressiva invasão local com destruição dos tecidos adjacentes; as metástases regional e a distância ocorrem com freqüência.

O padrão radiológico é de lesão radioluminescente com margens pouco definidas, em que há destruição óssea e de raízes dentárias.

O tratamento é cirúrgico, constituindo-se de ressecção da neoplasia com pelo menos 1cm de margem, guiado por biópsia de congelação. A radioterapia pós-operatória é usualmente recomendada. As metástases podem ser tratadas por cirurgia, radioterapia e/ou quimioterapia.

SARCOMAS ODONTOGÊNICOS

Estas neoplasias, à semelhança das anteriores, podem, clinicamente, ser discutidas em conjunto. São tumores muito raros, que derivam de tumores odontogênicos benignos. Ocorrem mais freqüentemente em adultos jovens e são mais comuns na mandíbula do que na maxila. Clinicamente, são dolorosos, agressivos, de crescimento rápido, com destruição óssea e perda dos dentes. Podem ulcerar a mucosa, associando-se a sangramento. Ao exame radiológico, apresentam-se como lesões osteolíticas com bordas pouco definidas.

O tratamento é eminentemente cirúrgico, com ampla ressecção. A recorrência é muito freqüente. A radioterapia não é indicada pela resistência desse tumor à essa modalidade terapêutica.

NEOPLASIA MELANÓTICA NEUROECTODÉRMICA MALIGNA DA INFÂNCIA

A neoplasia melanótica neuroectodérmica maligna da infância é um tumor raro que se origina da crista neural. Ocorre na infância, em geral no primeiro ano de vida. A maxila é normalmente a porção mais atingida. Clinicamente, apresenta-se com uma massa nodular, pigmentada ou não, localizada na gengiva. A velocidade de crescimento é variada, com envolvimento dos ossos adjacentes.

O tratamento é cirúrgico e a recorrência, rara.

Tem sido relatado como tumor benigno, porém na literatura existem relatos de casos que evoluíram com metástase para linfonodos cervicais e, a distância, para o fígado e a adrenal.

SARCOMAS

O termo sarcoma refere-se a uma grande variedade de tumores malignos que se originam de tecidos que conectam, dão apoio ou envolvem outras estruturas, estando incluídos nessa categoria os músculos, tendões, tecidos fibroso e gorduroso, tecido sinovial, ossos, vasos sangüíneos e linfáticos. Quase todos os sarcomas de partes moles derivam embriologicamente do mesoderma primitivo.

Não há diferença na incidência quando a raça ou sexo, correspondendo a 0,7% de todos os tumores malignos em cabeça e pescoço no adulto e a 6,5% em crianças com até 15 anos de idade. Independente do grupo etário, na cavidade oral, os sarcomas são raros. Costumam apresentar-se como massas sólidas com poucos sintomas.

FIBROSSARCOMA

O fibrossarcoma da mandíbula e dos tecidos moles da cavidade oral não é comum. A real incidência na literatura internacional é desconhecida, pois seu diagnóstico, que é orientado por critérios anátomo-patológicos, tem sofrido mudanças. Muitos dos fibrossarcomas relatados, ao serem revistos, hoje não teriam esse diagnóstico.

O fibrossarcoma ósseo pode estar associado à doença de Paget e ser induzido por osteomielite crônica ou irradiação.

Em uma série de 114 casos de fibrossarcoma de osso, a mandíbula estava envolvida em 11,5% e a maxila, em 1,7% dos casos. Clinicamente, o crescimento e a dor foram os sintomas predominantes. Não há diferença radiológica entre esta e outras neoplasias malignas que também causam lesões osteolíticas.

Os fibrossarcomas dos tecidos moles da boca podem, no início, parecer fibroses reativas que se instalaram sobre a mucosa bucal, desde que se apresentam bem circunscritos nessa fase. O crescimento rápido, a ulceração e a precoce infiltração dos tecidos circunvizinhos revelam clinicamente sua natureza maligna.

O tratamento é a excisão radical da lesão, tendo em vista a grande porcentagem de recidiva local. A radioterapia pode ser associada para a esterilização de células neoplásicas que possam ter ficado no leito cirúrgico.

O prognóstico dos fibrossarcomas bucais parece ser melhor do que o de outras partes do corpo.

SARCOMA NEUROGÊNICO

Tendo em vista a dificuldade de distinguir os schwannomas malignos dos neurofibrossarcomas, usaremos o termo neurogênico para designá-los.

O único fator que distingue um sarcoma neurogênico do fibrossarcoma é sua origem no tronco nervoso, uma vez que essa classificação só é feita por padrão imuno-histopatológico.

Podem ser classificados em duas categorias:

1. Transformação maligna da neurofibromatose, designada como neurofibrossarcoma, que ocorre em 5,5 a 16% dos casos.
2. Na ausência da neurofibromatose, os tumores diagnosticados como originários das bainhas nervosas durante a cirurgia; ou os que envolvem a mandíbula; os que radiograficamente se originam no tronco nervoso; e ainda aqueles que mostram padrão celular nervoso típico são designados de schwannomas malignos.

Os sarcomas neurogênicos da cavidade oral e da mandíbula são raros. O aumento do forame mentoniano e a perda da delineação do canal mandibular são indicativos de sua origem no nervo alveolar inferior. Geralmente, apresentam-se como tumores indolores e de crescimento lento.

O tratamento é cirúrgico, com ressecções radicais. A tendência de essas neoplasias crescerem ao longo do tronco nervoso contribui para um alto índice de recidiva local. Raramente representam metástases para linfonodos, porém elas podem ocorrer a distância. Os tratamentos rádio e quimioterápico oferecem poucos resultados.

RABDOMIOSSARCOMAS

Derivados dos músculos esqueléticos, são os sarcomas mais comuns encontrados em crianças e jovens com até 15 anos de idade. Distinguem-se histologicamente três variedades: pleomórfico, alveolar e embrionário.

Vinte e cinco por cento de todos os rabdomiossarcomas de cabeça e pescoço situam-se na cavidade oral ou na faringe. Na cavidade oral, o palato e a língua são as regiões usualmente afetadas.

Clinicamente, apresentam-se como massas com crescimento rápido e indolor, podendo atingir tamanhos variáveis, de 1 a 7cm. São localmente agressivos, com propensão à disseminação para linfonodos regionais e, a distância, para pulmões, ossos e cérebro.

Na criança, a base do tratamento é a quimioterapia, tendo a radioterapia ou a cirurgia papel na consolidação do tratamento ou resgate. No adulto, aqueles tumores acessíveis à cirurgia devem ser tratados com ressecções ampliadas e radicais, em conjunto com esvaziamentos cervicais. Não sendo possível tal procedimento, a biópsia pode ser feita para o diagnóstico, e o tratamento, com a associação da químio e radioterapia. A combinação dos tratamentos cirúrgico, químio e radioterápico tem obtido bons resultados nos rabdomiossarcomas embrionários.

O prognóstico depende do estádio e do subtipo histológico da neoplasia.

LEIOMIOSSARCOMAS

Tumores derivados das células musculares lisas são mais freqüentes no tubo digestivo e muito raros na cavidade oral, faringe e no trato respiratório. Em revisão de 25 trabalhos relatados na literatura, oito casos foram encontrados na mandíbula e 17 em tecido mole da cavidade oral. Atingem todas as idades, sendo mais freqüentes em pacientes com idade superior a 50 anos, com igual distribuição entre os sexos. Nada os distingue clínica ou radiologicamente dos outros sarcomas da cavidade oral.

Possuem uma grande incidência de recidiva local e metástases, principalmente em neoplasias de grandes volumes. O tratamento é cirúrgico, com ressecções radicais locais. A resposta à rádio e à quimioterapia é variável, porém essas modalidades terapêuticas podem ser indicadas em casos de tumores recidivados ou inacessíveis à cirurgia.

LIPOSSARCOMAS

Ocorrem principalmente em adultos a partir da quarta década de vida, com ligeira predominância para o sexo masculino. São mais comuns nos membros inferiores e raros na cabeça e no pescoço, menos de 4% do que em todas as outras localizações.

A grande maioria dos lipossarcomas surge espontaneamente, e não de lipomas preexistentes. Apresentam-se, de início, como pequenas massas silenciosas que crescem e atingem tamanhos apreciáveis antes do diagnóstico. De cor amarelada, consistência de mole para dura, geralmente são indolores e infiltrativos. Um terço recorre localmente e apresenta disseminação metastática a distância. As metástases em linfonodos regionais são raras.

O tratamento de escolha é o cirúrgico e compreende ressecções radicais locais, enquanto os esvaziamentos cervicais não são procedimentos indicados de rotina. O tratamento radioterápico é indicado para os casos de recidiva local e naqueles irressecáveis. Em geral são considerados resistentes à quimioterapia.

ANGIOSSARCOMAS

Tumores malignos derivados das células endoteliais vasculares, incluem também os linfossarcomas. O local mais comum dos angiofibrossarcomas em cabeça e pescoço é o couro cabeludo. Em recente revisão de literatura foram relatados 46 casos em cavidade oral, com ocorrência mais comum após a quinta década de vida, sendo as mulheres afetadas mais freqüentemente do que os homens. Constataram-se três casos multifocais, e a mandíbula foi o local de maior incidência.

Clinicamente, apresentam-se como massas moles, às vezes ulceradas, podem ter a consistência cística ou nodular de contorno mal definido e cor púrpura. Radiologicamente, apresentam-se como lesões radioluminescentes com margens pouco definidas. As metástases para linfonodos cervicais são freqüentes, cerca de 30% dos casos, e a distância (20%) para o fígado, sistema nervoso central e ossos.

O tratamento é ressecção local radical, com esvaziamento cervical na presença de linfonodos suspeitos. A resposta à rádio e à quimioterapia é pequena.

OSTEOSSARCOMAS

São de etiologia e patogenia desconhecidas. A metade deles surge após os 40 anos de idade. Os antecedentes clínicos mais comuns são a doença de Paget e a irradiação prévia. A freqüência de transformação maligna da doença de Paget parece ser de 9 a 15% dos casos. Em recente revisão de literatura, 90 casos ocorreram na mandíbula e 70, na maxila.

Na maioria das vezes, essas lesões crescem rapidamente, causando assimetria facial. Dor, parestesia e perda dentária podem estar presentes. A mucosa que reveste esses tumores em geral está normal. Metástase a distância é menos freqüente no osteossarcoma de mandíbula do que no de ossos longos.

Os dois fenômenos, osteólise e osteogênese, determinam, pela intensidade, dois grupos de osteossarcoma: osteolíticos e osteoblásticos.

O primeiro grupo é mais observado em adultos. O segundo grupo apresenta uma reação periostal com neoformação óssea. Esta se deposita na superfície do osso comprometido, de forma espicular (raios de sol). São altamente invasivos, com ampla infiltração local e nos tecidos adjacentes, envolvendo pele e mucosa. Geralmente apresenta disseminação hematogênica, preferencialmente para o pulmão. A dosagem das concentrações de fósforo, cálcio e fosfatase alcalina no sangue pode fornecer dados importantes em termos diagnósticos e evolutivos desses tumores.

A evolução desses tumores acarreta, quase sempre, comprometimentos extensos de tecidos adjacentes à mandíbula; tal fato impõe cirurgias amplas e complexas, com práticas de reconstrução, que abrangem desde enxertia óssea autógena, retalhos compostos variados, até utilização de próteses internas, intra-orais e implantes haloplásticos.

De maneira geral, esses tumores respondem mal à rádio e à quimioterapia, sendo na grande maioria controlados por medidas cirúrgicas. Daí a necessidade de se estimular o diagnóstico e a conduta precoces.

BIBLIOGRAFIA

DIRIX, L.Y. – Soft tissue sarcoma in adult. *Curr. Opin. Oncol.*, **9**(4):348-359, 1997.

GARZINO, D.P. – Melanoma of oral cavity. Review of literature. *Minerva Stomatol.*, **461**(6):329-335, 1997.

GIALDINI, F. – Liposarcoma of the oral cavity: description of a case and review of literature. *Acta Otorhinolaryngol. Ital.*, **15**(2):112-116, 1995.

JORDAN, R.C. – Extranodal non-Hodgkin lymphomas of oral cavity. *Curr. Top. Pathol.*, **90**:125-146, 1996.

LIM, J.C. – Malignant hemangiopericytoma of floor of the mouth: report of a case and review of literature. *J. Oral Maxillofac. Surg.*, **54**(8):1020-1023, 1996.

PAPPO, A.S. – Soft tissue sarcoma in children. *Cancer Thent. Res.*, **91**:205-222, 1992.

POLLACK, R. – Society of surgical oncology pratice guidelines. Solf. Tissue sarcoma surgical practice guidelines. *Oncology (Hunting)*, **11**(9):1327-1332, 1997.

SILVA Fº, G.B. & FERRAZ, A.R. – Tumores das glândulas salivares menores. In: Brandão L.G. & Ferraz A.R. (eds.). *Cirurgia de Cabeça e Pescoço*. São Paulo, Roca, 1989, pp. 241-246.

SNOW, G.B. & VAN DE WAAL, I. – *Oral Oncology*. Boston, Martinus Nijhoff Publishing, 1984, pp.107-151.

VANDERWEYER, E. – Fibrosarcoma protuberans of upper lip: an overview and a case report. *Eur. J. Surg. Oncol.*, **23**:275-277, 1997.

13 ANATOMIA PATOLÓGICA NO CÂNCER DE BOCA

Cristina Aparecida Troques da Silveira Mitteldorf

INTRODUÇÃO

O carcinoma epidermóide, ou carcinoma espinocelular, constitui pelo menos 95% das neoplasias malignas da cavidade oral.

O câncer de cavidade oral, apesar de sua baixa incidência relativa e da facilidade que oferece para exame e biópsias, apresenta morbimortalidade elevada.

Como já foi discutido anteriormente, o carcinoma da cavidade oral é comprovadamente relacionado ao consumo de tabaco e álcool. Mais recentemente, estudos moleculares, associados a dados histopatológicos e clínicos, têm contribuído para a caracterização dos diversos eventos genéticos envolvidos e possíveis implicações diagnósticas, prognósticas e terapêuticas.

LOCALIZAÇÃO

O câncer de cavidade oral é uma entidade heterogênea, observando-se comportamentos biológicos distintos, inclusive variando de acordo com a localização da lesão. Os locais mais freqüentemente envolvidos são lábio, língua e assoalho da boca.

A multicentricidade de lesões é comum, observando-se risco aumentado de desenvolvimento de novas lesões no trato aerodigestivo superior, que persiste anos após o diagnóstico inicial. Estas segundas localizações podem ser lesões sincrônicas (nos primeiros seis meses após o diagnóstico) ou metacrônicas (após seis meses), que podem ser explicadas pela teoria de "campo de cancerização", como foi visto no capítulo 5, e eventualmente metástases.

ACHADOS ANÁTOMO-PATOLÓGICOS

O carcinoma espinocelular de cavidade oral, de maneira geral, apresenta padrão macroscópico de crescimento exofítico, ulcerativo ou verrucoso. Lesões iniciais manifestam-se como área elevada, rugosa e eritematosa. Tumores mais avançados são constituídos por tecido endurecido ou firme à palpação, freqüentemente com presença de necrose.

Microscopicamente, são mais comuns as neoplasias moderadamente diferenciadas. O tumor caracteriza-se pela proliferação de células da camada espinhosa, que freqüentemente formam blocos ou ilhas, invadindo o tecido adjacente.

A atipia e o pleomorfismo celular, a presença de diferenciação epidermóide sob a forma de queratinização citoplasmática e a presença de pontes intercelulares variam de acordo com o grau histológico. Nos tumores bem diferenciados, a ampla produção de queratina pelas células neoplásicas pode ser identificada pela formação de agregados de material queratótico, denominados pérolas córneas (Fig. 13.1).

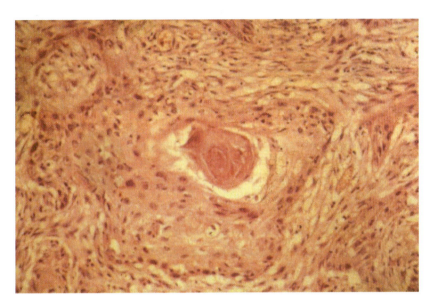

Figura 13.1 – Carcinoma espinocelular bem diferenciado. Nota-se queratinização evidente, com formação de pérolas córneas.

Nos tumores pouco diferenciados, a maioria das células neoplásicas apresenta atipia significante e as figuras de mitose são numerosas, observando-se sinais de diferenciação focal (Fig. 13.2). Em alguns casos, a determinação da origem epitelial da neoplasia pode ser difícil, situação na qual o estudo imuno-histoquímico é indicado.

Esses tumores invariavelmente mostram positividade para citoqueratina, embora ela seja ocasionalmente focal e discreta, na reação imuno-histoquímica. De maneira geral, há imunoexpressão de citoqueratinas de alto e baixo peso molecular, mas a detecção de marcadores de diferenciação terminal diminui nos tumores pouco diferenciados ou com a progressão da lesão (especialmente os marcadores de cornificação – citoqueratinas 1, 10 e 11 e os marcadores de estratificação – citoqueratinas 4 e 13).

Variantes histológicas do carcinoma espinocelular, bem como outros tipos de neoplasia, incluindo lesões de glândula salivar menor e tumores de partes moles ou ósseos, devem ser considerados no diagnóstico diferencial.

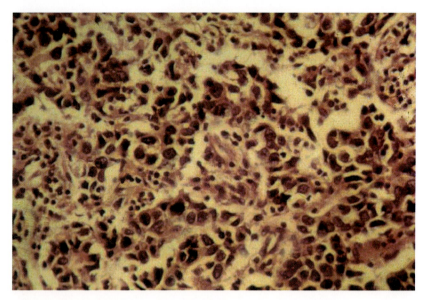

Figura 13.2 – Carcinoma espinocelular pouco diferenciado. O tumor apresenta intensa atividade mitótica e moderado pleomorfismo celular.

EXAME DE CONGELAÇÃO

Em geral, quando chega ao patologista, a lesão já foi extensivamente estudada sob o ponto de vista clínico, radiológico e anátomo-patológico. É muito raro que o diagnóstico de carcinoma espinocelular tenha de ser feito durante o ato cirúrgico. Nesses casos, a coleta de amostras profundas para exame de congelação proporciona melhor análise da lesão, especialmente quando há necrose ou ulceração e na presença de lesões bem diferenciadas. O diagnóstico pode ser particularmente difícil nos casos que receberam terapia adjuvante (quimioterapia ou radioterapia), sendo essa informação essencial para o patologista.

A grande indicação do exame de congelação no carcinoma espinocelular da cavidade oral é a avaliação das margens cirúrgicas. Há uma boa correlação entre a presença ou proximidade do tumor na margem de ressecção e a probabilidade de recorrência local e mortalidade. Outra possível indicação do exame de congelação é a identificação de linfonodos positivos durante um esvaziamento cervical parcial, alertando a equipe cirúrgica para a possibilidade de doença metastática em outros níveis, geralmente resultando na totalização do esvaziamento.

DISSEMINAÇÃO E METÁSTASES

O padrão de disseminação por contiguidade do carcinoma espinocelular está relacionado aos caracteres anatômicos do sítio primário. Carcinoma de lábio invade a pele adjacente, o músculo orbicular e, em estádio mais avançado, a mandíbula e o nervo mentoniano. Tumores de língua, que geralmente se originam na superfície lateral e inferior, podem permanecer localizados por períodos longos, mas eventualmente invadem o assoalho da boca e a raiz da língua, resultando na fixação do órgão.

As metástases ocorrem primariamente por via linfática, e a distribuição dos linfonodos comprometidos também depende da localização do tumor primário. Metástases para a região do triângulo posterior, ou nível V, são raras. A probabilidade de metástases linfáticas foi associada à localização, ao grau histológico e à profundidade de invasão do tumor primário. Neoplasias localizadas na porção posterior da língua e orofaringe, com pobre diferenciação microscópica e invasão franca, têm maior chance de apresentar doença metastática.

Ocasionalmente, essas metástases linfáticas cervicais sofrem extensa degeneração cística que, associada à natureza bem diferenciada da neoplasia, pode dificultar o diagnóstico por meio de punção aspirativa por agulha fina, cujo diferencial envolve cisto cervical ou, mais especificamente, cisto branquial. Outro achado morfológico peculiar presente nas metástases de carcinoma espinocelular é uma extensa reação granulomatosa, que pode mascarar a neoplasia.

ACHADOS ANÁTOMO-PATOLÓGICOS E PROGNÓSTICO

Como será visto no capítulo 14, os principais determinantes prognósticos do carcinoma espinocelular são a disseminação ganglionar e o estádio da doença, sua localização e graduação histológico-microscópica.

Para determinar a agressividade dos carcinomas espinocelulares, foram desenvolvidos vários sistemas de classificação histopatológica para análise multifatorial. O sistema desenvolvido por Anneroth é reprodutível, sendo válida para tumores de diferentes localizações, baseada no grau de queratinização, pleomorfismo nuclear, padrão de invasão, resposta do hospedeiro e atividade mitótica. Os estudos envolvendo sistemas de graduação histológica de malignidade são complexos, pois esses tumores são heterogêneos, mesmo quando se analisam lesões de localização muito próxima, podendo observar-se diferenças intratumorais.

A avaliação do grau histológico das margens profundas de invasão do tumor é importante, pois proporciona melhor informação prognóstica do que a graduação global da lesão.

O tamanho do tumor não se correlaciona claramente com a evolução clínica, exceto para lesões iniciais. Profundidade de invasão deve também ser relatada, pois parece ser um bom indicador prognóstico, pelo menos nas lesões da língua.

Mais recentemente outros fatores prognósticos não-rotineiros têm sido correlacionados ao comportamento biológico dos carcinomas espinocelulares, particularmente aqueles associados a mecanismos moleculares da gênese da doença e que foram detalhadamente descritos nos capítulos iniciais deste livro.

BIBLIOGRAFIA

ANNEROTH, G.; BATSAKIS, J. & LUNA, M. – Review of the literature and recommended system of malignancy grading in oral squamous cell carcinomas. *Scand. J. Dent. Res.*, **95**:229-249, 1987.

BOYSEN, M. & LOVEN, J.O. – Second malignant neoplasms in patients with head and neck squamous cell carcinomas. *Acta Oncol.*, **32**:283-288, 1993.

BRENNAN, C.T.; SESSIONS, D.G.; SPITZNAGEL, Jr. & HARVEY, J.E. – Surgical pathology of cancer of the oral cavity and oropharynx. *Laringoscope*, **101**:1175-1197, 1991.

BRYNE, M.; KOPPANG, H.A.; LILLENG, R. & KJAERHEIM, A. – Malignancy grading of deep invasive margins of oral squamous cell carcinoma has high prognostic value. *J. Pathol.*, **166**:375-381, 1992.

DE ARAÚJO, N.S. & DE ARAÚJO, V.C. – Neoplasias benignas e malignas. In: ——. *Patologia Bucal*. São Paulo, Artes Médicas, 1984, pp.115-141.

ROSAI, J. – Oral cavity and oropharynx. In: ——. *Ackerman's Surgical Pathology*. Mosby-Year Book Inc., 1996, pp. 223-256.

SCHANTAZ, S.P.; HARRISON, L.B. & FORASTIERE, A.A. – Tumors of the nasal cavity and paranasal sinuses, nasopharynx, oral cavity and oropharynx. In: DeVitta Jr., V.T.; Hellman, S.; Rosenberg, S.A. (eds.). *Cancer: Principles and Practice of Oncology*. Lippincott-Raven Publishers, 1997, pp. 771-782.

VELDEN, VAN DER L.-A.; SCHAAFSMA, E.; MANNI, J.J. et al. – Cytokeratin expression in normal and (pre)malignant head and neck epithelia: an overview. *Head & Neck*, **15**:133-146, 1993.

14 FATORES PROGNÓSTICOS

Claudio Roberto Cernea
Flávio Carneiro Hojaij

INTRODUÇÃO

O câncer da cavidade oral é um dos mais freqüentes no sexo masculino, principalmente após a sexta década de vida. Sua etiopatogenia está relacionada com o tabagismo, o etilismo, a associação entre os dois e com a higiene bucal precária. Outro fator causal controverso, citado com freqüência, é o traumatismo causado por próteses mal ajustadas.

As formas de apresentação clínica mais encontradas são: vegetante, ulcerada, infiltrativa, nodular e, o que ocorre habitualmente, a combinação de uma ou mais dessas características.

A disseminação desses tumores ocorre por diferentes meios: continuidade (para a orofaringe, por exemplo), contigüidade (invadindo a mandíbula ou a musculatura mais profunda), linfático (principalmente para os linfonodos submentonianos, submandibulares, jugulares internos altos e médios) e, mais tardiamente e com menor freqüência, hematogênico (usualmente para os pulmões).

O conhecimento dos fatores prognósticos do carcinoma espinocelular da cavidade oral é fundamental não apenas para o planejamento terapêutico adequado, mas também para oferecer ao próprio paciente e a seus familiares uma avaliação realista da situação e das perspectivas para o controle da doença. Os parâmetros geralmente utilizados para julgar a adequação do tratamento ou o valor prognóstico de um marcador são: tempo livre de doença, recidiva local, recidiva regional (metástases linfáticas) e sobrevida (geralmente após um período de seguimento de 5 anos).

FATORES CLÍNICOS

IDADE – segundo alguns autores, o aparecimento de um carcinoma espinocelular de boca em pessoas com idade inferior a 40 anos seria um fator de mau prognóstico. Tal fato seria sugestivo de defeito genético funcionalmente importante que, mesmo somado a um tempo relativamente curto de exposição aos agentes carcinogênicos ambientais, já seria suficiente para o desenvolvimento de uma neoplasia maligna, ainda em tenra idade. Outros autores, no entanto, apesar de observarem índice maior de recidivas locorregionais nessa população de doentes mais jovens, comparando-a com um grupo de pacientes mais idosos, não encontraram aumento correspondente na taxa de mortalidade pela doença.

OCORRÊNCIA EM NÃO-FUMANTES – a imensa maioria dos pacientes portadores de carcinoma espinocelular de boca é fumante. Assim sendo, o aparecimento de um carcinoma espinocelular em paciente não-fumante é excepcional, e está associado a pior prognóstico, pelas mesmas razões citadas anteriormente, segundo alguns autores. Essa observação é controversa na literatura, e o número muito reduzido desses casos dificulta a condução de estudos prospectivos conclusivos.

TEMPO DE QUEIXA – foi demonstrado ainda que os doentes com maior tempo de queixa apresentavam expectativa prognóstica estatisticamente pior, provavelmente fruto de uma evolução mais prolongada de sua lesão tumoral. É importante frisar que o tempo de queixa não corresponde ao tempo exato do aparecimento do tumor. É comum, principalmente em pessoas de baixo nível socioeconômico, o descaso com a própria saúde, deixando de notar alterações em sua cavidade oral, às vezes por anos, e, dessa forma, postergar muito o diagnóstico e o tratamento. Entretanto, não se deve esquecer de que uma parcela importante da responsabilidade pertence ao próprio sistema de saúde, ineficaz na prevenção e detecção precoce do câncer de boca. Cabe ao profissional de saúde estimular a higiene bucal adequada, bem como promover campanhas visando à profilaxia e à detecção de lesões ainda em fases iniciais.

ASPECTO CLÍNICO E LOCALIZAÇÃO DA LESÃO – as principais formas de apresentação clínica do câncer de boca são: vegetante, nodular, ulcerada e infiltrativa. Os tumores vegetantes são os que têm comportamento biológico mais favorável, e, geralmente, quanto mais exofíticas as lesões, melhor será seu prognóstico. Os infiltrativos são os de pior prognóstico. Entretanto, são freqüentes as formas mistas, como as ulcerovegetantes, principalmente nas lesões avançadas.

Quanto à localização do tumor, lesões situadas no andar inferior da boca, mormente em língua e assoalho, tendem a apresentar metástases linfáticas mais precocemente do que as que ocorrem no palato duro ou na região jugal (bem menos freqüentes) e, conseqüentemente, apresentam pior prognóstico. Dentre as lesões do andar inferior, quanto mais posteriores ou assintomáticas, mais tardiamente serão descobertas, reduzindo, portanto, as chances de cura.

Por razões ainda obscuras, o câncer de língua pode apresentar comportamento extremamente agressivo, mesmo em estádios muito iniciais.

O câncer da gengiva inferior apresenta evolução mais desfavorável quando se localiza na região do mento e quando já exibe sinais clínicos e radiológicos de invasão mandibular.

ESTADIAMENTO TNM – o estadiamento TNM, discutido no capítulo 10, adotado conjuntamente pela UICC européia e AJCCS norte-americana, consiste na avaliação de algumas características do tumor primário (T), de possíveis metástases linfáticas cervicais (N) e hematogênicas, e a distância (M). Mesmo na ausência de metástases cervicais *clinicamente evidentes* (clinicamente, N0), pode haver, por vezes, micrometástases ganglionares ocultas. O acometimento ganglionar é o fator prognóstico individual mais importante para os carcinomas espinocelulares da cavidade oral. A presença de linfonodos cervicais metastáticos piora muito o prognóstico, praticamente reduzindo a sobrevida de 5 anos pela metade. Evidentemente, um pescoço N1 (linfonodo único, do mesmo lado do tumor primário, com diâmetro menor que 3cm) tem melhor prognóstico do que um N3 (linfonodo maior que 6cm). De fato, gânglios clinicamente N3, na maioria das vezes, representam um verdadeiro conglomerado ganglionar, geralmente com ruptura da cápsula linfonodal e conseqüente extravasamento extracapsular, associados à marcante tendência à recidiva cervical. Outro fator de mau prognóstico é a presença de gânglios histologicamente positivos além da primeira estação de drenagem ganglionar.

Finalmente, a presença de metástases hematogênicas, geralmente para pulmões (M1), contribui para acentuada piora na expectativa de cura.

O estadiamento TNM consiste, portanto, na combinação desses fatores. Assim, o estádio I (T1N0M0) corresponde a lesões pequenas, restritas à cavidade oral, com elevado índice de controle. Em contrapartida, um tumor de estádio IV apresenta maiores dificuldades para o planejamento terapêutico, cujos resultados são usualmente precários.

Apesar das falhas apresentadas por essa classificação, sua praticidade e universalidade contribuíram para a sua aceitação global.

FATORES HISTOPATOLÓGICOS

BIÓPSIA – é fundamental a confirmação do diagnóstico de câncer de boca por meio da biópsia, seguida do exame histopatológico. Cerca de 95% desses tumores são carcinomas espinocelulares. Nesse tipo de lesão maligna, o único fator prognóstico que se poderia obter apenas com a análise rotineira da biópsia, a de diferenciação, apresenta valor duvidoso. Apesar de alguns autores observarem melhor evolução nos portadores de carcinomas espinocelulares bem diferenciados em relação aos carcinomas mais indiferenciados, a maioria dos estudos publicados na literatura não confirmou essa associação.

MARGENS CIRÚRGICAS – a obtenção de margens livres, ao término da operação, acompanha-se de melhor expectativa prognóstica. É aconselhável a verificação mais abrangente possível dessas margens no intra-operatório por meio de biópsias de congelação. Por outro lado, a presença de margens comprometidas micro ou, pior, macroscopicamente reduz muito as chances de cura. Assim, todos os esforços devem ser feitos para se obter exposição cirúrgica adequada da lesão, a fim de que ela possa ser retirada de forma segura e completa. Por vezes, pode ser necessária a secção do arco mandibular (mandibulotomia tática) para melhorar a visualização de lesões mais posteriores da cavidade oral.

LESÃO PRIMÁRIA – o tamanho da lesão é mensurado em seu maior diâmetro e precedido da consoante "p" (pT), caracterizando o estadiamento cirúrgico. Analogamente ao já citado estadiamento clínico, quanto maior o pT, pior o prognóstico.

A espessura tumoral foi identificada como um dos mais importantes fatores prognósticos para o câncer de boca. Diversos investigadores confirmaram que lesões com espessura superior a 3,5mm ou 4mm apresentavam índices significativamente maiores de metástases cervicais e, por conseguinte, menor sobrevida.

As invasões perineural e da microcirculação peritumoral são outros fatores histopatológicos que pioram o prognóstico. Por meio da invasão perineural, o tumor pode progredir, por contigüidade, muito além de seus limites visíveis, possibilitando o aparecimento de recidivas locais muito mais afastadas do sítio original. Segundo a maioria dos autores, a simples constatação de invasão perineural já é indicação para radioterapia pós-operatória. O comprometimento da microcirculação (vascular ou linfática) acompanha-se, segundo vários autores, de aumento na freqüência de metástases linfáticas locorregionais e conseqüente piora do prognóstico.

METÁSTASES LINFÁTICAS – como já mencionado, a presença de metástases linfáticas locorregionais é um dos fatores prognósticos mais importantes: se confirmada, a expectativa de cura em 5 anos cai pela metade. Essa redução pode ser mais dramática se os linfonodos metastáticos forem múltiplos, em vários níveis no pescoço, e se apresentarem ruptura capsular.

Uma questão que ainda suscita polêmica na literatura é o manuseio do pescoço N0, ou seja, *clinicamente negativo*. A incidência de metástases ocultas no CEC bucal varia de 20 a 60%, de acordo com séries publicadas, dependendo mormente do estadiamento T. Entretanto, mesmo lesões T1, principalmente de língua, podem acompanhar-se de metástases ocultas em mais de 20% dos casos. Alguns autores defendem a conduta expectante – conhecida na língua inglesa como "wait and watch" (espere e observe) –, reservando o tratamento das metástases cervicais apenas para os doentes em que elas se manifestarem clinicamente no seguimento pós-operatório da lesão primária. Em nosso meio, esse acompanhamento é problemático, fazendo com que a descoberta de eventual metástase subseqüente só seja feita quando ela já for muito avançada, comprometendo qualquer expectativa de cura.

Outros autores, entre os quais nos incluímos, preferem indicar o esvaziamento cervical eletivo (realizado na ausência de metástases clinicamente evidentes). Trata-se de um esvaziamento cervical seletivo, compreendendo apenas os grupos linfonodais com maior risco teórico de albergar micrometástases silenciosas: nível I (linfonodos submandibulares e submentonianos), nível II (linfonodos jugulares internos altos) e nível III (linfonodos jugulares internos médios). De fato, esse esvaziamento cervical, chamado de supra-omo-hióide, teria dupla finalidade: diagnóstica, possibilitando a verificação histopatológica dos linfonodos e, em casos de pN0, embasando uma melhor expectativa prognóstica; terapêutica, pois, em casos de pN+, além da retirada das micrometástases, daria maior respaldo à indicação de radioterapia complementar pós-operatória, criando uma perspectiva prognóstica mais favorável. Mesmo nos casos pN0, ou seja, com o pescoço histopatologicamente negativo, é possível efetuar uma análise dos linfonodos *sem metástases*, que pode ajudar a fornecer mais dados prognósticos. Assim, os pacientes que apresentam reatividade linfonodal estimulada pela presença do tumor primário na cavidade oral, ou seja, padrões de predominância linfocitária ou de centros germinativos, tendem a melhor prognóstico do que aqueles com padrões não-estimulados, como depleção linfocitária ou histiocitose sinusal.

FATORES RELACIONADOS À BIOLOGIA MOLECULAR

Apesar de esse tópico estar desenvolvido nos capítulos iniciais, cabe aqui comentar alguns aspectos. Nas últimas duas décadas, o desenvolvimento de técnicas sofisticadas e a melhor compreensão dos mecanismos envolvidos na carcinogênese resultaram em uma plêiade de fatores prognósticos de biologia molecular do mais alto valor. Análises do valor prognóstico da expressão de oncogene e genes supressores de tumor, de fatores relacionados à angiogênese e de outros fatores despontam diariamente na literatura. É muito provável que, nas próximas décadas, esses fatores venham a complementar ou, talvez, até substituir os parâmetros prognósticos convencionais hoje utilizados. Assim, certamente, poderemos oferecer a nossos pacientes maior acurácia propedêutica, melhor eficácia terapêutica e, acima de tudo, expectativas prognósticas mais realistas.

BIBLIOGRAFIA

BARASCH, A.; MORSE, D.E.; KRUTCHKOFF, D.J. et al. – Smoking, gender and age as risk factors for site-specific intraoral squamous cell carcinoma. *Cancer*, **73**:509-513, 1994.

BRAZILIAN HEAD AND NECK CANCER STUDY GROUP – Results of a prospective trial on elective modified radical classical vs supraômohyoid neck dissection in the management of oral squamous carcinoma. *Am. J. Surg.*, **176**:422-427, 1998.

BRENNAN, C.T.; SESSIONS, D.G.; SPITZNAGEL, E.L. et al. – Surgical pathology of cancer of the oral cavity and oropharynx. *Laryngoscope*, **101**:1175-1197, 1991.

BUISSET, E.; LEFÉBVRE, J.L.; COCHE-DEQUANT, B. et al. – Les cancers linguaux et pelvilinguaux: valeur prognostique de l'envahissement ganglionnaire (a propos de 744 cas). *Ann. Oto-Laryngol. (Paris)*, **106**:551-555, 1989.

BYERS, R.M.; BLAND, K.I.; BORLASE, B. et al. – The prognostic and therapeutic value of frozen section determinations in the surgical treatment of squamous carcinoma of the head and neck. *Am. J. Surg.*, **136**:525-528, 1978.

CERNEA, C.R. – The surgical treatment of oral cavity cancer. In: Johnson, J.T. & Didolkar, M.S. (eds.). *Head and Neck Cancer*. Vol. III. Amsterdan, The Netherlands, Elsiever Science Pub., 1993, pp. 691-696.

CERNEA, C.R.; MONTENEGRO, F.; CASTRO, I. et al. – Prognostic significance of lymph node reactivity in the control of pathologic negative node squamous cell carcinomas of the oral cavity. *Am. J. Surg.*, **174**:548-551, 1997.

CLOSE, L.G.; BROWN, P.M.; VUITCH, M.F. et al. – Microvascular invasion and survival in cancer of the oral cavity and oropharynx. *Arch. Otolaryngol. Head Neck Surg.*, **115**:1304-1309, 1989.

ETCHER, S.A.; OVERHOLT, S.M.; EL-NAGGAR, A.K. et al. – Lower gingival carcinoma: clinical and pathologic determinants of regional metastasis. *Arch. Otolaryngol. Head Neck Surg.*, **122**:634-638, 1996.

FAVA, A.S. – Fatores clínicos e histopatológicos que contribuem para a metástase cervical do carcinoma espinocelular de língua e soalho bucal. Tese de Doutorado, Curso de Pós-Graduação da Faculdade de Medicina da Universidade de São Paulo, Área de Concentração de Clínica Cirúrgica, 1994.

FRANCESCHI, D.; GUPTA, R.; SPIRO, R.H. et al. – Improved survival in the treatment of squamous carcinoma of the oral tongue. *Am. J. Surg.*, **166**:360-365, 1993.

FRANCO, E.L.; KOWALSKI, L.P.; OLIVEIRA, B.V. et al. – Risk factors for oral cancer in Brazil: a case-control study. *Int. J. Cancer*, **43**:992-1000, 1989.

HALL, S.F.; GROOME, P.A.; ROTHWELL, D. et al. – Using TNM staging to predict survival in patients with squamous cell carcinoma of head and neck. *Head Neck*, **21**:30-38, 1998.

IRISH, J.C.; BROWN, D.H.; LIU, T.C. et al. – Tobacarcinoma epidermoide, alcohol and oral cancer: the patient's perspective. *J. Otolaryngol.*, **23**:88-93, 1996.

JOHNSON, J.T.; LEIPZIG, B. & CUMMINGS, C.W. – Management of T1 carcinoma of the anterior aspect of the tongue. *Arch. Otolaryngol.*, **106**:249-251, 1980.

MASHBERG, A.; MERLETTI, F.; BOFFETA, P. et al. – Appearance, site of occurrence and physical and clinical characteristics of oral carcinoma in Torino, Italy. *Cancer*, **63**:2522-2527, 1989.

McGUIRT, W.F.; JOHNSON, J.T.; MYERS, E.N. et al. – Floor of the mouth carcinoma: the management of the clinically negative neck. *Arch. Otolaryngol. Head Neck Surg.*, **121**:278-282, 1995.

MEHTA, A.R. & PATEL, S.G. – Multimodality management of oral cavity cancer: a surgeon's point of view. In: Johnson, J.T. & Didolkar, M.S. (eds.). *Head and Neck Cancer*, Vol. III. Amsterdam, The Netherlands, Elsiever Science Pub., 1993, pp. 713-719.

Ministério da Saúde – Instituto Nacional de Câncer – Estimativa da incidência e mortalidade por câncer no Brasil. Rio de Janeiro, Gráfica do INCA, 1997.

Ministério da Saúde – Instituto Nacional de Câncer – O problema do câncer no Brasil. 4ª edição. Rio de Janeiro, Gráfica do INCA, 1997.

MOHIT-TABATABAI, M.A.; SOBEL, H.J.; RUSH, B.F. et al. – Relation of thickness of floor of the mouth stage I and II cancers to regional metastasis. *Am. J. Surg.*, **152**:351-353, 1986.

NEWMAN, A.N.; RICE, D.H.; OSSOF, R.H. et al. – Carcinoma of the tongue in persons younger than 30 years of age. *Arch. Otolaryngol.*, **109**:302-304, 1983.

RAO, D.N.; GANESH, B.; RAO, R.S. et al. – Risk assessment of tobacarcinoma epidermoide, alcohol and diet in oral cancer – a case control study. *Int. J. Cancer*, **58**:469-473, 1994.

SCHOOL, P.; BYERS, R.M.; BATSAKIS, J.G. et al. – Microscopic cut-through of cancer in the surgical treatment of squamous carcinoma of the tongue: prognostic and therapeutic implications. *Am. J. Surg.*, **152**:354-360, 1986.

SPIRO, R.H. & STRONG, E.W. – Epidermoid carcinoma of the oral cavity and oropharynx: elective vs therapeutic radical neck dissection as treatment. *Arch. Surg.*, **107**:382-384, 1973.

SPIRO, R.H.; HUVOS, A.G.; WONG, G.Y. et al. – Predictive value of thumor thickness in squamous carcinoma confined to the tongue and floor of the mouth. *Am. J. Surg.*, **152**:354-360, 1986.

TABAH, R.J.; RAZACK, M.S. & SAKO, K. – Early oral and oropharyngeal cancer in nontobacarcinoma epidermoide users. *J. Surg. Oncol.*, **38**:22-25, 1988.

TEICHGRAEBER, J.F. & CLAIRMONT, A.A. – The incidence of occult metastasis for cancer of the oral tongue and floor of the mouth: treatment rationale. *Head Neck Surg.*, **7**:15-21, 1984.

Union Internationale Contre le Cancer – Classificação TNM/pTNM de tumores malignos. Berlim, Alemanha, Springer-Verlag, 1993.

VAN ES, R.J.J.; AMERONGEN, N.V.N.; SLOOTWEG, P.J. et al. – Resection margin as a predictor of recurrence at the primary site for T1 and T2 oral cancers. *Arch. Otolaryngol. Head Neck Surg.*, **122**:521-525, 1996.

15 RADIOLOGIA NAS NEOPLASIAS DA CAVIDADE ORAL

Mauro Miguel Daniel

DEFINIÇÃO ANATÔMICA

A avaliação da cavidade oral requer um bom conhecimento anatômico da região para que seja possível uma interpretação satisfatória das imagens. A cavidade oral é formada por estruturas de dimensões reduzidas que muitas vezes se sobrepõem umas às outras aos exames por imagem, o que dificulta ainda mais sua análise. O reconhecimento de suas estruturas é importante para que se possa definir com precisão a extensão de uma lesão, – sua presença em apenas um espaço anatômico ou sua extensão para estruturas vizinhas (mandíbula, maxila ou orofaringe) – e, dessa forma, determinar o estadiamento e a programação terapêutico-cirúrgica.

Assim, do ponto de vista anatômico, a cavidade oral compreende as seguintes estruturas: o palato duro até sua fronteira com o palato mole, o assoalho da boca, o trígono retromolar, os dois terços anteriores da língua, a gengiva e as bordas alveolares, os lábios e toda a mucosa bucal. Existem ainda glândulas salivares menores, esparsas por quase toda a mucosa bucal, que podem dar origem a lesões tumorais (Fig. 15.1).

O assoalho da boca tem como principal músculo de sustentação o milo-hióide, formando como que uma rede que se estende de sua inserção lateral e anterior na borda interna do ramo horizontal da mandíbula de cada lado para se unir medialmente por meio de uma trave fibrosa, apresentando sua borda posterior livre. Esse músculo é bem caracterizado nas imagens axiais e coronais tanto à tomografia computadorizada como à ressonância magnética. Medialmente ao músculo milo-hióide, projetando-se no sentido ântero-posterior de cada lado da linha mediana, encontra-se o músculo gênio-hióide, com suas inserções anterior no tubérculo geniano da mandíbula e posterior no osso hióide. Sua caracterização se dá mais facilmente pelas imagens sagitais e coronais à ressonância magnética e coronais à tomografia computadorizada. Também na linha mediana, porém mais superficial e inferiormente ao músculo milo-hióide, encontra-se o ventre anterior do músculo digástrico, cuja inserção anterior se faz na borda inferior da

Figura 15.1 – Anatomia normal da cavidade oral. Ressonância magnética.

A) Imagem sagital mediana (T1SE). M. gênio-hióide (1). M. genioglosso (2). Sínfise da mandíbula (3). Palato mole (4). Epiglote (5).

B e C) Imagens axiais ao nível dos ramos horizontais da mandíbula (T1SE). Rafe mediana (1). M. milo-hióide (2). Espaço sublingual (3).

D e E) Imagens coronais (T1SE). Ventre anterior do m. digástrico (1). M. gênio-hióide (2). M. milo-hióide (3). M. hioglosso (4). Rafe mediana (5). Espaço sublingual (6). Ramos mandibulares (7). Palato duro (8).

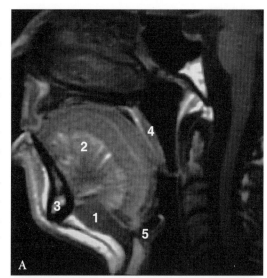
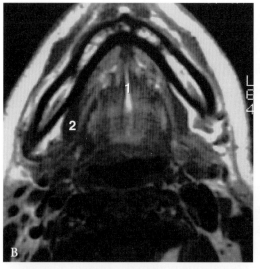
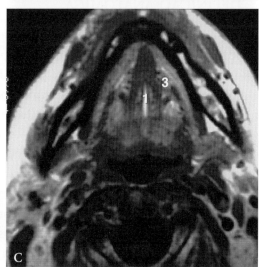
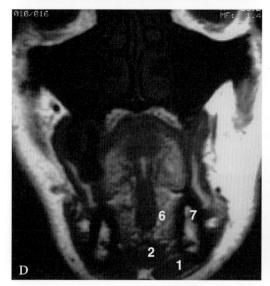
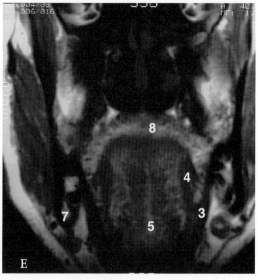

sínfise mandibular para continuar-se para trás e um pouco para fora e para baixo, inserindo-se por meio de um tendão no osso hióide. Esse músculo pode ser mais bem caracterizado em cortes axiais e coronais na tomografia computadorizada e na ressonância magnética.

O trígono retromolar corresponde a um pequeno espaço triangulariforme localizado posteriormente ao último molar inferior de cada lado, estando muito próximo do pilar amigdaliano e, conseqüentemente, da orofaringe.

A língua, formada por músculos intrínsecos e extrínsecos, é dividida em porção oral (dois terços anteriores) e base (que pertence à orofaringe). Sua musculatura é complexa, e alguns desses músculos podem ser identificados pela tomografia computadorizada e pela ressonância magnética. O músculo genioglosso, um músculo par, forma a porção inferior da língua na linha mediana; mais lateralmente, de cada lado, encontra-se o músculo hioglosso que participa da formação da borda lateral da língua; os músculos estiloglosso e palatoglosso também são músculos pares, sendo que o primeiro ajuda a formar a borda lateral da língua e o segundo forma o pilar anterior da amígdala. Esses quatro músculos pares compõem a musculatura extrínseca da língua. A musculatura intrínseca é formada por três grupos de músculos pares, que não podem ser individualizados pela tomografia computadorizada ou ressonância magnética, e um músculo ímpar, músculo único longitudinal superior, que recobre a superfície lingual, por vezes identificado à tomografia computadorizada ou à ressonância magnética. A rafe mediana da língua, estrutura fibrosa que a divide em duas metades simétricas, é importante ponto de referência nas infiltrações tumorais por, por exemplo, determinar a necessidade de um esvaziamento cervical *de princípio* homo ou bilateral.

O músculo milo-hióide separa dois espaços, um superior ou espaço sublingual e um inferior ou espaço submandibular. O espaço sublingual, limitado lateralmente pelo músculo milo-hióide, contém a artéria e a veia linguais e os nervos lingual, hipoglosso e glossofaríngeo. Esse espaço é importante via de infiltração tumoral por meio das estruturas vasculonervosas. O ducto da glândula submandibular tem seu trajeto ocupando parcialmente o espaço sublingual. Lesões tumorais que infiltram esse espaço podem acarretar obstrução desse ducto e conseqüente processo inflamatório da glândula submandibular, sinal indireto importante da presença de neoplasia na região. Os espaços sublingual e submandibular comunicam-se posteriormente pela borda livre do músculo milo-hióide.

MÉTODOS DE IMAGEM

Como foi visto, o carcinoma espinocelular responde por cerca de 95% das neoplasias da cavidade oral. Esse tumor acomete principalmente homens após a quinta década de vida, com história de tabagismo e alcoolismo. Aproximadamente um terço desses pacientes apresenta-se com comprometimento ganglionar quando da primeira consulta. O carcinoma adenóide cístico é o tumor maligno mais comum das glândulas salivares menores distribuídas pela mucosa bucal, sendo menos freqüente o comprometimento ganglionar nesse tumor. Ambos apresentam caráter infiltrativo local. Achado bastante característico do carcinoma adenóide cístico, porém não específico deste tumor, é sua tendência em se propagar através da bainha nervosa, principalmente do nervo facial e da terceira divisão do trigêmeo, para ganhar a base do crânio pelos seus respectivos forames. Outros tumores podem acometer a cavidade oral, tais como adenocarcinomas, linfomas ou sarcomas.

O diagnóstico da neoplasia é feito por exame clínico direto e biópsia da lesão. Raramente, uma avaliação por imagem poderá identificar um tumor submucoso que tenha passado despercebido no exame físico. Não há diferenças significativas entre as neoplasias mais comuns quanto às características de imagem. O encaminhamento ao departamento de imagem para a realização de exames radiológicos tem como objetivo básico a complementação do estadiamento local e regional (TNM). Como no exame clínico não se tem uma avaliação precisa da extensão e principalmente da profundidade de uma lesão da mucosa bucal, torna-se necessário o estudo local por meio de imagem.

Os métodos de imagem mais empregados na avaliação da cavidade oral são os raios X simples, a tomografia computadorizada e a ressonância magnética. Cada método apresenta suas vantagens e desvantagens e, muitas vezes, é a combinação de alguns desses exames a melhor maneira de se estadiar uma lesão. Ultra-sonografia e cintilografia óssea podem ser usadas como exames complementares.

Os raios X simples são exames bastante limitados no que diz respeito à avaliação de componentes de partes moles e só vão mostrar alguma alteração óssea mandibular ou da maxila em lesões mais avançadas. A radiografia simples passa a ser, porém, o método de escolha para avaliação das condições dentárias do paciente, aspecto que pode ser importante no planejamento terapêutico, seja por meio de radiografia panorâmica ou de radiografias localizadas (intra-orais).

Atualmente, os exames mais utilizados para o estadiamento das neoplasias da cavidade oral são a tomografia computadorizada e a ressonância magnética. Ambos são exames que proporcionam uma visão global óssea e de partes moles da lesão e de áreas adjacentes (Figs. 15.2, 15.3 e 15.4).

O exame por tomografia computadorizada é rápido (e, portanto, menos suscetível a artefatos de movimento, causados pela deglutição ou movimentação do paciente) e proporciona boa definição anatômica da cortical, caracterizando melhor eventuais reações periostais e da interface gordura/partes moles. Esse exame tem por inconveniente a necessidade de utilização de meio de contraste venoso à base de iodo, o que pode acarretar algumas reações adversas. As restaurações dentárias podem causar artefatos muito importantes no exame de tomografia computadorizada, não sendo incomum nesses casos um prejuízo significativo na qualidade das imagens, impedindo a avaliação local até mesmo de lesões maiores, principalmente na língua e no assoalho da boca. Muitas vezes, particularmente em pacientes debilitados ou idosos, não se consegue obter imagens coronais diretas pela tomografia computadorizada, o que também pode prejudicar a interpretação do exame. É importante lembrar que praticamente não existe contra-indicação à realização do exame de tomografia computadorizada, havendo, entretanto, restrições quanto ao uso do meio de contraste endovenoso.

RADIOLOGIA NAS NEOPLASIAS DA CAVIDADE ORAL 111

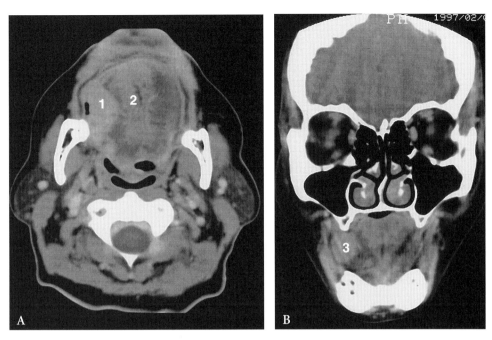

Figura 15.2 – Carcinoma espinocelular de língua. Tomografia computadorizada com imagem axial (**A**) e coronal (**B**) após a administração endovenosa do meio de contraste iodado. **A**) Lesão sólida que sofre realce pelo meio de contraste e ocupa a borda lateral e os planos profundos da hemilíngua direita (1). Rafe mediana preservada (2). **B**) A massa envolve o músculo hioglosso (3).

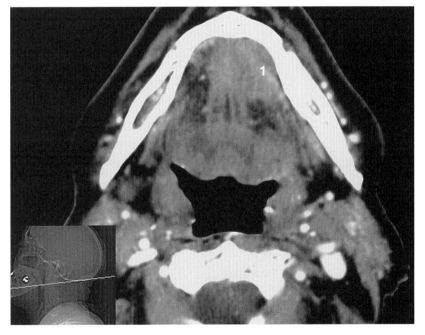

Figura 15.3 – Carcinoma espinocelular do assoalho da boca. Tomografia computadorizada. Imagem axial com janela de partes moles pós-contraste endovenoso. Lesão sólida infiltrativa comprometendo o terço anterior do assoalho da boca, envolvendo os músculos milo-hióide e gênio-hióide, bem como o espaço sublingual à esquerda (1).

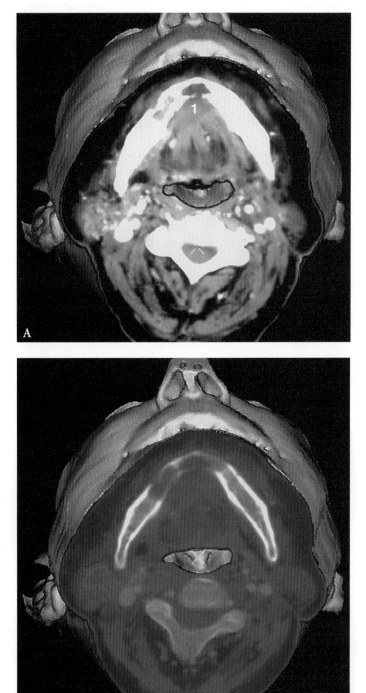

Figura 15.4 – Carcinoma espinocelular do assoalho da boca. Tomografia computadorizada pós-contraste com reconstrução tridimensional. A) Área de realce anômalo e apagamento do plano gorduroso adjacente ao assoalho da boca junto ao mento (1). B) Janela óssea demonstra lesões líticas com rompimento da cortical mandibular.

Na ressonância magnética, comparativamente à tomografia computadorizada, não é utilizada a radiação ionizante, e sim ondas eletromagnéticas. Apresenta melhor contraste de partes moles; isso significa que o exame por ressonância magnética normalmente pode proporcionar melhor definição dos limites de uma lesão. Além disso, pelas próprias características físicas de aquisição das imagens, há maior facilidade em se obter imagens em qualquer plano do espaço, não havendo necessidade de se modificar a posição do paciente. O meio de contraste à base de gadolínio (índice bastante reduzido de reações adversas) é outra vantagem dessa modalidade de exame. As restaurações dentárias em geral acarretam pouco artefato, não impedindo a análise até mesmo de pequenas lesões.

A ressonância magnética proporciona excelente avaliação do envolvimento perineural e infiltração intracraniana, principalmente devido à sua capacidade de adquirir imagens em qualquer plano do espaço, pelo excelente contraste de partes moles e pelo uso de técnicas específicas desse método, como a supressão de gordura, o que é imprescindível no estudo das neoplasias da cavidade oral. É um método de exame bastante sensível, podendo detectar pequenas alterações da medular óssea mandibular ou maxilar mesmo sem haver rompimento da cortical óssea adjacente. Essas alterações podem não ser necessariamente devidas a comprometimento tumoral, mas a processos inflamatórios ou infecciosos associados.

Outros inconvenientes da ressonância magnética são o tempo de exame ainda longo em relação à tomografia computadorizada, o fato de ser um método bastante sensível aos artefatos de movimento, além de ser um exame mais caro e ainda pouco disponível. Existem contra-indicações absolutas à realização do exame por ressonância magnética e que devem ser respeitadas: uso de marcapasso cardíaco, neuroestimuladores, presença de clipes neurocirúrgicos ou de corpo estranho ferromagnético intra-orbitário.

A cintilografia com tecnécio é um exame pouco utilizado para avalição do comprometimento ósseo nos tumores da cavidade oral.

O estadiamento regional em busca de comprometimento ganglionar realizado pelo exame clínico pode ser complementado com exames radiológicos, sendo que em cerca de 25% dos pacientes o estadiamento ganglionar sofrerá alterações após a utilização de métodos de imagem. A drenagem linfática da cavidade oral se dá basicamente por três sítios: as cadeias submentoniana, submandibular e jugular interna que se comunicam entre si, o que explica a bilateralidade relativamente comum dos comprometimentos ganglionares nos tumores da cavidade oral.

A tomografia computadorizada e a ressonância magnética são os métodos que mais freqüentemente utilizamos para a pesquisa de adenomegalias. Tanto a tomografia computadorizada como a ressonância magnética são métodos bastante sensíveis e relativamente específicos na pesquisa de comprometimento linfático e são estes os exames de escolha para o estadiamento cervical, embora alguns autores demonstrem preferência pela tomografia computadorizada na procura de linfonodos. A ultra-sonografia é um método de grande sensibilidade na pesquisa de linfonodos cervicais, mas sua especificidade reduzida a torna um método de baixa eficiência.

De modo geral, a combinação entre o exame clínico e o uso de métodos de imagem torna bastante fidedigno o estadiamento locorregional das neoplasias da cavidade oral. A avaliação por imagem deverá ser feita preferencialmente pela tomografia computadorizada ou pela ressonância magnética. Levando-se em consideração as vantagens e as desvantagens de cada método, podemos atribuir a ambos importância semelhante. Alguns serviços preconizam a realização dos dois exames de maneira complementar, o que pode ser discutível, mas certamente facilita o trabalho tanto do médico radiologista como do cirurgião.

BIBLIOGRAFIA

GOMES, R.L.E. – Sialoadenite Submandibular Crônica Secundária à Obstrução Neoplásica do Ducto de Wharton: Correlação Entre Tomografia Computadorizada e Exames Físico e Anatomopatológico. São Paulo, 1998. Tese (doutorado) – Faculdade de Medicina da Universidade de São Paulo.

SIGAL, R.; MONNET, O.; BAERE, T. et al. – Adenoid cystic carcinoma of the head and neck: evaluation with MR imaging and clinical-pathologic correlation in 27 patients. *Radiology,* **184**:95-101, 1992.

SIGAL, R. – Tumeurs de la cavité orale. **In:** Bourjat, P. & Veillon, F. (eds.). *Imagerie Tadiologique Tête et Cou.* Vigot, 1995, pp. 331-342.

SIGAL, R.; ZAGDANSKI, A.; SCHWAAB, G. et al. – CT and MR imaging of squamous cell carcinoma of the tongue and floor of the mouth. *Radiographics,* **16**:787-810, 1996.

SOM, P. – Detection of metastasis in cervical limph nodes: CT and MR criteria and defferential diagnosis. *AJR,* **158**:961-969, 1992.

YOUSEM, D.; CHALIAN, A. – Oral cavity and pharinx. *Radiol. Clin. Noth Am.,* **36**:967-981, 1998.

SMOKER, W. – Oral cavity. **In:** Som, P.M.; Curtin, H.D. (eds.). *Head and Neck Imaging.* Mosby, pp. 488-544.

Parte III

TRATAMENTO

16 ESTRATÉGIA TERAPÊUTICA MULTIDISCIPLINAR

RICARDO JOSÉ MARQUES

INTRODUÇÃO

Todo paciente com câncer da cavidade oral requer uma avaliação por equipe multidisciplinar que inclua cirurgião de cabeça e pescoço, radioterapeuta, oncologista clínico, odontólogo, fonoaudiólogo, enfermeiro especializado e outros profissionais que possam oferecer apoio psicossocial. A avaliação deve ser prospectiva, ou seja, antes da realização de qualquer meio definitivo de tratamento. Em outros capítulos deste livro, diferentes profissionais irão delinear a melhor forma de contribuir para o tratamento do paciente. Neste capítulo enfoca-se, especificamente, como o cirurgião, o radioterapeuta e o oncologista clínico podem interagir de modo multidisciplinar.

O tratamento multidisciplinar deve oferecer ao paciente, necessariamente nesta ordem: a melhor oportunidade de cura, a preservação do órgão e a melhor qualidade de vida. Não podemos nos desviar do objetivo inicial que é a cura. Em um estudo foi avaliado o valor relativo dado pelos pacientes aos resultados após o tratamento do câncer de cabeça e pescoço. O objetivo mais importante do tratamento foi a cura, com prolongamento da sobrevida em segundo plano. Embora as preocupações funcionais e sintomáticas, como ausência de dor, habilidade para deglutir e alimentar-se e preservação da voz natural, fossem desejáveis, elas deveriam ser ignoradas se houvesse qualquer tipo de comprometimento na margem de curabilidade. A otimização das chances de cura para os nossos pacientes, mesmo à custa de diminuição na capacidade funcional, deve permanecer como prioridade máxima. Embora alguns pacientes estejam dispostos a correr o risco de diminuição do potencial de cura em benefício da preservação funcional, esta não é a regra; esses aspectos devem ser cuidadosamente discutidos.

A abordagem multidisciplinar visa à melhor forma de curar o paciente e conservar a função do órgão acometido. A preservação do órgão, isto é, evitar a ressecção cirúrgica do tumor primário, é um objetivo bem estabelecido tanto para a radioterapia quanto para a combinação de radioterapia e quimioterapia. Apesar de parecer óbvio que a preservação do órgão é um pré-requisito para a preservação de sua função, esta é uma simplificação do problema. As técnicas de reconstrução e reabilitação atuais oferecem a restauração da função do órgão após a ressecção cirúrgica. Ao contrário, a irradiação definitiva, com ou sem quimioterapia, de um tumor de grandes proporções pode evitar a ressecção da língua, por exemplo, e resultar em incapacidade funcional do órgão, levando o paciente a freqüentes aspirações.

Na cavidade oral, as principais preocupações são a deglutição e a fala. Apesar de a preservação dos órgãos da cavidade oral e, mais importante, a conservação de sua função serem desejáveis, antes que estratégias terapêuticas alternativas sejam consideradas, a equivalência dos resultados, em termos de sobrevida, com o tratamento cirúrgico convencional deve ser demonstrada. Especificamente, as seguintes questões precisam ser respondidas: 1. a radioterapia definitiva é equivalente à ressecção cirúrgica na cavidade oral?; 2. pode a adição de quimioterapia à radioterapia definitiva aumentar o índice de cura?; 3. em quais situações é indicada a radioterapia adjuvante após a cirurgia?; 4. qual é o aumento da toxicidade (imediata e tardia) com a combinação das várias formas de tratamento?; 5. existe algum papel para a quimioterapia primária (neo-adjuvante) em tumores localmente avançados?; 6. pode uma abordagem agressiva combinando radioterapia e quimioterapia aumentar a morbidade e diminuir o resgate cirúrgico subseqüente?

Como regra geral, a radioterapia definitiva, com ou sem braquiterapia, ou a ressecção cirúrgica do tumor primário com dissecção cervical são opções equivalentes para o tratamento de pacientes com câncer da cavidade oral com tumores T1, T2 e T3, N0. Provavelmente, a radioterapia é a forma preferida de tratamento das lesões T1. Inexistem trabalhos clínicos comparando cirurgia e radioterapia. A interpretação da literatura é complexa por causa das variações existentes no fracionamento e na dose de radioterapia e na técnica cirúrgica empregada.

Sem dúvida, o tratamento de pacientes com câncer localmente avançado constitui o maior desafio para a equipe multidisciplinar. O prognóstico de pacientes com lesões avançadas (estádios III e IV) permanece desfavorável devido à falta de controle locorregional, assim como de controle da doença metastática. Na realidade, o índice de cura para as lesões T4 com linfonodos positivos é tão baixo que muitos dos portadores são tratados com radioterapia paliativa. A melhor maneira de integrar as três formas de tratamento (cirurgia, radioterapia e quimioterapia) e a seqüência em que devem ser aplicadas são aspectos não definidos na literatura. Alguns estudos têm se concentrado no uso de quimioterapia primária ("neo-adjuvante") antes do controle local com radioterapia e/ou cirurgia. Outros estudos têm explorado a quimioterapia administrada concomitantemente com a radioterapia. O principal objetivo desses estudos é melhorar o controle local e aumentar a sobrevida. Um segundo objetivo é determinar se a quimioterapia, antes ou durante a radioterapia, permitiria cirurgias menos mutilantes e preservação da função do órgão. É também importante considerar o tratamento do sítio primário separadamente do tratamento do pescoço. A dissecção cervical para a doença linfonodal avançada pode ser efetuada independentemente de o tumor primário ser ressecável, e é geralmente indicada, mesmo quando a radioterapia definitiva for o tratamento escolhido. Alguns resultados recentes fundamentam o uso combinado dessas três estratégias.

Foi feito um estudo randomizado, multicêntrico e prospectivo que comparou a radioterapia isolada e a radioterapia concomitante com a quimioterapia em câncer avançado de cabeça e pescoço. Esse estudo incluiu 33 pacientes com câncer da cavidade oral do grupo tratado somente com radioterapia e 27 pacientes do grupo tratado com radioterapia associada à quimioterapia. A sobrevida média estimada em 3 anos foi de 24% para o grupo tratado com radioterapia e de 49% para o grupo tratado com radioterapia e quimioterapia, demonstrando a importância do tratamento combinado.

Outro estudo relatou o resultado do tratamento com quimioterapia semanal (paclitaxel 60mg/m² + carboplatina AUC = 1) associada com radioterapia externa (45Gy) em 35 pacientes com câncer localmente avançado de cabeça e pescoço, dos quais, dezesseis tinham câncer da cavidade oral. Houve resposta completa em 53% dos pacientes, resposta parcial em 47% e resposta patológica completa em 68% dos pacientes. Todas as lesões foram ressecadas com preservação e reconstrução da função dos órgãos acometidos. Após um seguimento mínimo de 12 meses, 71% dos pacientes estavam livres de progressão da doença e 83% estavam vivos.

Foi ainda relatado um estudo no qual 41 pacientes com carcinoma espinocelular da cavidade oral em estádios III e IV foram tratados com quimioterapia e radioterapia pré-operatórias. Após seguimento médio de 52,8 meses, a sobrevida estimada de 5 anos foi de 81,5% para todo o grupo – 88,6% para o estádio III e 76,4% para o estádio IV. Esses resultados são claramente superiores aos controles históricos.

Esses trabalhos exemplificam como a integração das modalidades de tratamento pode melhorar o controle local e sistêmico em pacientes com doença localmente avançada. São necessários estudos com um número maior de pacientes, especialmente envolvendo aqueles com câncer da cavidade oral, para confirmar esses resultados.

A toxicidade da combinação de radioterapia e quimioterapia concomitantes é considerável, principalmente mucosite ocasionando significativa redução da deglutição e alimentação por via oral. O sucesso desses tratamentos concomitantes somente é possível com medidas intensivas de suporte, disponíveis em um ambiente multidisciplinar. Alimentação enteral, através de sondas, tem sido rotineiramente empregada para evitar a interrupção do tratamento devida a mucosite e disfagia. A perda significativa de peso durante o tratamento é um fator prognóstico desfavorável, conforme demonstrado em alguns estudos. Essa perda de peso é ainda mais importante considerando-se que os pacientes com câncer da cavidade oral apresentam-se geralmente desnutridos em virtude dos fatores de risco relacionados com a doença, como o tabagismo e o alcoolismo. O manejo dessas complicações inicia-se pela avaliação odontológica antes do início da radioterapia e quimioterapia.

Tanto a experiência dos grandes serviços de oncologia como a literatura em geral fundamentam amplamente a necessidade do manejo multidisciplinar do carcinoma de boca, freqüentemente envolvendo cirurgiões, radioterapeutas, oncologistas clínicos, nutricionistas, cirurgiões-dentistas, enfermeiros, psicólogos e fonoaudiólogos.

BIBLIOGRAFIA

FORASTIERE, A.A. – Organ function conservation strategies in cancer of the oropharynx. In: Perry, M.C. *American Society of Clinical Oncology - 1999*. Educational Book, Lippincott, Williams and Wilkins, 1999, pp. 540-562.

KIRITA, T.; OHGI, K.; TSUYUKI, M. et al. – Preoperative simultaneous cisplatin- or acrboplatin-based chemotherapy and radiotherapy for squamous cel carcinoma of the oral cavity. *J. Surg. Oncol.*, **63**(4):240-248, 1996.

LIST, M.A.; BUTLER, P.; VOKES, E.E. et al. – Head and neck cancer (HNC) patients: how do patients prioritize potential treatment outcomes? *Proc. Am. Soc. Clin. Oncol.*, 17:382a, 1998.

WANEBO, H.J.; CHOUGULE, P.; AKERLEY, W.L. et al. – Preoperative hemoradiation coupled with agressive resection as needed ensures near total control in advanced head and neck cancer. *Am. J. Surg.*, **174**(5):518-522, 1997.

WENDT, T.G.; GRABENBAUER, G.G.; RODEL, C.M. et al. – Simultaneous radiochemotherapy versus radiotherapy alone in advanced head and neck cancer: a randomized multicenter study. *J. Clin. Oncol.*, **16**(4):1318-1324, 1998.

17 TRATAMENTO DAS LESÕES CANCERIZÁVEIS

Luiz Roberto Medina dos Santos

INTRODUÇÃO

As leucoplasias e as eritroplasias são as alterações da mucosa de revestimento da cavidade oral reconhecidas como as principais lesões cancerizáveis ou pré-malignas. Como já definidas anteriormente, tais lesões são placas brancas ou avermelhadas presentes na mucosa bucal que não podem ser caracterizadas clínica ou patologicamente como nenhuma outra doença diagnosticável. Embora a leucoplasia da cavidade oral seja uma lesão pré-maligna com alto risco de desenvolvimento de câncer, pouco se conhece sobre suas bases genéticas. O desenvolvimento do câncer de boca é um processo de múltiplas etapas e, como já foi visto nos capítulos iniciais, causado por múltiplas alterações genéticas.

Leucoplasia é a lesão pré-maligna mais comum da mucosa bucal (Fig. 17.1). Seu risco de transformação maligna pode, até certo ponto, ser previsto com base na aparência clínica, na localização dentro da cavidade oral e nos achados histo-

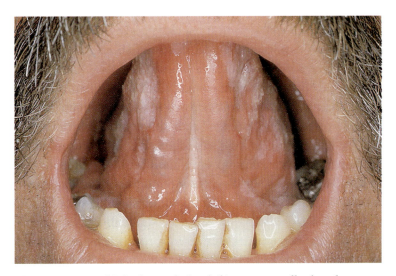

Figura 17.1 – Múltiplas leucoplasias de língua e assoalho bucal.

patológicos na biópsia. Assim, as leucoplasias menos exofíticas, localizadas na língua, cujas biópsias revelam graus mais intensos de displasia, devem ser tratadas de forma mais agressiva, em razão desse risco maior de malignização.

A eritroplasia é menos comum do que a leucoplasia, mas carrega um risco consideravelmente maior de transformação maligna. Dessa forma, as eritroplasias devem, sempre, ser removidas cirurgicamente, e seus portadores, adequadamente seguidos por longo período.

TRATAMENTO CONSERVADOR

Em princípio, todos os pacientes podem ser acompanhados por meio de tratamento conservador. Dessa forma, as atenções devem ser dirigidas para a eliminação de possíveis fatores causais das leucoplasias. Assim, os hábitos de fumar e beber devem ser proibidos. A alimentação deve ser composta de alimentos saudáveis, como legumes, verduras e frutas, cozidos ou grelhados, abolindo-se os condimentos fortes, defumados, frituras e refeições muito quentes ou muito frias. Com essas medidas, tende-se a minimizar o trauma e a irritação da mucosa bucal. Da mesma forma, o uso de colutórios para higienização freqüente da boca é recomendação complementar feita aos pacientes.

A pesquisa clínica, na área da quimioprevenção das lesões pré-malignas e de câncer da cavidade oral, tem movimentado milhões de dólares e envolvido muitos serviços de renome internacional. Como exemplo desse esforço, um grupo de autores, na França, conduziu recentemente um estudo duplo-cego controlado com placebo, para avaliar o potencial quimiopreventivo da vitamina A e do caroteno, usados isoladamente nos indivíduos com leucoplasia de boca em Kerala, Índia. Os pacientes com lesões bucais pré-malignas foram divididos em três grupos para receber vitamina A, beta-caroteno ou placebo, por 12 meses. Dos pacientes tratados com placebo, 10% mostraram regressão completa das lesões, enquanto tal regressão ocorreu em 52% daqueles que receberam vitamina A, dose de 300.000UI/semana, e em 33% com beta-caroteno, dose de 360mg/semana, diferenças estas estatisticamente significativas. Não foram observadas maiores toxicidades, e os autores concluíram que havia forte evidência de benefício decorrente da suplementação com vitamina A, por longo tempo, nos pacientes com leucoplasias com alto risco de transformação maligna.

Como será visto no capítulo 33, os retinóides estão sob intenso estudo para o tratamento e a prevenção de lesões pré-malignas e de câncer de boca, sendo sua substancial toxicidade dose-relativa o maior obstáculo dessas drogas. Estudos retrospectivos mostraram uma redução significativa da toxicidade do 13-cis-ácido retinóico (13cRA) quando associado a doses crescentes do precursor da vitamina A (alfa-tocoferol – AT). O 13cRA foi administrado na dose de 100mg/m^2/dia, com doses de 800 a 2.000UI/dia do AT, mostrando 77,8% de resposta completa para uma amostra pequena de pacientes com lesões pré-malignas, porém com alta toxicidade em 18% dos pacientes, contrastando com uma taxa de 10% de resposta completa das lesões pré-malignas ao 13cRA isoladamente.

TRATAMENTO CIRÚRGICO

Sempre que o tratamento conservador não for eficaz, devemos indicar a remoção cirúrgica das leucoplasias. Quando estivermos diante de lesão única (Fig. 17.2) e de pequeno tamanho, a exérese cirúrgica simples e superficial, seguida do fechamento primário do defeito remanescente (Fig. 17.3), deve ser o procedimento de escolha. Já as grandes ou múltiplas leucoplasias necessitarão de remoções múltiplas ou fracionadas, por vezes, em várias etapas cirúrgicas. Desde que não haja contra-indicação clínica importante, a anestesia deverá ser geral, com controle das margens de ressecção por cortes de congelação intra-operatória.

Uma alternativa ao procedimento cirúrgico tradicional é a criocirurgia, método que utiliza um "spray" de nitrogênio líquido e um instrumento refrigerado apropriado, para ressecções intra-orais de várias lesões, inclusive as leuco e eritroplasias.

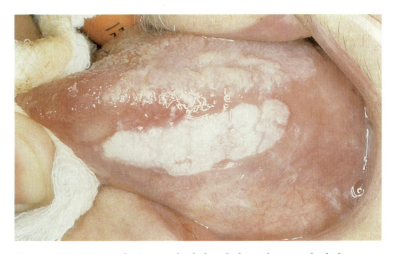

Figura 17.2 – Leucoplasia grande de borda lateral esquerda da língua.

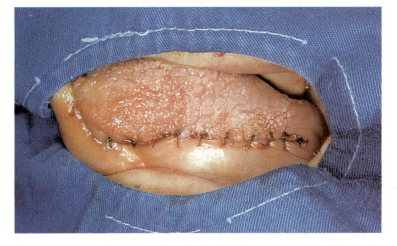

Figura 17.3 – Fechamento primário do defeito, após exérese da lesão da língua.

Independente da modalidade cirúrgica utilizada para o tratamento dos portadores de lesões cancerizáveis, é fundamental um seguimento rigoroso, no máximo bimensal, nos primeiros dois anos, depois semestral até os cinco anos e, eventualmente, anual pelo resto da vida, com a intenção de identificar possíveis recidivas ou segundos tumores e lesões, principalmente nos indivíduos que não cessam o uso do fumo e do álcool.

TRATAMENTOS TÓPICOS

A literatura internacional tem mostrado várias pesquisas direcionadas ao tratamento das leucoplasias da cavidade oral por meio de aplicação tópica de substâncias que inibiriam as alterações epiteliais que poderiam culminar no carcinoma invasivo. Assim, autores alemães sugerem a aplicação do ácido 5-aminolevulínico (ALA), seguida de terapia fotodinâmica, nas leucoplasias da cavidade oral. Um creme de ALA a 20% é aplicado na lesão por duas horas e, então, é ativado por luz, produzindo um fotossensibilizador (protoporfirina) que destrói a lesão, com 75% de respostas objetivas (completas e parciais).

A quimioterapia tópica, usando dimetilsulfóxido de bleomicina a 1%, para o tratamento de lesões displásicas da boca, foi estudada por um grupo de autores canadenses. Aplicando a bleomicina uma vez ao dia por 14 dias consecutivos, esses autores obtiveram 75% de resolução das lesões, com comprovação histológica. Após mais de três anos de seguimento, referiram 31,6% de desaparecimento das lesões, 47,4% de recidivas mínimas e transformação maligna em 11%, recomendando um seguimento rigoroso dos pacientes.

BIOLOGIA MOLECULAR

A análise de parâmetros da Biologia Molecular nas biópsias e linhagens celulares de lesões pré-neoplásicas e neoplásicas trarão grande impacto em seu manejo.

Como foi visto, alterações em genes supressores de tumor, tais como p53, podem ter papel importante na carcinogênese da cavidade oral e ser potencialmente úteis como marcadores biológicos do prognóstico das lesões cancerizáveis e do câncer de boca.

Em pacientes com lesões pré-malignas, o tempo médio de transição (pré-malignidade a malignidade) foi significativamente mais curto nos pacientes com acúmulo de p53 do que nos casos p53 indetectável no núcleo das células. Na mesma linha, a expressão do p53, acima da camada basal do epitélio mucoso da boca, identificada por imuno-histoquímica, é um achado precoce de transformação maligna e tem valor preditivo para o desenvolvimento de carcinoma espinocelular da cavidade oral.

Outro exemplo é a avaliação da atividade da telomerase. Essa enzima, associada à imortalidade celular, está expressa na maioria das células malignas e habitualmente inativa nas células normais, também tem sido pesquisada nas lesões da cavidade oral. Embora observada em epitélio normal e hiperplásico, a atividade da telomerase mostrou ter relação com o grau de diferenciação tumoral, sendo mais intensa nos tumores pouco diferenciados. Por outro lado, quanto melhor a resposta terapêutica dos tumores precoces, menor a atividade da telomerase. Portanto, a atividade da telomerase pode ser um marcador útil de prognóstico e da eficácia terapêutica no câncer de boca.

Esses exemplos, além dos citados nos outros capítulos, ilustram, de modo claro, a progressiva importância dos parâmetros moleculares, tanto no diagnóstico quanto na individualização do tratamento das lesões pré-malignas e malignas da cavidade oral.

BIBLIOGRAFIA

CRUZ, I.B.; SNIJDERS, P.J.; MEIJER, C.J. et al. – p53 expression above the basal cell layer in oral mucosa is an early event of malignant transformation and has predictive value for developing oral squamous cell carcinoma. *J. Pathol.*, **184**:360-368, 1998.

DIMERY, I.W.; HONG, W.K.; LEE, J.J. et al. – Phase I trial of alpha-tocopherol effects on 13-cis-retinoic acid toxicity. *Ann. Oncol.*, **8**:85-89, 1997.

EPSTEIN, J.B.; GORSKY, M.; WONG, F.L. et al. – Topical bleomycin for the treatment of dysplastic oral leukoplakia. *Cancer*, **83**:629-634, 1998.

GIROD, S.C.; PFEIFFER, P.; RIES, J. et al. – Proliferative activity and loss of function of tumour supressor genes as "biomarkers" in diagnosis and prognosis of benign and preneoplastic oral lesions and oral squamous cell carcinoma. *Br. J. Oral Maxillofac. Surg.*, **36**:252-260, 1998.

ISHIDA, C.E. & RAMOS E SILVA, M. – Cryosurgery in oral lesions. *Int. J. Dermatol.*, **37**:283-285, 1998.

KANAN, S.; TAHARA, H.; YOKOZAKI, H. et al. – Telomerase activity in premalignant and malignant lesions of human oral mucosa. *Cancer Epidemiol. Biomarkers Prev.*, **6**:413-420, 1997.

KAUR, J.; SRIVASTAVA, A. & RALHAN, R. – Prognostic significance of p53 protein overexpression in betel- and tobacco-related oral oncogenesis. *Int. J. Cancer* (Pred. Oncol.), **79**:370-375, 1998.

KÜBLER, A.; HAASE, T.; RHEINWALD, M. et al. – Treatment of oral leukoplakia by topical application of 5-aminolevulinic acid. *Int. J. Oral Maxillofac. Surg.*, **27**:466-469, 1998.

MAO, L. – Leukoplakia: molecular understanding of pre-malignant lesions and clinical implications for clinical management. *Mol. Med. Today*, **3**:442-448, 1997.

SANKARANARAYANAN, R.; MATHEW, B; VARGHESE, C. et al. – Chemoprevention of oral leukoplakia with vitamin A and beta carotene: an assessment. *Oral Oncol.*, **33**:231-236, 1997.

VAN DER WAAL, I. – The diagnosis and treatment of precancerous lesions. *FDI World*, **4**:6-9, 1995.

18 CIRURGIA DO CÂNCER DE BOCA

Orlando Parise Jr.

PRINCÍPIOS GERAIS

A opção pela cirurgia no tratamento do câncer de boca (carcinoma espinocelular) deve estar inserida em uma estratégia terapêutica, ainda hoje baseada na extensão locorregional da lesão. Atualmente, diversas equipes trabalham na validação de marcadores moleculares, os quais permitirão, no futuro, orientar o tratamento em função do comportamento biológico potencial das lesões. Como foi discutido no capítulo anterior, a estratégia terapêutica, até o momento, quase sempre é composta pelo tratamento da lesão primária e das áreas ganglionares, freqüentemente associando cirurgia e radioterapia (teleterapia ou braquiterapia). A decisão final quanto ao tratamento deve ser tomada sempre em comum acordo com o paciente, levando em conta suas condições clínica e social, o suporte hospitalar, a possibilidade de seguimento, o prognóstico, os custos, os riscos, as alternativas terapêuticas e seu impacto na qualidade de vida do paciente.

Quanto mais inicial for a lesão, mais simples e rápido é o tratamento cirúrgico, com a vantagem de não comprometer o emprego das outras modalidades terapêuticas no caso de recidivas ou outros tumores primários.

O tratamento cirúrgico da lesão primária do câncer de boca segue os princípios da cirurgia oncológica em geral. O primeiro objetivo é o controle oncológico da lesão, atingido quando as margens cirúrgicas estão satisfatórias. Muitas vezes, o aspecto normal da margem da mucosa esconde infiltrações focais microscópicas da lesão. Por essa razão, áreas com qualquer suspeita macroscópica devem ser examinadas pelo patologista por meio da técnica de congelação no intra-operatório, quantas vezes forem necessárias. Recomenda-se, sempre que possível, uma margem macroscópica entre 1 e 2cm da mucosa livre da lesão. O segundo objetivo do tratamento cirúrgico é a preservação funcional das estruturas que compõem a cavidade oral, para manter a integridade da mastigação, deglutição e articulação da fala. Particularmente nas lesões de língua, cujo tratamento inclui uma perda muscular importante, a reconstrução adequada e a reabilitação feita por uma equipe multidisciplinar minimizam as seqüelas funcionais. A reabilitação estética vem a seguir, sendo a reconstrução feita no mesmo ato operatório, sempre que possível.

No caso de resgate cirúrgico pós-químio e/ou radioterapia com resposta parcial, recomenda-se que os limites da ressecção sejam os mesmos da lesão inicial, pois é possível a presença de nichos de células neoplásicas viáveis em meio ao tecido cicatricial.

Uma avaliação adequada pré-operatória permite otimizar a estratégia terapêutica, individualizando o tratamento para cada situação.

CUIDADOS BÁSICOS, PREPARO E ANTISSEPSIA

Quando o território a ser operado for previamente irradiado, ou for prevista no planejamento cirúrgico a necessidade da abertura da mucosa bucal, é recomendada a administração de antibioticoterapia profilática. Com exceção de pequenas ressecções intra-orais, recomenda-se, sempre que possível, a anestesia geral com intubação nasotraqueal, pela segurança e facilidade proporcionadas ao paciente e à equipe cirúrgica. Com o paciente em decúbito dorsal horizontal sob anestesia, recomenda-se a colocação de um coxim sob as escápulas e um apoio na região occipital, facilitando tanto a extensão do crânio como sua rotação para ambos os lados, caso seja necessário.

Uma vez posto o paciente em posição, deve ser feita a antissepsia rigorosa, podendo ser iniciada com a escovação da pele com gluconato de clorexidina a 2% (Chorohex Degermante®), seguida da aplicação de solução aquosa de polivinilpirrolidona-iodo a 10% (Polvidine Tópico®), esta última inclusive na cavidade oral. A antissepsia e a colocação dos campos devem antever o acesso à rotação de retalho para a reconstrução, quando prevista.

Com relação ao material, instrumentos cirúrgicos que entrarem em contato com o tumor não devem ser utilizados para o fechamento, sendo aconselhada a preparação de duas mesas de instrumental, uma para a fase de ressecção e outra para a fase de reconstrução e fechamento. A própria qualidade do material cirúrgico utilizado pode influir no resultado. Um bisturi elétrico com retorno bipolar lesa menos as estruturas adjacentes, fios cirúrgicos absorvíveis provocam menor reação granulomatosa, campos cirúrgicos e aventais de qualidade dificultam a colonização bacteriana do campo operatório e assim por diante.

Antes do fechamento cirúrgico, recomenda-se lavar exaustivamente com soro fisiológico cada compartimento violado, tanto para antissepsia como para evitar implantes iatrogênicos de células tumorais.

Sempre que houver manipulação cirúrgica importante da língua, mandíbula ou orofaringe, ou alguma condição particular do doente que dificulte a intubação orotraqueal de emergência, deve ser feita traqueostomia de segurança.

Já ao final da cirurgia, a passagem, ainda na sala cirúrgica, de uma sonda nasogástrica para administrar a nutrição enteral, como a sonda de Duboff, é recomendável, pois, embora as extensas ressecções de cabeça e pescoço sejam traumatismos cirúrgicos importantes, o trato intestinal mantém-se perfeitamente funcional, permitindo que a dieta enteral seja introduzida no período pós-operatório imediato. A introdução da dieta não só beneficia o paciente diretamente do ponto de vista nutricional, como também previne complicações pela interrupção do trânsito intestinal.

A drenagem sob pressão negativa é recomendada nos esvaziamentos cervicais, empregando-se drenos com circuito fechado (como o Porto-Vac®), e para a vigilância das anastomoses microcirúrgicas geralmente se aconselha dreno do tipo laminar.

ESTRATÉGIA CIRÚRGICA

Quando houver esvaziamento associado à ressecção da lesão primária, recomenda-se iniciar pelo esvaziamento, seja mono ou bilateral, mantendo preferivelmente lesão primária e esvaziamento(s) em monobloco, quando a lesão primária for no andar inferior da boca. Uma vez que o limite necessário de ressecção tenha sido atingido e a peça operatória não esteja mais no campo operatório, o instrumental, as luvas e os campos cirúrgicos superficiais devem ser substituídos. Caso esteja previsto na estratégia terapêutica, pode-se nesse momento colocar os cateteres de braquiterapia ou, para orientar o planejamento da radioterapia, fazer a delimitação do território com clipes, se possível, de titânio, por não interferirem na qualidade de futuras imagens por ressonância magnética (Fig. 18.1). A traqueostomia de segurança, quando necessária, deve ser feita no final da cirurgia, após a colocação dos drenos e os fechamentos mucoso e cutâneo, preferencialmente isolada do(s) esvaziamento(s) cervical(is).

Nas lesões iniciais, clinicamente em estádio T1 e algumas em T2, desde que superficiais e com margens cirúrgicas suficientes, a ressecção intra-oral, seguida de sutura primária ou fechamento com retalhos locais, é satisfatória. Nas lesões avançadas, deve-se tomar particular cuidado no manejo da mandíbula e da língua.

MANDÍBULA

A mandíbula pode ser seccionada com finalidade tática (mandibulotomia mediana ou paramediana), para facilitar o acesso às lesões posteriores na base da língua ou na orofaringe, sendo nesse caso recomposta imediatamente sem nenhum prejuízo funcional ou estético.

Nos casos em que não existe infiltração grosseira direta e a ressecção da mandíbula é indicada para a obtenção de uma margem cirúrgica adequada, pode ser feita uma mandibulectomia marginal, na qual apenas parte da tábua interna ou a porção alveolar da mandíbula é retirada em monobloco com a lesão. No final da mandibulectomia, devem-se arredondar as margens da osteotomia, pois ângulos agudos ou espículas ósseas freqüentemente exteriorizam-se através da mucosa ou de retalhos com o uso de próteses. As mandibulectomias marginais são indicadas com reserva nos pacientes completamente edentados, pelo risco de fraturas. Quando a mandíbula foi francamente infiltrada pela lesão, é indicada uma mandibulectomia segmentar. A infiltração do canal alveolar geralmente determina a necessidade de ressecção de um segmento mais extenso da mandíbula, pela facili-

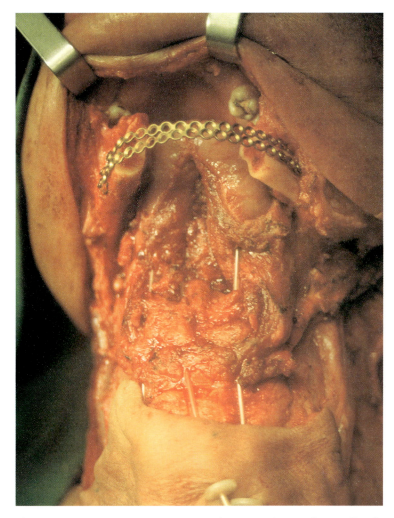

Figura 18.1 – Aspecto após a ressecção de um carcinoma do assoalho da boca anterior com maciça invasão da mandíbula. Foi feita a ressecção dos dois terços anteriores da língua, mandíbula e esvaziamento cervical bilateral, clipagem dos limites a serem irradiados e posicionamento dos cateteres de braquiterapia.

dade de progressão da lesão por essa via (Figs. 18.2 e 18.3). Freqüentemente, a literatura refere-se à ressecção do tipo "pull-through", com ou sem mandibulectomia associada. Nesse caso é feita uma mandibulectomia marginal, em monobloco com esvaziamento cervical, retirando-se a peça operatória através do arco mandibular, que permanece íntegro. Outro termo utilizado é a operação do tipo "commando" ("composite mandibulectomy operation" ou "composite resection") nas mandibulectomias segmentares em monobloco com o esvaziamento cervical. Recomenda-se a manutenção do côndilo mandibular com pelo menos 2cm de colo do ramo ascendente da mandíbula, para preservar a articulação em condições de aproveitamento na reconstrução. Sempre que possível, devem-se utilizar miniplacas de titânio para a síntese mandibular e, para a sutura da mucosa, pontos isolados com fios de lenta absorção.

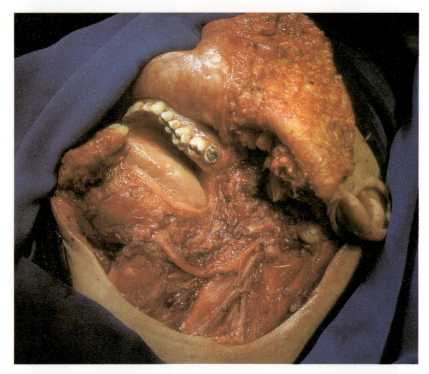

Figura 18.2 – Aspecto após uma hemimandibulectomia esquerda por um condrossarcoma recidivado.

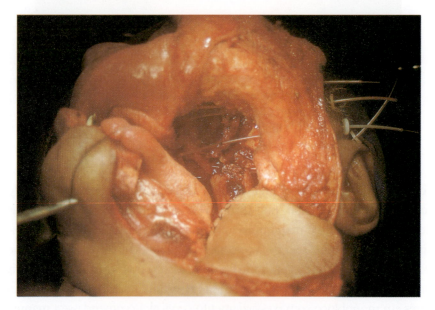

Figura 18.3 – Aspecto após a ressecção de carcinoma do trígono retromolar esquerdo recidivado após radioterapia. Havia extensa invasão da mandíbula (ramos horizontal e vertical), parede do antro maxilar e fossa ptérigo palatina. Foram posicionados cateteres de braquiterapia e preparado retalho miocutâneo do músculo grande peitoral para a reconstrução.

LÍNGUA

A topografia da lesão (anterior ou posterior, lateralizada ou ultrapassando a linha média) é importante para a escolha da estratégia cirúrgica e para definir a necessidade de tratamento das áreas ganglionares contralaterais. Quando a ressecção da língua implica a perda de um volume significativo de massa muscular, observa-se geralmente um prejuízo funcional complexo, de difícil reabilitação. Não raramente, lesões avançadas na base da língua que acometem ambas as artérias linguais impõem a necessidade de uma glossectomia total. Nas glossectomias maiores, a disfunção da deglutição pode levar a um quadro de infecções respiratórias de repetição causadas por aspiração crônica, podendo ser indicada nesses casos a laringorrafia com traqueostomia definitiva. Em situações extremas de casos duvidosos do ponto de vista oncológico e funcional, a laringectomia (horizontal ou total) em monobloco com a glossectomia total deve ser considerada (Figs. 18.4 e 18.5).

Para essas situações em que a mutilação cirúrgica por princípio é muito importante, os protocolos de preservação do órgão com a associação de químio e radioterapia têm ganho respaldo nos últimos anos, ficando a cirurgia reservada para o resgate.

PÓS-OPERATÓRIO

Os pacientes previamente irradiados, diabéticos, idosos, gravemente desnutridos ou imunossuprimidos necessitam de particular atenção no período pós-operatório. Na vigilância, deve-se não apenas se voltar para o suporte clínico do paciente, mas ativamente procurar diagnosticar o mais rapidamente possível eventuais complicações cirúrgicas que, muitas vezes, resultam do não cumprimento de princípios fundamentais de técnica cirúrgica. Suturas sob tensão ou desvitalização desnecessária dos tecidos (uso inadequado do bisturi ou sutura que provoque isquemia das bordas) podem provocar necrose com provável deiscência e infecção, mesmo na vigência de antibioticoterapia sistêmica. Uma rigorosa hemostasia no final da cirurgia e o uso adequado de drenos previnem a formação de hematoma, o qual pode ser facilmente infectado. Hemorragias com repercussão ventilatória ou hemodinâmica no pós-operatório são raras, quando utilizada uma técnica cirúrgica adequada. Geralmente, nas grandes ressecções, é normal um leve aumento de temperatura nos primeiros dois ou três dias de pós-operatório, pelo próprio traumatismo cirúrgico e por reabsorção de sangue. Em situações normais, infecções começam a ser detectáveis clinicamente a partir do quinto dia de pós-operatório, sendo sempre aconselhável nessas situações direcionar a antibioticoterapia pela cultura e pelo antibiograma.

Quanto mais bem planejado e executado for o tratamento cirúrgico, mais rápida será a recuperação do paciente, com menor custo pessoal e econômico, não dificultando a seqüência do planejamento terapêutico e, conseqüentemente, melhorando as chances de controle oncológico.

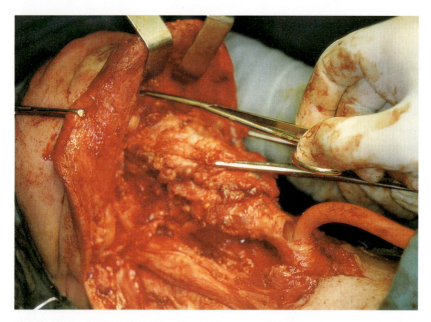

Figura 18.4 – Carcinoma de corpo de língua, sendo feita a ressecção através do arco mandibular a partir da região mentoniana, por acesso cervical, do tipo "pull-trough".

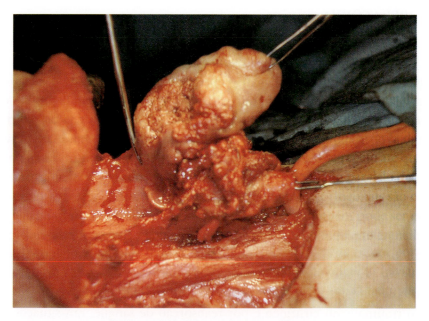

Figura 18.5 – A peça operatória já foi tracionada através do arco mandibular em monobloco com a laringe, evitando a mandibulectomia.

BIBLIOGRAFIA

BAKER, S.R. – Malignant neoplasms of the oral cavity. **In:** Cummings, C. (ed.). *Otolaryngology Head and Neck Surgery.* St Louis, Mosby-Year Book Inc., 1993, pp. 1281-1305.

De VRIES, N. – The role of surgery in the treatment of tumors of the oral cavity. **In:** Peckham, M.; Pinedo, H.M. & Veronesi, U. (eds.). *Oxford Textbook of Oncology.* Oxford, Oxford University Press, 1995, pp. 995-1001.

GRECO, M. – Achievements and obstacles to progress in cancer surgery. **In:** Peckham, M.; Pinedo, H.M. & Veronesi, U. (eds.). *Oxford Textbook of Oncology.* Oxford, Oxford University Press, 1995, pp. 865-867.

HICKS Jr., W.L.; LOREE, T.R.; GARCIA, R.I. et al. – Squamous cell carcinoma of the floor of the mouth: a 20 year review. *Head Neck,* 19(5):400-405, 1997.

LEVINE, P.E. & SEIDMAN, D. – Neoplasms of the oral cavity. **In:** Byron, B.J. & Johnson, J.T. (eds.). *Head and Neck Surgery – Otolaryngology.* Vol. 2. Philadelphia, JB Lippincott Company, 1993, pp. 1160-1175.

OSAKI, T.; HIROTA, J.; YONEDA, K.; YAMAMOTO, T. & UETA, E. – Distribution of surviving cells after chemoradiotherapy in tongue and floor of mouth carcinomas. *Head Neck,* 16:218-226, 1994.

SHAH, J.P. – Cysts and tumors of the mandible. **In:** Shah, J.P. (ed.). *Color Atlas of Head and Neck Surgery: Face, Skull and Neck.* 2nd ed., London, Wolfe Medical Publications Ltd., 1993, pp. 202-218.

SHAH, J.P. – Oral cavity and oropharynx. **In:** Shah, J.P. (ed.). *Head and Neck Surgery.* 2nd ed., London, Times Mirror International Publishers, 1996, pp. 167-234.

19 RECONSTRUÇÃO FUNCIONAL E ESTÉTICA

Julio Morais-Besteiro

INTRODUÇÃO

Os defeitos resultantes da excisão dos tumores que atingem a cavidade oral são extremamente variados no que se refere à extensão, localização, complexidade e comprometimento funcional, refletindo os diversos tipos de comprometimento decorrentes do local e do grau de infiltração tumoral. O envolvimento da língua ou do assoalho da boca interfere na fonação e na deglutição, o da mandíbula compromete a mastigação e a contenção salivar e, quando os lábios estão afetados, a articulação da palavra e a contenção salivar ficam alteradas. O envolvimento do palato leva a graves complicações na fonação e alimentação e, quando o trígono retromolar é atingido, pode haver trismo. A reconstrução desses defeitos exigirá, portanto, a aplicação de diversos procedimentos ou técnicas reparadoras, para solucionar adequadamente a deficiência estética e funcional envolvida. Além desse aspecto, no planejamento da reparação devem ser levados em conta a idade do paciente, a agressividade do tumor, o risco de recorrências e eventuais tratamentos prévios que tenham sido realizados, tais como radioterapia ou cirurgias anteriores. Existem objetivos básicos que devem ser atingidos em qualquer das reconstruções: restabelecimento da deglutição, restauração da fala inteligível, contenção salivar e resultado estético aceitável. Sempre que possível, a reparação deve ser realizada no mesmo ato da extirpação tumoral, postergando-se a reconstrução só em circunstâncias particulares, como por exemplo nas intercorrências clínicas intra-operatórias e na impossibilidade ou incerteza da ressecção total do tumor.

Como regra geral, a forma de reparação escolhida deve ser a tecnicamente mais simples, assim sendo, em uma progressão crescente de complexidade, devemos cogitar inicialmente do fechamento primário por simples aproximação das bordas, a seguir, de enxertias e, se estas não forem possíveis, devemos empregar retalhos de vizinhança e, em último caso, usar retalhos a distância ou microcirúrgicos. No entanto, essa conduta genérica deve ser alterada se a forma de reconstrução, embora simples, resultar em má qualidade funcional ou em grande comprometimento estético, principalmente nos pacientes mais jovens ou nos pacientes com bom prognóstico quanto ao tratamento tumoral. Nessas circunstâncias, deve ser empregado o método de reparação que produza os melhores resultados funcionais e/ou estéticos. Em última análise, um defeito complexo exigirá quase inevitavelmente uma forma de reparação também complexa.

PRINCIPAIS MÉTODOS DE REPARAÇÃO

SÍNTESE PRIMÁRIA – sempre que a extensão dos tecidos removidos permitir a aproximação direta, mesmo que à custa de descolamento amplo dos tecidos de vizinhança, porém sem que exista distorção significativa das estruturas vitais envolvidas, esta deverá ser a primeira opção no tratamento de qualquer área. A aproximação direta é, portanto, o método de escolha nos pequenos tumores de lábio, língua e, eventualmente, de qualquer região da mucosa bucal que permita o fechamento sem retração ou formação de bridas.

ENXERTIA DE PELE OU MUCOSA – a enxertia de lâminas de pele ou mucosa é indicada nos defeitos mais extensos e rasos com um leito constituído por músculo, gordura ou periósteo, mesmo dentro da cavidade oral. Portanto, esse método é pouco utilizado no tratamento do câncer de boca, já que os tumores tendem a ser mais infiltrativos do que extensivos em superfície. Entretanto, em situações particulares como na reparação de defeitos no assoalho da boca e na fossa amigdaliana, quando o leito receptor estiver bem vascularizado, a enxertia de pele ou mucosa pode ser empregada.

RETALHOS DE VIZINHANÇA – o uso de retalhos cutâneos, mucosos ou compostos, oriundos dos tecidos próximos à área do defeito resultante da excisão tumoral, é o método mais empregado para a reparação de tumores pequenos e de médias proporções. São diversos os retalhos existentes, portanto, a melhor escolha para cada caso será definida pelas características do defeito associadas à disponibilidade de áreas doadoras na vizinhança. Nessa condição estão a maioria dos tumores de lábio, reparados com retalhos dos próprios lábios, os tumores da mucosa bucal, palato e assoalho da boca, desde que possuam dimensões moderadas. Defeitos um pouco mais complexos, incluindo mais de um plano anatômico, mas de pequenas dimensões, também podem ser resolvidos com o uso de um ou mais retalhos de vizinhança.

RETALHOS A DISTÂNCIA – quando os defeitos atingem proporções maiores, tanto em superfície como em profundidade, e sobretudo quando há exposição de estruturas vitais ou exposição óssea, o que impede o uso de enxertos cutâneos, a opção mais empregada é a transferência de retalhos a distância diretos, geralmente os miocutâneos, por serem tecnicamente bastante seguros e permitirem a cobertura adequada de grandes defeitos cutâneos e/ou mucosos.

RETALHOS MICROCIRÚRGICOS – essa forma de transplante tecidual, embora implique um procedimento tecnicamente complexo e especializado, é o método que permite as melhores formas de reconstrução nos defeitos extensos ou complexos, principalmente os que incluem vários planos anatômicos simultaneamente. Portanto, essa forma de reparação é indicada nos casos de grandes defeitos em qualquer dos planos, como glossectomias amplas ou totais, e principalmente naqueles defeitos em que a mandíbula ou a maxila estão comprometidas pela infiltração do tumor.

Os transplantes revascularizados por microanastomoses, no entanto, são limitados quanto a sua aplicação clínica, pois só podem ser efetuados se houver disponibilidade de vasos sangüíneos permeáveis e com bom fluxo na região receptora. Situação esta nem sempre encontrada na prática, pois muitos dos pacientes com tumores da cavidade oral são também portadores de doenças arteriais sistêmicas, diabetes, hipertensão, ou já foram submetidos a esvaziamento cervical ou radioterapia local, o que pode inviabilizar os transplantes microcirúrgicos.

REPARAÇÃO DOS DEFEITOS MAIS COMUNS

DEFEITOS DOS LÁBIOS

Os defeitos de menores proporções, até o limite de um terço da extensão do lábio inferior e um quarto do superior, são fechados por simples aproximação direta, meticulosa, e por planos das margens do lábio, em cunha ou com a forma de "W", conforme demonstra a figura 19.1.

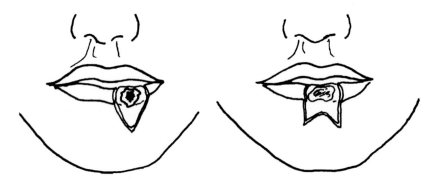

Figura 19.1 – Demarcação para ressecção e aproximação direta do lábio inferior, em cunha e em "W".

Os defeitos maiores, entre um terço e dois terços do lábio inferior, são resolvidos geralmente com avanço ou rotação dos tecidos do lábio remanescente, realizado de forma unilateral nos defeitos menores e bilateral nos de maior extensão, conforme a técnica de Camille Bernard (Fig. 19.2).

Os defeitos que resultam da excisão de todo o lábio inferior, embora possam também ser solucionados com o emprego da técnica de Camille Bernard, são funcionalmente mais bem resolvidos com técnicas que conservam a musculatura do novo lábio totalmente inervada, como a técnica de Karapandzic, exemplificada na figura 19.3.

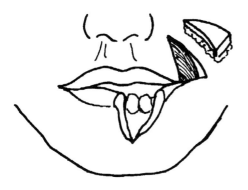
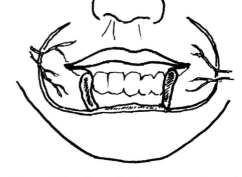

Figura 19.2 – Esquema da técnica de Camille Bernard para a reconstrução do lábio inferior.

Figura 19.3 – Exemplo de reconstrução total do lábio inferior com a técnica de Karapandzic.

Os defeitos do lábio superior, quando de proporções entre um terço e metade do lábio, são geralmente reconstruídos com retalhos do lábio inferior em dois tempos (retalho de Abée – Fig. 19.4) ou com retalho nasogeniano (Fig. 19.5). Os defeitos ainda maiores são resolvidos associando-se essas duas alternativas ou empregando retalhos nasogenianos bilaterais.

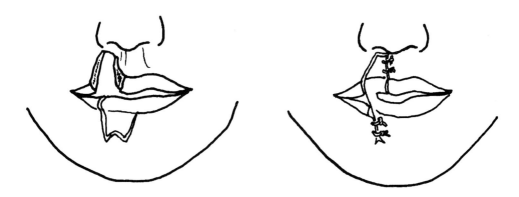

Figura 19.4 – Retalho de Abée para lábio superior.

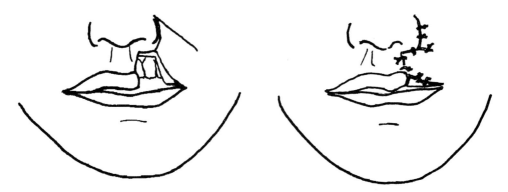

Figura 19.5 – Reconstrução de lábio superior com retalho nasogeniano.

DEFEITOS DA MUCOSA BUCAL E DA LÍNGUA

PEQUENOS – o fechamento primário é a melhor opção e torna-se mais fácil quando o rebordo alveolar está incluído na ressecção. Em defeitos um pouco maiores, nos quais a aproximação direta provoque uma limitação do movimento da língua, podem ser usados enxertos de pele de meia espessura ou pequenos retalhos da própria língua.

GRANDES – em defeitos maiores nas porções laterais da língua ou no assoalho da boca, ainda é possível usar enxertos. No assoalho anterior e ventrelingual, entretanto, a cobertura deve ser feita com retalhos, porque, nesse local, os enxertos comprometem demasiadamente o movimento da língua. Poderão ser usados, nesse

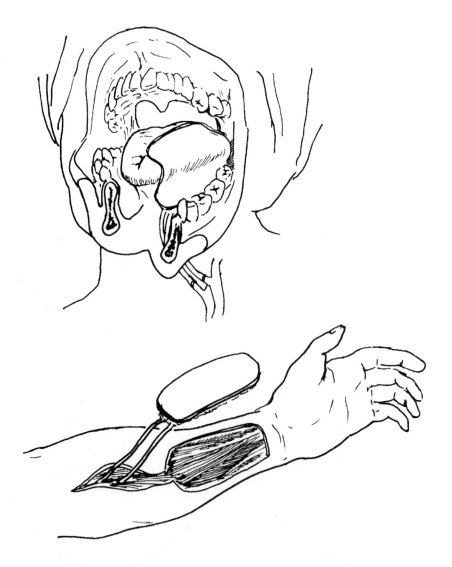

Figura 19.6 – Esquema de transplante microcirúrgico de retalho de antebraço para a cavidade oral.

caso, retalhos nasogenianos tunelizados e com o pedículo sepultado no assoalho da boca se o paciente for desdentado, ou em dois tempos cirúrgicos (para a secção do pedículo) se houver dentição presente. Para defeitos um pouco maiores, dispomos de retalhos a distância, como o retalho frontal pediculado nos vasos temporais, o retalho deltopeitoral, os retalhos miocutâneos do platisma, *latissimus dorsi*, ou trapézio posterior.

O retalho do músculo peitoral maior, em casos particulares de defeitos grandes ou totais da língua e do assoalho da boca, representa uma boa alternativa para a cobertura; entretanto, os mais usados por sua segurança, qualidade funcional e adaptação ao defeito são os transplantes microcirúrgicos do retalho da artéria radial (Fig. 19.6) nos defeitos moderados, e os do reto abdominal, na glossectomia total.

DEFEITOS DO PALATO

MENORES – pequenas perdas da cobertura mucosa do palato duro, em que o plano ósseo está íntegro, não exigem cobertura, pois rapidamente evoluem para epitelização espontânea. Defeitos um pouco maiores, inclusive do palato mole, podem ser resolvidos com retalhos do próprio palato.

MAIORES – defeitos maiores, sobretudo os que incluem toda a espessura do palato, comunicando as cavidades oral e nasal, são tratados com retalhos da língua, na sua metade anterior, e com retalho miomucoso do bucinador, na sua porção posterior. Defeitos maiores do que a metade do palato, não envolvendo significativamente o rebordo alveolar, são mais bem corrigidos com transplante microcirúrgico do retalho antebraquial e, caso o defeito ósseo seja significativo, a melhor solução funcional é dada pelo transplante microcirúrgico de um retalho osteocutâneo, como a fíbula ou a crista ilíaca, que permitem inclusive a reabilitação dentária.

DEFEITOS FARÍNGEOS

Os defeitos do revestimento posterior da cavidade oral, ou aqueles anteriores, freqüentemente em continuidade com tumores posteriores ao V lingual, são resolvidos, dependendo de sua extensão, por simples aproximação direta (situação pouco comum) ou com transplante de retalhos a distância.

Os transplantes mais empregados nesses casos clínicos são o de retalho do peitoral maior, tunelizado sob o pescoço (Fig. 19.7), ou preferentemente o microcirúrgico de um segmento de jejuno. Nos casos de defeitos circulares, temos dado preferência ao segmento intestinal, já que há menor tendência a estenoses e melhor resultado funcional.

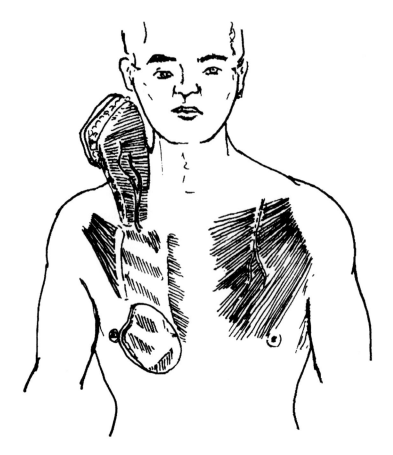

Figura 19.7 – Esquema de retalho miocutâneo do músculo peitoral maior.

DEFEITOS MANDIBULARES

A reconstrução dos defeitos mandibulares está centrada sobretudo na existência de cobertura cutânea e mucosa de boa qualidade e bem vascularizada, na região a reparar. Nas raras circunstâncias de câncer de boca, em que a lesão óssea é extensa mas a cobertura foi conservada ou restaurada em condições de revascularizar um enxerto ósseo, este será o método indicado de reparação. Na prática, entretanto, essa situação quase nunca é encontrada – na maioria dos casos, os tumores que atingem o plano ósseo a ponto de comprometer sua continuidade são acompanhados de extenso comprometimento mucoso e muitas vezes cutâneo, portanto, a reconstrução mandibular implicará também a reparação simultânea dos planos de cobertura.

A reconstrução do plano ósseo nem sempre é necessária na reparação primária de um defeito decorrente de câncer. As perdas do ramo ascendente e parte posterior do ramo horizontal não implicam distúrbios funcionais significativos, entretanto perdas extensas ou que incluam a sínfise exigem a reconstrução do suporte propiciado pela mandíbula, já que nesses casos os distúrbios funcionais comprometem demasiadamente a qualidade de vida do paciente.

O uso de próteses metálicas ou acrílicas, na substituição da mandíbula ausente, tem sua indicação naqueles casos em que, por qualquer motivo, não se pode ou não se deve efetuar uma reconstrução mais complexa e definitiva, como a reparação com osso. As próteses são geralmente indicadas considerando-se seu caráter de substituição temporária, já que a longo prazo apresentam uma série de complicações, assim poderão ser usadas quando não houver segurança nas margens de ressecção ou se alguma intercorrência clínica impuser um procedimento cirúrgico mais rápido e menos agressivo. Convém recordar, entretanto, que para usar uma substituição protética é necessária a existência de boa cobertura cutânea e mucosa e que o tratamento radioterápico pós-operatório aumenta muito os índices de complicações com as próteses.

Diversos retalhos a distância já foram empregados para reparar perdas ósseas associadas a perdas do revestimento, tais como o trapézio (com espinha da escápula), o grande dorsal (com costela), o peitoral maior (com costela ou parte do externo), o esternocleidomastóideo (com clavícula) e o retalho osteogaleal de calota craniana. Estes podem, se necessário, ser usados bilateralmente para a reconstrução de defeitos de maiores proporções. Os retalhos a distância transpõem um segmento ósseo com circulação deficiente e com características pouco favoráveis para a reabilitação integral do paciente, pois raramente haverá condições de aplicação de próteses dentárias.

O advento dos transplantes microcirúrgicos modificou radicalmente os resultados dessas reconstruções mandibulares complexas. A possibilidade de transferência de grande quantidade de tecido com vascularização normal, sem as limitações de mobilização dadas pelo pedículo fixo, dos retalhos a distância convencionais, permite a reparação com grande qualidade estética e funcional. Dispondo de pessoal habilitado e equipamento requerido, essa técnica deve ser a primeira escolha nas reconstruções da mandíbula.

Os retalhos ósseos compostos mais empregados nesse tipo de reparação são a fíbula (Fig. 19.8), a crista ilíaca e a escápula, restando os transplantes de costela, rádio e metatarso como alternativas de exceção. Esses retalhos permitem, se necessário, a reconstrução de grandes defeitos ósseos simultaneamente à reparação dos defeitos cutâneos e mucosos extensos. Possibilitam ainda um tipo de substituição óssea que se adequa bem à colocação de próteses dentárias convencionais ou osteointegradas, reabilitando integralmente a função mastigatória desses pacientes.

COMPLICAÇÕES DOS PROCEDIMENTOS RECONSTRUTIVOS

Algumas das complicações que podem ocorrer em relação à reconstrução realizada são as mesmas inerentes a qualquer ato cirúrgico: infecção, deiscência, hematomas ou necrose tecidual. Entretanto, nessa área anatômica, a presença de saliva pode criar fístulas orocutâneas de difícil resolução, principalmente se houver tecido irradiado, as quais freqüentemente requerem novas intervenções para o

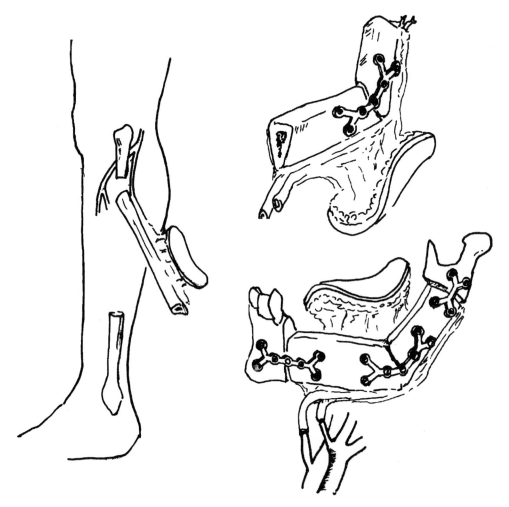

Figura 19.8 – Reconstrução de mandíbula e assoalho da boca com transplante microcirúrgico de retalho osteocutâneo de fíbula.

seu fechamento. Quando a excisão tumoral é acompanhada de esvaziamento ganglionar cervical, o número de complicações locais é sensivelmente maior, havendo risco de deiscência com exposição dos grandes vasos cervicais, o que implica situação de risco de hemorragia, e há indicação para reintervir a fim de fazer a cobertura da exposição.

A eventual necrose isquêmica dos retalhos com sua conseqüente infecção e deiscência é o grande problema da reconstrução. Os retalhos convencionais, se não forem bem planejados e executados, ou se empregados em pacientes com alterações do sistema circulatório, levam a necroses mais ou menos extensas, que podem comprometer parcial ou totalmente a reconstrução. Os retalhos microcirúrgicos, por sua vez, têm um índice de necroses menor que o dos grandes retalhos a distância; entretanto, quando ocorre uma trombose arterial ou venosa que não se consegue resolver, a necrose por isquemia é total, levando sistematicamente à perda completa do retalho e, por conseqüência, da reconstrução.

BIBLIOGRAFIA

ARIYAN, S. – The pectoralis major myocutaneous flap: a versatile flap for reconstruction in the head and neck. *Plast. Reconstr. Surg.*, **63**:73, 1979.

BAKAMJIAN, V.Y. – A two-stage method for pharyngoesophageal reconstruction with a primary pectoral skin flap. *Plast. Reconstr. Surg.*, **36**:173, 1965.

COHEN, I.K. & EDGERTON, M.T. – Transbuccal flaps for reconstruction of the floor of the mouth. *Plast. Reconstr. Surg.*, **48**:8, 1971.

HIDALGO, D.A. – Fibula free flap: a new method of mandible reconstruction. *Plast. Reconstr. Surg.*, **84**:71, 1989.

JACKSON, I.T. – Calvarial bone for head and neck reconstruction. **In**: Jackson, I. & Sommerlad, B. (eds.). *Recent Advances in Plastic Surgery* – 4. London, Churchill-Livingstone, 1992.

McGREGOR, I.A. – The temporal flap in intraoral cancer: its use in repairing the postexcisional defect. *Br. J. Plast. Surg.*, **16**:318, 1963.

MORAIS-BESTEIRO, J. – Aplicaciones clínicas de los trasplantes microquirúrgicos. **In**: Coiffman, F. (ed.). *Cirurgia Plástica Reconstructiva y Estética*. Barcelona, Salvat, 1994.

MORAIS-BESTEIRO, J. – Bases da microcirurgia em cabeça e pescoço. **In**: Brandão, L.G. & Ferraz, A.R. (eds.). *Cirurgia da Cabeça e Pescoço*. São Paulo, Rocca, 1989.

OLIVARI, N. – The latissimus flap. *Br. J. Plast. Surg.*, **29**:126, 1976.

ROBINSON, D.W. & Mac LEOD, A. – Microvascular free jejunum transfer. *Br. J. Plast. Surg.*, **35**: 258, 1982.

SONG, R. et al. – The forearm flap. *Clin. Plast. Surg.*, **9**:21, 1982.

TAYLOR, G.I. – Reconstruction of the mandible with free composite iliac bone grafts. *Ann. Plast. Surg.*, **9**:361, 1982.

20 TRATAMENTO DAS ÁREAS GANGLIONARES

Jacob Kligerman
Roberto Araujo Lima

INTRODUÇÃO

O câncer de boca apresenta uma freqüência muito alta, sobretudo nos países menos desenvolvidos.

O tratamento do câncer da cavidade oral é essencialmente cirúrgico, intervindo-se na lesão primária isoladamente, ou de forma combinada na presença de linfonodos metastáticos (esvaziamento cervical terapêutico), ou de forma eletiva nos pescoços negativos (esvaziamento cervical eletivo), quando as lesões primárias apresentam fatores prognósticos indicativos de metástase microscópica. Nos estádios mais avançados, estão em uso inúmeros protocolos multidisciplinares, que utilizam a quimioterapia associada à radioterapia e à cirurgia, visando à preservação dos órgãos.

Até os anos 80, o esvaziamento cervical radical clássico, descrito por Crile no início do século XX e popularizado por Martin já na década de 50, era o mais utilizado, até em casos de pescoço clinicamente negativo mas com chance de um alto índice de metástase oculta. A partir dos anos 80, com a publicação de trabalhos que analisavam a incidência de metástase cervical por estádio e localização da lesão primária, tornou-se possível a indicação racional dos esvaziamentos cervicais modificados.

DRENAGEM LINFÁTICA

A drenagem linfática da cavidade oral é muito rica, sendo os linfonodos submandibulares e jugulares superiores o primeiro escalão de drenagem (Fig. 20.1). O conhecimento das cadeias ganglionares cervicais, que preferencialmente drenam a cavidade oral, é de extrema importância no planejamento terapêutico do câncer de boca. O sítio preferencial de metástases de lesões malignas do terço anterior da boca são os linfonodos cervicais da cadeia submandibular e submentoniana (nível I) e os linfonodos cervicais da cadeia da veia jugular interna alta (nível II), também chamados de linfonodos subdigástricos ou jugulocarotídeos.

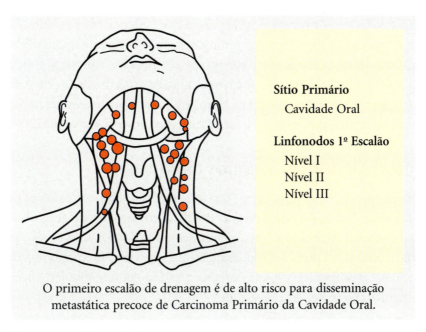

O primeiro escalão de drenagem é de alto risco para disseminação metastática precoce de Carcinoma Primário da Cavidade Oral.

Figura 20.1 – Níveis de drenagem cervical da boca.

ESTADIAMENTO

Como foi visto no capítulo 10, a classificação TNM da UICC associa a extensão dos tumores ao prognóstico dos pacientes com câncer, inclusive da cavidade oral. Os tumores iniciais, estádios clínicos I e II, têm um prognóstico mais favorável, considerando-se a sobrevida de 5 anos. Já os tumores avançados, estádios clínicos III e IV, têm um prognóstico reservado. Vários trabalhos buscam a associação dessa classificação com o índice de metástases cervicais.

O alto índice de metástase cervical, comprovada nos casos de lesões da cavidade oral em estádios avançados, vem promovendo debates em relação à sua ocorrência nos estádios iniciais. O índice de metástase cervical oculta no câncer de língua nos estádios iniciais mostra-se controverso, já tendo sido publicado um alto índice de metástase cervical oculta em lesões T1 (15 a 33%) e T2 (29 a 57%).

DIAGNÓSTICO E AVALIAÇÃO

A palpação é o método mais utilizado para a avaliação do pescoço de pacientes com carcinoma da cavidade oral, cujo erro é ao redor de 18% falso-positivos e 23% falso-negativos.

A palpação do pescoço visa a observar a presença de linfonodos, sua quantidade, localização e mobilidade. A suspeita clínica de metástase cervical é relacionada com a cadeia linfática acometida (nível) e a localização da lesão primária. Nos casos de pacientes obesos, com pescoço curto, ou em pacientes com musculatura cervical muito desenvolvida, pode-se utilizar a tomografia computadorizada ou a ressonância magnética para esclarecimento diagnóstico, sempre levando-se em conta a relação custo/benefício desses procedimentos para o caso. Além desses exames complementares, outros são sugeridos por seu menor custo e maior disponibilidade em muitas instituições, como a ultra-sonografia e a punção aspirativa com agulha fina guiada por ultra-sonografia, que têm alcançado especificidade acima de 90%.

A presença de linfonodos cervicais maiores que 1,5cm, com necrose central, mostrada nos exames por imagem, é fortemente indicativa de metástase cervical.

DISTRIBUIÇÃO DOS LINFONODOS CERVICAIS

As indicações de esvaziamento cervical eletivo, em casos de câncer da cavidade oral, e mesmo de esvaziamento terapêutico, em circunstâncias especiais, estão relacionadas à distribuição das metástases cervicais por localização da lesão primária. Como já foi mencionado, as metástases cervicais de carcinoma da cavidade oral, na maioria das vezes, acometem a cadeia submandibular (nível I) e a cadeia jugular alta (nível II) (Tabela 20.1).

Tabela 20.1 – Distribuição das metástases cervicais no carcinoma epidermóide da cavidade bucal.

	Nível I Submandibular		Nível II Cadeia jugular alta		Nível III Cadeia jugular média		Nível IV Cadeia jugular inferior		Nível V Cadeia supraclavicular	
	Exame clínico	Esvaziamento seletivo	Exame clínico	Esvaziamento seletivo	Exame clínico	Esvaziamento seletivo	Exame clínico	Esvaziamento seletivo	Exame clínico	Esvaziamento seletivo
Língua bucal	22,8%	18%	59,7%	73%	10,7%	18%	2,6%	0	7%	0
Assoalho de boca	43,1%	64%	37,1%	43%	9,5%	0	4,3%	0	1,7%	0
Mucosa jugal	–	–	–	–	0	0	0	0	0	0
Rebordo gengival inferior	0	60%	0	40%	0	0	0	0	0	0

CLASSIFICAÇÃO DOS ESVAZIAMENTOS CERVICAIS

Os esvaziamentos cervicais no câncer da cavidade oral podem ser classificados em: esvaziamentos cervicais seletivos supra-omo-hióideo, esvaziamentos cervicais radicais modificados, tipo I, II ou III, de acordo com a estrutura preservada (nervo espinhal, músculo esternocleidomastóideo, veia jugular interna), e esvaziamentos cervicais radicais, de acordo com as indicações do quadro 20.1.

Algumas modificações foram propostas para caracterizar os esvaziamentos cervicais radicais estendidos, que são aqueles em que se adiciona a ressecção de outra estrutura vascular, nervosa ou muscular do pescoço à peça operatória para se obter radicalidade na cirurgia.

Quadro 20.1 – Tipos de esvaziamentos cervicais e suas indicações utilizados na Seção de Cirurgia de Cabeça e Pescoço do Hospital do Câncer/INCA.

Tipo de esvaziamento cervical	Níveis esvaziados	Indicação
Esvaziamento cervical radical	I, II, III, IV, V	Metástase cervical – N2, N3
Esvaziamento cervical radical modificado (tipos I, II e III)	I, II, III, IV, V	Metástase cervical N1. Carcinoma espinocelular da cavidade oral e orofaringe
Esvaziamentos cervicais seletivos		
Esvaziamento cervical supra-omo-hióideo	I, II, III	Carcinoma espinocelular da cavidade oral – N0
Esvaziamento cervical lateral	II, III, IV	Carcinoma espinocelular da laringe/hipofaringe – N0
Esvaziamento cervical compartimento central	Linfonodo de Dephian, linfonodos peritireoidianos, da cadeia recorrencial, mediastino superior, níveis II, III, IV	Metástase de carcinoma da tireóide
Esvaziamento cervical póstero-lateral	II, III, IV, V e occipitais	Metástase de melanoma do couro cabeludo/pavilhão auricular
Esvaziamento cervico-facial	I, II, III e linfonodos parotídeos	Metástase parotídea ou de câncer da parótida

FATORES PROGNÓSTICOS DOS LINFONODOS CERVICAIS

Os resultados do tratamento do pescoço no câncer de cabeça e pescoço estão diretamente relacionados aos fatores prognósticos. Da mesma forma, no câncer de boca. Alguns fatores são considerados no cálculo de sobrevida dos pacientes, entre eles:

1. A presença de linfonodos positivos diminui o tempo livre de doença e a sobrevivência.
2. A presença de invasão extracapsular é o fator prognóstico isolado mais importante em predizer a recidiva locorregional.
3. A presença de mais de um linfonodo positivo tem impacto desfavorável na sobrevida.
4. Quanto mais inferior for o nível do linfonodo acometido, menor será a curva de sobrevivência.
5. A presença de linfangite carcinomatosa é fator de grande importância nas recidivas cervicais.

TRATAMENTO DO PESCOÇO NEGATIVO (N0)

A indicação de esvaziamento cervical eletivo é ditada pela extensão da lesão primária e sua localização. Se a indicação primária de tratamento é a radioterapia externa, pode-se incluir o pescoço no campo de irradiação. Se o tratamento escolhido é a braquiterapia, trata-se o pescoço da mesma forma que na opção cirúrgica, ou seja, com esvaziamento cervical eletivo.

Nas lesões bucais, cuja abordagem cirúrgica é por via cervical, é praticado também o esvaziamento cervical eletivo.

A indicação de esvaziamento cervical eletivo no tratamento do câncer da cavidade oral (Fig. 20.2) tem sido objeto de discussão e motivo de publicação de vários trabalhos, em virtude da alta incidência de metástase cervical oculta (acima de 20%), sobretudo nos cânceres da língua e do assoalho da boca. As condutas expectantes têm-se mostrado maléficas na evolução dos pacientes cujos pescoços não foram tratados simultaneamente à lesão primária, conforme mostram os baixos índices de resgate, entre 11% e 56%, na maioria dos trabalhos. Vários fatores têm sido utilizados na previsão da ocorrência de metástase cervical oculta no câncer de boca, sendo que a espessura do tumor primário e o estadiamento são os mais utilizados.

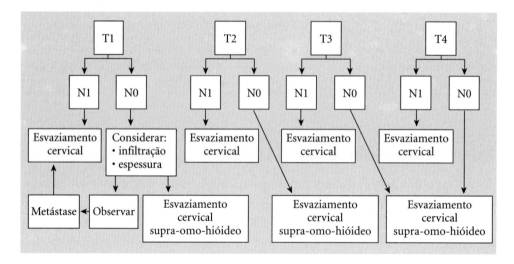

Figura 20.2 – Indicações de esvaziamento cervical em câncer de boca.

Diversos trabalhos evidenciaram uma associação entre a espessura da lesão na cavidade oral com a freqüência de metástase cervical oculta. Foram relatadas diferentes espessuras – 1,5mm, 2mm e 4mm – como limite, a partir do qual haveria um risco significativo de presença de metástase cervical oculta. Por isso, a espessura do tumor primário constitui-se em elemento a ser considerado nas indicações de esvaziamento cervical eletivo. Outros fatores como grau histológico, margens de ressecção, invasão vascular, invasão muscular e invasão perineural foram avaliados.

O tratamento cirúrgico de eleição do pescoço negativo no câncer de boca é o esvaziamento cervical supra-omo-hióideo (Figs. 20.3 e 20.4), que consiste na ressecção em bloco das cadeias linfáticas submandibulares e submentonianas (nível I), jugulares altas (nível II) e jugulares médias (nível III), que deve ser bilateral em casos de lesões localizadas ou que alcancem a linha média. Esse procedimento tem impacto positivo na sobrevida de pacientes com câncer da cavidade oral localmente avançado e daqueles com lesões iniciais de língua e assoalho da boca.

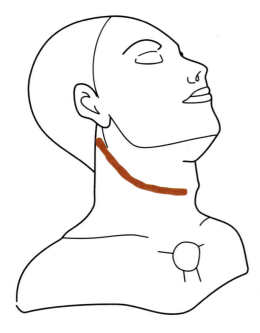

Figura 20.3 – Incisão utilizada no esvaziamento cervical seletivo supra-omo-hióideo.

Esvaziamento dos níveis I, II, III e glândula submandibular preservando:
- Veia jugular interna
- Nervo espinhal
- Músculo ECOM

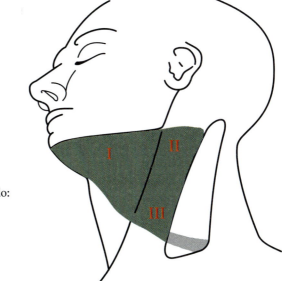

Figura 20.4 – Níveis cervicais ressecados no esvaziamento cervical seletivo supra-omo-hióideo.

A radioterapia complementar deverá ser utilizada no pescoço dos pacientes que apresentarem os fatores prognósticos de metástases cervicais citados anteriormente, sempre se considerando o estádio da doença primária, a possibilidade de extravasamento capsular, mesmo em pacientes classificados como N0, e a possibilidade da ocorrência de micrometástases em linfonodos menores que 1cm e indetectáveis ao exame clínico.

TRATAMENTO DO PESCOÇO POSITIVO

PESCOÇO N1 – nos casos de linfonodos com dimensão menor que 3cm e sem extravasamento capsular, a indicação é de esvaziamento cervical radical modificado tipo III (níveis I, II, III, IV, V), preservando-se a veia jugular interna, o nervo espinhal e o músculo esternocleidomastóideo (Fig. 20.5). Nos casos de linfonodos maiores que 3cm e extravasamento capsular, indica-se o esvaziamento cervical radical modificado, preservando-se o nervo espinhal, caso ele não esteja envolvido pelo linfonodo metastático ou próximo de linfonodo metastático. Deve-se sempre levar em conta que a cirurgia tem finalidade radical, portanto a doença deve ser ressecada integralmente, pois a radioterapia complementar não corrige a ressecção incompleta da doença.

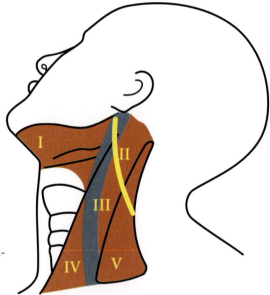

Figura 20.5 – Níveis ressecados no esvaziamento cervical radical modificado.

A radioterapia complementar deve ser utilizada nos casos de extravasamento capsular, nos casos em que mais de uma cadeia linfática está comprometida pela neoplasia ou em casos de mais de um linfonodo comprometido, sempre se considerando, também, o estádio da doença primária.

PESCOÇO N2 – nos casos de pacientes que apresentam metástase cervical classificada como N2, utiliza-se o esvaziamento cervical radical modificado, sendo bilateral nos casos de pescoço classificado como N2c. Já nos casos em que a veia jugular interna está acometida pela neoplasia bilateralmente, procede-se à cirurgia em duas etapas, com um intervalo de quatro a seis semanas entre elas. A radioterapia complementar é recomendada em todas as situações de N2.

PESCOÇO N3 – grande parte dos pacientes classificados como N3 é virtualmente inoperável. Entretanto, em certas condições e contando com uma cuidadosa avaliação por meio de estudos angiográficos, com tomografia computadorizada ou ressonância magnética, pode-se realizar o tratamento cirúrgico. A invasão maciça da artéria carótida, a invasão da base do crânio e o acometimento cutâneo e subcutâneo devem merecer avaliação judiciosa quanto à operabilidade, pois há trabalhos que demonstram o baixo índice de sobrevida nesses pacientes, situado abaixo de 35%. Esses trabalhos descrevem que as complicações mais graves estão relacionadas com a ressecção da artéria carótida. Nessas situações, o enxerto arterial com a artéria femoral superficial como solução para impedir a queda de perfusão cerebral, por exemplo, pode viabilizar a abordagem do pescoço.

Embora seja controversa a possibilidade de a radioterapia tornar esses pacientes operáveis, alguns autores mostram um controle razoável da doença cervical em pacientes tratados com quimioterapia intra-arterial de altas doses, seguida de radioterapia, reservando-se a cirurgia para quando for possível.

BIBLIOGRAFIA

ALVI, A. & JOHNSON, J.T. – Extracapsular spread in the clinically negative neck (N0): implications and outcome. *Otolaryngol. Head Neck Surg.*, 114:70, 1996.

BYERS, R.M.; EL-NAGGAR, A.K.; LEE, Y. et al. – Can we detect or predict the presence of occult nodal metastasis in patients with squamous cell carcinoma of the oral cavity. *Head & Neck Surgery*, 20:138-144, 1998.

BYERS, R.M.; WOLF, P.F. & BALLANTYNE, A.J. – Rationale for elective modified neck dissection. *Head & Neck Surgery*, 10:160-167, 1988.

CRILE, G. – Excision of cancer of head and neck with special reference to the plan of dissection based on one hundred and thirty-two operations. *JAMA*, 47:1780-1786, 1906.

CUNNINGHAN, M.J.; JOHNSON, J.T.; MYERS, E.N.; SCHRAMM, V.L. & THEARLE, P.B. – Cervical lymph node metastasis after local excision of early squamous cell carcinoma of the oral cavity. *Am. J. Surg.*, 152:361-366, 1986.

HIRATSUKA, H.; MIYAKAWA, A.; NAKAMORI, K.; KIDO, Y.; SUNAKAWA, H. & KOHAMA, G. – Multivariate analysis of occult lymph node metastasis as a prognostic indicator for patients with squamous cell carcinoma of the oral cavity. *Cancer*, 80:351-356, 1997.

KLIGERMAN, J.; LIMA, R.A.; SOARES, J.R. et al. – Supraomohyoid neck dissection in the treatment of T1/T2 squamous cell carcinoma of oral cavity. *Am. J. Surg.*, 168:391-394, 1994.

MARTIN, H.; Del VALLE, B.; EHRLICH, H. & CAHAN, W.G. – Neck dissection. *Cancer*, 4:441-499, 1951.

PITMAN, K.T.; JOHNSON, J.T. & MYERS, E.N. – Effectiveness of selective neck dissection for management of the clinically negative neck. *Arch. Otolaryngol. Head Neck Surg.*, 123:917-922, 1997.

RICE, D.H. & SPIRO, R.H. – Metastatic carcinoma of the neck, primary unknown. **In:** Rice, D.H. & Spiro, R.H. (eds.). *Current Concepts in Head & Neck Cancer*. The American Cancer Society, 1989, pp. 127-133.

ROBBINS, K.T.; MEDINA, J.E.; WOLFE, G.T.; LEVINE, P.A.; SESSIONS, R.B. & PRUET, C.W. – Standardizing neck dissection terminology: official report of the academy's committee for head and neck surgery and oncology. *Arch. Otolaryngol. Head Neck Surg.*, 117:601-605, 1991.

SILVER, C.E. & MOISA, I.I. – Elective treatment of the neck in cancer of the oral tongue. *Seminars in Surgical Oncology*, 7:14-19, 1991.

SPIRO, J.D.; SPIRO, R.H. & SHAH, J.P. – Critical assessment of supraomohyoid dissection. *Am. J. Surg.*, 156:286-289, 1988.

SPIRO, R.H.; HUVOS, A.G.; WONG, G.Y.; SPIRO, J.D.; GNECCO, C.A. & STRONG, E.W. – Predictive value of tumor thickness in squamous carcinoma confined to the tongue and floor of the mouth. *Am. J. Surg.*, 152:345-350, 1986.

SPIRO, R.H.; STRONG, E.W. & SHAH, J.P. – Classification of neck dissection: variations on a new theme. *Am. J. Surg.*, 168:415-418, 1994.

VAN DER BREKEL, M.W.M.; VAN DER WAAL, I.; MEIJER, C.J.L.M.; FREEMAN, J.L.; CASTELIJNS, J.A. & SNOW, G.B. – The incidence of micrometastasis in neck dissection specimens obtained from elective neck dissections. *Laryngoscope*, 106:987-991, 1996.

WEISMAN, R.A.; CHRISTEN, R.D.; JONES, V.E. et al. – Observations on control of N2 and N3 neck disease in squamous cell carcinoma of the head and neck by intra-arterial chemoradiation. *Laryngoscope*, 108:800-805, 1998.

21 TELETERAPIA

Carlos Eduardo Vita Abreu
João Luis Fernandes da Silva

PRINCÍPIOS GERAIS

A radioterapia externa ou teleterapia tem seu papel historicamente definido ao lado da cirurgia no tratamento do carcinoma espinocelular da cavidade oral. Ela pode ser o tratamento curativo de escolha, geralmente associada a implantes radioativos intersticiais (braquiterapia – capítulo 22) pela particularidade da localização, ou fazer parte, ao lado da cirurgia, dos chamados "tratamentos combinados".

Os resultados alcançados por meio de cirurgia e radioterapia (incluindo tele e braquiterapia) para os tumores precoces T1 e T2 da cavidade oral são comparáveis. Assim, a escolha do tratamento é feita principalmente em função das morbidades relacionadas: um bom exemplo é o tumor de língua no qual, ao considerarmos margens cirúrgicas oncológicas de 2cm, mesmo sendo um tumor pequeno, a cirurgia pode resultar na remoção de 5cm da língua, o que, dependendo da localização, poderá produzir significantes distúrbios da fala, do paladar e/ou da deglutição. Quando a fala é importante para a profissão ou ocupação do paciente, na decisão terapêutica, a radioterapia geralmente é favorecida.

A grande vantagem da radioterapia é a preservação do tecido e função da área acometida, assim como a cosmese. Por outro lado, uma série de efeitos colaterais agudos acompanham a radiação, assim como o risco de seqüelas a longo prazo. A seqüela mais temida é a osteorradionecrose da mandíbula. Quando o tumor invade o osso, a radioterapia deve ser evitada, inclusive pela baixa possibilidade de controle oncológico da lesão.

Não existem regras "absolutas" para a opção entre o tratamento radioterápico e o cirúrgico, variando muitas vezes conforme a instituição: em geral, a "escola americana" favorece a cirurgia, enquanto a européia, em especial a "escola francesa", prefere a radioterapia.

Outros fatores que influenciam na decisão terapêutica incluem: localização anatômica, potencial envolvimento de tecidos adjacentes, evidência clínica de disseminação nodal regional, tipo histológico e grau, margens tumorais, status de performance do paciente, fatores psicossociais, preferências pessoais do paciente e qualquer terapia prévia. Para casos de tumores pouco diferenciados e anaplásicos, em geral, é dada preferência à radioterapia, enquanto, para os casos de "carcinoma verrucoso", a indicação cirúrgica é clássica.

Já os tumores avançados da cavidade oral, T3 e T4, são mais bem tratados combinando cirurgia e radioterapia externa pós-operatória.

Segundo o Radiation Therapy Oncology Group Head and Neck Cancer Registry, numa avaliação prospectiva e multiinstitucional, agrupando pacientes com tumores da cavidade oral de todos os estádios tratados com radioterapia, a taxa de controle local a curto prazo foi de 76% (6% de cirurgia de salvamento ou complementar). Comparando-se esse resultado com o controle local de 82% obtido para pacientes com tumores de orofaringe, a radioterapia parece ter um impacto menor nos tumores da cavidade oral.

A associação de rádio e quimioterapia concomitante tem sido empregada mais recentemente, com o objetivo de preservar os órgãos ou manter sua funcionalidade, ficando a cirurgia reservada para o salvamento em caso de insucesso. Embora a quimiorradiação tenha sua eficácia comprovada na preservação da laringe, seu papel nos tumores da cavidade oral ainda está por ser definido.

Por último, a teleterapia é a principal arma na paliação dos tumores incuráveis.

TÉCNICA DE TELETERAPIA

Os tumores da cavidade oral são comumente irradiados com campos laterais opostos, usando aceleradores lineares de 4-6MV ou, como é amplamente aceito e inclusive recomendado pela Organização Mundial de Saúde (WHO) nos países em desenvolvimento, usando "fontes" de cobalto. Aceleradores com energia de fótons maiores que 6MV não são recomendados, pelo risco de subdosarem os linfonodos do pescoço localizados próximos à pele.

Clipes metálicos colocados na periferia do tumor são de grande ajuda na localização do volume tumoral. Os tecidos normais que se encontram no campo de tratamento são protegidos por blocos de proteção, de preferência "desenhados" individualmente, podendo ser utilizados recursos tecnologicamente avançados como o "multileaf collimator".

Os planejamentos computadorizados em 3D baseados em métodos de imagem como a tomografia computadorizada são potencialmente úteis e começam a ganhar expressão. Os aceleradores lineares que produzem feixes de elétrons são, na prática, de grande utilidade para o tratamento das lesões superficiais (por exemplo, lábio, linfonodos), pois poupam os tecidos profundos.

Antes de se iniciar o tratamento, são confeccionadas máscaras individualmente moldadas para a imobilização do paciente durante as aplicações, garantindo a precisão na topografia irradiada (Figs. 21.1 e 21.2).

O volume-alvo para a teleterapia engloba o tumor, mais uma margem ao seu redor e os linfonodos regionais (Fig. 21.3). Os linfonodos submandibulares e subdigástricos drenam o lábio inferior, a gengiva, o assoalho, a língua oral e a mucosa bucal.

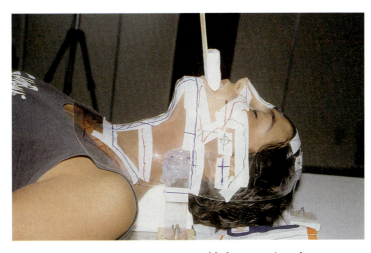

Figura 21.1 – Paciente com a máscara moldada, em posição de tratamento.

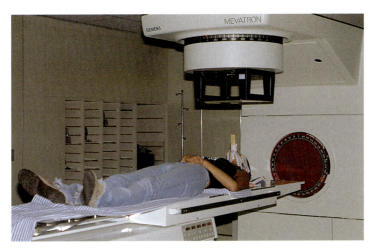

Figura 21.2 – A máscara imobiliza o paciente e garante a manutenção da mesma posição durante todas as aplicações.

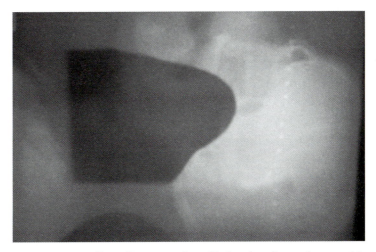

Figura 21.3 – Radiografia mostrando os límites do volume-alvo permitido pela máscara.

O fracionamento clássico prescreve dose diária de 1,8 a 2Gy, cinco dias por semana, com dose final variando de 45-50Gy, para doença microscópica, até 70Gy no tratamento do tumor (doença macroscópica). Doses maiores não são recomendadas quando é realizada a teleterapia exclusiva pelo risco de necrose tecidual, em especial da mandíbula.

CONE INTRA-ORAL (CIO)

Essa técnica de teleterapia em muito se assemelha à braquiterapia; é indicada para pequenas lesões, menores que 3cm de diâmetro, localizadas no assoalho, na língua ou na mucosa bucal. Os tecidos adjacentes são mais poupados, o risco de necrose óssea é mínimo e não há necessidade de anestesia ou hospitalização.

A visualização direta e a imobilização do paciente são fundamentais.

Aparelhos de baixa energia (ortovoltagem) de 100 a 250kV ou elétrons de 6MeV são empregados.

ESTRATÉGIA DE TRATAMENTO – SÍTIO POR SÍTIO

As opções de tratamento descritas a seguir não pretendem constituir um "Manual", porém refletem nossa opinião baseada na experiência do Serviço de Radioterapia do Hospital Sírio-Libanês – SP no tratamento dos tumores precoces da cavidade oral, uma vez que, como regra, o tratamento combinado é a melhor opção nos tumores avançados.

LÁBIO – os pacientes idosos, os que recusam cirurgia ou aqueles com tumores infiltrativos maiores que 3cm, os quais requerem complicados procedimentos plásticos na reconstrução de ressecções com margens exíguas, têm como melhor forma de tratamento a radioterapia. A preferência é dada ao implante intersticial com fios de irídio-192 (braquiterapia), por apresentar os melhores resultados cosméticos.

LÍNGUA ORAL – radioterapia exclusiva para os casos de tumores maiores que 1cm e menores que 4cm (T1/T2), associando a teleterapia (45Gy), seguida de cone intra-oral ou implante intersticial com irídio-192 (doses com equivalência biológica de 30-60Gy), visa à manutenção da funcionalidade.

ASSOALHO BUCAL – a radioterapia é uma opção à cirurgia, desde que não haja proximidade ou envolvimento ósseo. Como no manejo da língua, o emprego da braquiterapia ou do cone intra-oral é parte importante do tratamento.

MUCOSA JUGAL – nos tumores menores que 5cm, nos quais a cirurgia é mutilante, considera-se exclusivamente a braquiterapia ou o cone intra-oral.

GENGIVA/PALATO DURO – os tratamentos com radiação devem ser selecionados pela proximidade ou envolvimento ósseo.

TRÍGONO RETROMOLAR – esse sítio é tratado de modo similar aos casos de tumores da orofaringe, nos quais geralmente a radioterapia externa é o tratamento preferido, seguida ou não de braquiterapia.

TUMORES DE GLÂNDULAS SALIVARES MENORES – o tratamento é cirúrgico, podendo a radioterapia externa atuar ou não como adjuvante, dependendo da histologia da lesão e da qualidade das margens cirúrgicas.

TRATAMENTO ELETIVO DAS ÁREAS NODAIS CLINICAMENTE NEGATIVAS

Dependendo do tamanho e do sítio do tumor, se o risco de recidiva nos linfonodos regionais clinicamente negativos for alto, isto é, maior que 20%, a irradiação do pescoço com doses de 45-50Gy proporciona controle regional superior a 90%.

RADIOTERAPIA PÓS-OPERATÓRIA

Nos tumores operados com doença residual grosseira ou nos avançados T3 e T4, margens positivas ou exíguas, invasão perineural ou vascular, doença metastática linfonodal e extensão extracapsular nodal: a associação de radioterapia externa pode aumentar o controle locorregional. São prescritas doses variando entre 50 e 60Gy.

Em um estudo randomizado conduzido pelo Radiation Therapy Oncology Group, comparando o uso pré-operatório (50Gy) *versus* pós-operatório (60Gy) em tumores avançados, a radioterapia pós-operatória mostrou melhor controle local a longo prazo.

PRECAUÇÕES PRÉ-TRATAMENTO

Antes de iniciar a radioterapia, todo paciente deve ser avaliado e tratado por um cirurgião-dentista com experiência na área oncológica (capítulo 25):

- Dentes cariados deverão ser tratados ou removidos antes do início da radioterapia, a extração dentária posterior ao tratamento é fortemente evitada pelo risco de osteorradionecrose.
- Aplicação de flúor será feita durante e após a radioterapia, para evitar cáries e perdas dentárias.
- Moldes de proteção ou fixação poderão ser construídos para o uso de braquiterapia ou cone intra-oral.

COMPLICAÇÕES E CUIDADOS BÁSICOS

REAÇÕES AGUDAS

MUCOSITE – desenvolve-se geralmente após 30Gy (terceira semana de tratamento), manifestando-se por desconforto, odinofagia ou disfagia, com comprometimento nutricional. Os sintomas são tratados com higiene bucal à base de solução salina (bicarbonato de sódio), suspensão do uso de fumo e álcool – caso o paciente ainda faça uso –, administração de soluções aquosas de sucralfato, opióides para a dor e, eventualmente, analgésicos tópicos como a xilocaína; em alguns pacientes é necessário o emprego de uma sonda nasoenteral ou gastrostomia para a alimentação enteral. Corticóides e benzidamina HCl (droga não-esteróide) apresentam ação analgésica e antiinflamatória. Drogas radioprotetoras ainda precisam provar sua eficácia e segurança.

Os sintomas podem ser exacerbados pela candidíase, que deve ser tratada com nistatina tópica ou antifúngicos mais potentes, como cetoconazol.

A mucosite costuma ser transitória, e o paciente geralmente apresenta recuperação no primeiro mês pós-tratamento. A manifestação mais intensa da mucosite é a ulceração, que constitui uma porta de entrada para as infecções bacterianas, além de ter o potencial de induzir seqüelas. Quando presente e extensa, deve-se considerar a interrupção do tratamento. A associação da radioterapia com quimioterápicos, especialmente fluoracil, metotrexato ou doxorrubicina, predispõe à mucosite severa, pelo seu efeito sinérgico e potencializador.

XEROSTOMIA – dependendo da quantidade de glândulas salivares envolvidas, ocorre diminuição da saliva durante a radioterapia, que pode ser completa e permanente após 35Gy. A xerostomia causa importante desconforto, prejudica o paladar, aumenta o crescimento bacteriano devido ao pH alterado e contribui para o surgimento de cáries e perdas dentárias. O uso de salivas artificiais ameniza os sintomas, e a pilocarpina, em doses de 15 a 30mg por dia, estimula a produção de saliva pelas células remanescentes. Como efeito colateral, a pilocarpina pode produzir sudorese intensa e outros efeitos colinérgicos.

Outra classe de drogas em contínuo desenvolvimento são os radioprotetores. A amiofostina, um tiol, tem mostrado eficácia na redução da xerostomia induzida pela radiação. Entretanto, até o momento, o custo dessa medicação é muito alto.

PERDA DO PALADAR – após 20Gy, ocorre a perda de 20 a 30% das papilas gustativas irradiadas. A capacidade de repopulação é surpreendente aos quatro meses pós-tratamento, embora algum grau de déficit possa permanecer. O papel do sulfato de zinco tem sido estudado na manutenção do paladar durante e após a radioterapia.

REAÇÕES CUTÂNEAS – eritema geralmente após 40Gy, o tratamento é tópico, à base de cremes contendo lanolina e corticosteróides. Reações mais exuberantes, como descamação úmida da pele, exigem a interrupção do tratamento.

COMPLICAÇÕES TARDIAS

NECROSE TECIDUAL – os tecidos com vascularização precária, desvitalizados ou traumatizados são os mais suscetíveis. Pacientes submetidos ao implante intersticial ou cone intra-oral apresentam maior risco em virtude da aplicação de maiores doses possíveis de serem alcançadas, muito embora sejam limitadas pelo pequeno volume tratado.

OSTEORRADIONECROSE – a incidência varia de 5 a 30%. O tratamento conservador consiste de antibioticoterapia, vasodilatadores e oxigênio hiperbárico. Se a necrose persistir, o osso não vitalizado deve ser removido cirurgicamente.

HIPOTIREOIDISMO – freqüente quando a tireóide é irradiada, clinicamente manifesta-se com astenia, queda do estado geral e disfonia; laboratorialmente apresenta aumento do hormônio estimulante da tireóide (TSH).

É importante salientar que as complicações e as seqüelas descritas são mais raras desde que o serviço de radioterapia tenha um equipamento moderno e em boas condições, siga regras e critérios rígidos de segurança e esteja, no caso específico do câncer de boca, em estreita colaboração com os outros profissionais envolvidos no caso.

BIBLIOGRAFIA

BRIZEL, D.M. et al. – Hyperfractionated irradiation with or without concurrent chemotherapy for locally advanced head and neck cancer. *N. Engl. J. Med.*, 338(25):1798-1804, 1998.

COOPER, J. – Carcinomas of oral cavity and oropharynx. In: Cox, J. (ed.). *Moss' Radiation Oncology*. 7th ed. Mosby, 1993.

DEPARTMENT OF VETERANS AFFAIRS – Induction chemotherapy plus radiation compared with surgery plus radiation in patients with laryngeal cancer. *N. Engl. J. Med.*, 324, 1991.

GERBAULET, A. – The role of radiotherapy in the treatment of tumours of oral cavity. In: Peckham, M.; Pinedo, H. & Veronesi, U. (eds.). *Oxford Textbook of Oncology*, Oxford, 1995.

TUPCHONG, L. et al. – Randomized study of preoperative versus postoperativeradiation therapy in advanced head and neck carcinoma: long term follow-up of RTOG study 73-03. *Int. J. Radiat. Oncol. Biol. Phys.*, 20:21-29, 1991.

WANG, C.C. – Technical and radiotherapeutic considerations of intraoral cone electron beam radiation therapy for head and neck cancer. *Semin. Radiat. Oncol.*, 2:171-179, 1992.

WORLD HEALTH ORGANIZATION – *Radiotherapy in Cancer Management: A Practical Manual*. 1st ed. Chapman & Hall Medical, 1997.

22 BRAQUITERAPIA

João Victor Salvajoli
Paulo Eduardo Ribeiro dos Santos Novaes
Flavio Eduardo Prisco

INTRODUÇÃO

Braquiterapia é uma modalidade de tratamento em que uma fonte emissora de radiação é colocada em contato direto com o tecido tumoral. Permite a liberação de dose efetiva em volume limitado, com proteção adequada das estruturas normais circunvizinhas, aumentando as possibilidades de cura.

A braquiterapia pode ser realizada em regime de baixa ou de alta taxa de dose. Na baixa taxa de dose utilizam-se fontes radioativas que liberam menos de 2Gy/hora (em geral, 0,4-0,5Gy/h), enquanto na alta taxa de dose, mais de 0,2Gy/minuto. Apesar de a braquiterapia exclusiva constituir excelente alternativa para o tratamento de tumores iniciais, o seu emprego como dose adicional de reforço ("boost") em associação à radioterapia externa locorregional é a modalidade mais comum. Vários isótopos radioativos estão disponíveis para uso clínico, cada qual com forma de apresentação e características físicas próprias. A tabela 22.1 apresenta as características dos isótopos radioativos mais freqüentemente empregados em braquiterapia da cavidade oral. O rádio-226 e o césio-137 eram utilizados até a década de 80. Eles tinham o inconveniente de expor a equipe profissional

Tabela 22.1 – Características dos isótopos usados para braquiterapia.

Isótopo	Meia-vida	Energia (MeV)	CSR (cmPb)
Rádio-226	1.600 anos	1,2	1,3
Césio-137	30 anos	0,66	0,65
Cobalto-60	5,3 anos	1,2	1,2
Irídio-192	74,3 dias	0,38	0,30
Ouro-198	2,7 dias	0,4-1,1	0,33
Iodo-125	59,6 dias	0,035	0,003

CSR = camada semi-redutora.

envolvida à radiação, sendo atualmente substituídos pelos regimes de carga postergada usando irídio-192. Diferentes técnicas são empregadas em função da localização e da morfologia da lesão, das condições clínicas do paciente, da disponibilidade de recursos, dos isótopos radioativos empregados e da experiência do radioterapeuta. Implantes intersticiais temporários são usados na braquiterapia de lesões da língua, do assoalho bucal e da bochecha. Neoplasias do palato duro são preferencialmente tratadas com o emprego de moldes radioativos, e lesões do palato mole, com implante de isótopos permanentes como ouro-198 e iodo-125.

BRAQUITERAPIA DE CÂNCER DA LÍNGUA

Tumores da língua tendem a infiltrar localmente a musculatura, portanto o exame visual deve obrigatoriamente ser acompanhado do exame palpatório, pois com freqüência a dimensão da lesão à avaliação digital é maior do que a observada à oroscopia. Várias técnicas podem ser utilizadas na braquiterapia dos tumores da porção móvel da língua, porém o implante intersticial de cateteres plásticos, em fundo cego ou em alça ("looping"), ativados com fios de irídio-192 ou com fonte de alta taxa de dose, é a modalidade preferencial. Grampos de irídio-192 ("hairpin") também podem ser empregados.

IMPLANTE INTERSTICIAL COM CATETERES EM FUNDO CEGO

O paciente é submetido à anestesia geral com entubação nasotraqueal. A lesão é delimitada por meio do exame visual e da palpação digital, e seus extremos são demarcados com clipes radiopacos. Procede-se à antissepsia do pescoço e à colocação dos campos cirúrgicos. Agulhas metálicas guias são inseridas através da região submentomandibular transfixando o plano musculocutâneo, o assoalho bucal e a língua no nível da lesão. Pela extremidade bucal da agulha é introduzido um cateter plástico de fundo cego ("single leader") e extremidade afilada. Quando a ponta do cateter emerge na extremidade cervical da agulha, o conjunto é tracionado para baixo, de tal forma que o botão de contenção previamente adaptado à extremidade cega do cateter fique em contato com a superfície lingual. Repete-se o procedimento de forma que toda a lesão com margem de 1 a 2cm seja completamente abrangida pelos cateteres, mantendo-se espaçamento de 1,0 a 1,5cm entre eles. Os cateteres são suturados à pele com presilhas de fixação.

Terminado o procedimento, o paciente é extubado e, após a recuperação anestésica, são obtidas radiografias ortogonais (AP e perfil) com fontes simuladoras. Os clipes radiopacos colocados durante o procedimento cirúrgico auxiliam a avaliar se toda a área tumoral foi abrangida pelos cateteres, facilitando a programação terapêutica e a prescrição da dose. Os cateteres são numerados individualmente, e a extensão a ser tratada é definida para cada um a partir dos estudos radiológicos de simulação.

Para os tratamentos de baixa taxa de dose, fios de irídio-192 são cortados e inseridos em cada um dos respectivos cateteres. O tratamento ideal se desenvolve em geral com taxa de dose de 0,4 a 0,5Gy/hora, de tal forma que cerca de 10Gy são liberados em 24 horas.

Na braquiterapia de alta taxa de dose, os cateteres são conectados aos respectivos cabos da unidade de tratamento, que carrega os cateteres robotizadamente com a fonte radioativa. Os pontos e os períodos de parada da fonte são selecionados a partir das radiografias ortogonais de simulação. Eventuais imperfeições na distribuição poderão ser corrigidas pelo processo de otimização, adequando o tempo e os locais de parada da fonte conforme as necessidades de cada caso.

TÉCNICA DE ALÇAS ("LOOPING")

Esta técnica é particularmente indicada para o tratamento das lesões do corpo e também da base da língua. Utilizam-se duas agulhas guias que transfixam a região submandibular, em paralelo, exteriorizando-se na cavidade oral. Posicionadas as agulhas mais posteriormente à lesão, um cateter plástico com fio guia no seu interior é introduzido por uma das agulhas, de fora para dentro. A extremidade do cateter é capturada na cavidade oral com o auxílio de uma pinça e, então, é introduzida na outra agulha, de dentro para fora, sendo impulsionada até emergir na região mandibular. O conjunto é tracionado para baixo e, após a remoção das agulhas metálicas, ele adquire o formato de uma alça que engloba o tumor. Os cateteres são fixados à pele e mantidos em posição por meio dos botões de fixação. Várias alças são realizadas sucessivamente, de acordo com as dimensões da lesão e da área a ser tratada. Seguem-se, então, os mesmos procedimentos de planejamento de dose e carregamento dos cateteres com material radioativo anteriormente descritos (Figs. 22.1 a 22.4).

TÉCNICA DE GRAMPOS ("HAIRPIN")

O irídio-192 pode ser fornecido sob a forma de grampos rígidos, especialmente desenhados para implantes intersticiais. Esses grampos consistem de duas hastes paralelas entre si, com 4cm de extensão, separadas a uma distância de cerca de 2cm e unidas superiormente. Guias com o mesmo formato são inseridos por via endobucal, sob anestesia, de forma a abranger toda a lesão. Assegurado o correto paralelismo, os grampos são introduzidos no interior dos guias e o segmento horizontal é suturado à superfície lingual. O guia é removido, mantendo-se o fio radioativo em posição. A técnica de implante com grampos de irídio-192 é mais simples e mais rápida quando comparada à de cateteres plásticos, podendo ser realizada com o emprego de anestesia local. Tem, entretanto, o inconveniente da limitação do uso de grampos em outros locais da cavidade oral, estando praticamente restrita à braquiterapia dos tumores da língua. Em razão do formato do

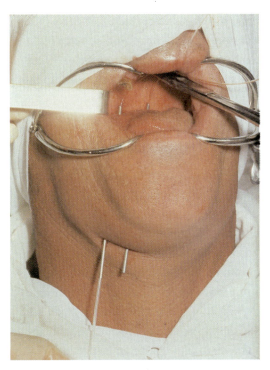

Figura 22.1 – Cateter plástico é inserido através da agulha mais externa, de fora para dentro, apreendido na cavidade oral e reintroduzido na outra agulha, de dentro para fora.

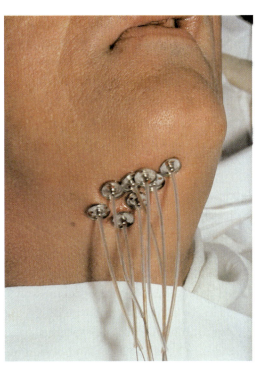

Figura 22.2 – Aspecto final de implante com quatro alças.

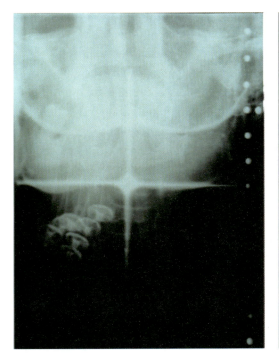

Figura 22.3 – Radiografia AP. Cateteres ativados com fios de irídio-192 de baixa taxa de dose.

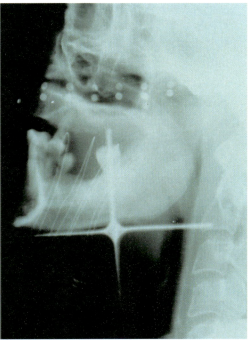

Figura 22.4 – Radiografia em perfil. Cateteres ativados com fios de irídio-192 de baixa taxa de dose.

material radioativo, essa técnica permite que a lesão seja tratada também pela porção horizontal que une as duas hastes paralelas, aumentando a superfície de tratamento. Os grampos não são exteriorizados na região submandibular. Uma vez liberada a dose prescrita, solta-se o fio de sutura que fixa os grampos à superfície lingual e remove-se um a um.

BRAQUITERAPIA DAS NEOPLASIAS DO ASSOALHO BUCAL

As lesões do assoalho bucal podem ser tratadas com as mesmas técnicas descritas para a língua. O emprego de cateteres plásticos em fundo cego é preferencial e, nessa situação, a ativação dos cateteres não precisa se fazer até o fundo, reduzindo as reações à superfície dorsal da língua. Na presença de infiltração neoplásica da musculatura lingual, as técnicas de alças e de grampos também podem ser utilizadas. Deve-se tomar cuidado para situar as fontes o mais distante possível da mandíbula, o que, porém, nem sempre é possível em razão da proximidade da lesão. O risco de osteorradionecrose e exposição óssea nessa situação pode ser significante. A osteorradionecrose é a grande desvantagem da braquiterapia utilizada em lesões do assoalho bucal, o que faz da cirurgia o tratamento preferencial para as lesões iniciais junto à mandíbula.

BRAQUITERAPIA DA MUCOSA BUCAL

A braquiterapia de lesões da mucosa bucal é feita com implantes planares intersticiais. A área tumoral e a extensão a ser tratada, definidas por exame visual e palpação digital, são delimitadas com clipes radiopacos. Agulhas metálicas introduzidas através da pele transfixam a intimidade da musculatura da região e emergem outra vez através da pele. Cateteres plásticos passados através das agulhas são fixados à pele, e as agulhas, removidas. O processo se repete até que todo o volume tumoral esteja adequadamente abrangido pelo plano paralelo de cateteres. Da mesma forma à descrita para a língua, radiografias ortogonais são obtidas com fontes simuladoras. A técnica de alças ("looping") também pode ser empregada na braquiterapia das neoplasias da mucosa bucal, sendo preferencial à de cateteres paralelos, na opinião de alguns autores.

BRAQUITERAPIA DAS NEOPLASIAS DO PALATO DURO

A braquiterapia para as neoplasias do palato duro é comumente realizada com o emprego de moldes. A proximidade entre o plano ósseo e a mucosa palatina torna a cirurgia a opção preferencial para o tratamento de lesões nodulares, infiltrativas e para os carcinomas originários nas glândulas salivares menores. Para as lesões superficiais, difusas, a extensão da ressecção cirúrgica faz com que a braquiterapia seja empregada de forma exclusiva. Moldes especiais também podem ser utilizados para a braquiterapia pós-operatória.

A prótese palatina é confeccionada a partir do molde obtido em alginato ou por técnica direta. Define-se a área a ser tratada e distribui-se o material radioativo de forma a englobar toda a lesão ou a área de ressecção cirúrgica, com margem de 1cm. Nos procedimentos de baixa taxa de dose, tubos de césio-137 são adaptados em base de godiva ou canaletas produzidas no próprio molde (Fig. 22.5). Nos casos em que a ressecção cirúrgica levou à produção de falha óssea com formação de fístula nasopalatina, um tubo radioativo é colocado em posição perpendicular à superfície do molde, no interior da cavidade. Ativada a prótese, o paciente é preferencialmente internado na unidade de braquiterapia, fazendo uso do aplicador durante o dia e removendo-o à noite.

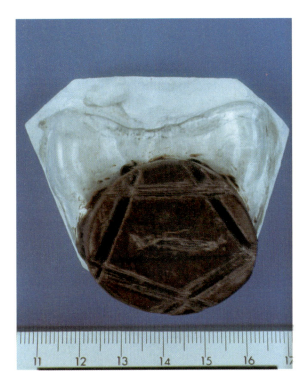

Figura 22.5 – Prótese palatina para braquiterapia com tubos de césio-137.

Na braquiterapia de alta taxa de dose, a cavidade operatória pode ser preenchida com um aplicador pré-fabricado ou ter uma prótese especial confeccionada conforme a descrição anterior. No primeiro caso, ovóides vaginais podem ser adaptados para a introdução na cavidade. No segundo, cateteres plásticos são dispostos longitudinalmente, em paralelo à prótese, e verticalmente, se necessário. Radiografias obtidas com fontes simuladoras permitem determinar os pontos de parada da fonte e estabelecer o plano de tratamento (Figs. 22.6 e 22.7).

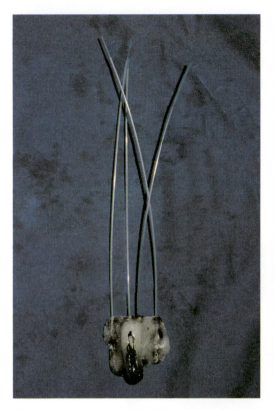 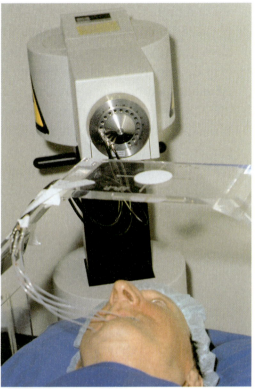

Figura 22.6 – Prótese especial para braquiterapia de alta taxa de dose.

Figura 22.7 – Paciente em tratamento. Prótese adaptada à cavidade operatória. Cateteres conectados à unidade de alta taxa de dose.

BRAQUITERAPIA DO PALATO MOLE

As neoplasias do palato mole podem ser tratadas por implantes temporários ou permanentes. A técnica utilizando cateteres plásticos ativados com irídio-192 é muito trabalhosa, fazendo com que a opção pelos implantes intersticiais permanentes seja preferencial. Apesar de o iodo-125 constituir o isótopo ideal pelas suas características físicas, as dificuldades para sua obtenção em nosso meio tornam o emprego de sementes de ouro-198 a modalidade mais comum de braquiterapia para combater as neoplasias do palato mole.

As sementes de ouro-198 são fontes de 3mm de comprimento e 0,8mm de espessura, contendo 6mg de ouro, revestidas por um envoltório de platina. Fornecidas inativas, são ativadas para uso terapêutico no reator nuclear do Instituto de Pesquisas Energéticas e Nucleares (IPEN) de São Paulo. A atividade de cada semente e a quantidade necessária para cada caso levam em consideração a dose desejada e o volume a ser implantado. As sementes são acondicionadas em pequenos recipientes (magazines) e introduzidas por meio de aplicadores especiais ("Mick aplicator" ou "Royal Marsden Pistol" – Fig. 22.8). O acionamento controlado do mecanismo de ejeção faz com que sejam liberadas uma a uma e inseridas

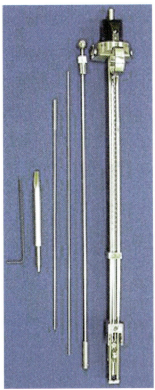
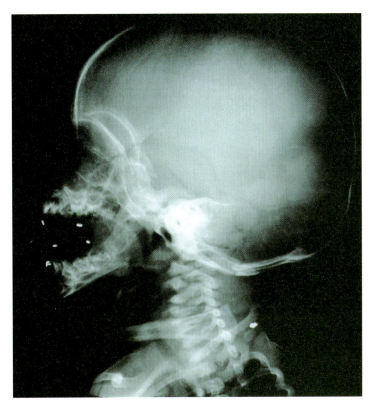

Figura 22.8 – "Mick aplicator" para braquiterapia intersticial, com sementes radioativas de uso permanente.

Figura 22.9 – Braquiterapia com sementes de ouro-198. Radiografia de localização.

na área desejada. Implantes no palato mole podem ser realizados sob anestesia local, com facilidade, rapidez e relativo conforto. A instilação de soro fisiológico ou xilocaína no espaço submucoso do palato facilita a introdução das sementes e sua manutenção *in loco*, pois a distensão dos tecidos aumenta o espaço entre os folhetos da mucosa palatina (Fig. 22.9). O implante de ouro-198 apresenta a desvantagem de não ser procedimento de carga postergada ("after-loading"), expondo à radiação a equipe envolvida. Requer, portanto, certa prática para ser executado com rapidez e segurança, além de monitorização constante do paciente e da sala operatória para a identificação de eventual perda de uma fonte, que, por suas dimensões, é de manipulação bastante delicada.

IMPLANTES NO LEITO TUMORAL

Em algumas situações selecionadas de alto risco de recidiva – como: a) margem cirúrgica inadequada ou insatisfatória, b) recidivas após irradiação prévia, c) tumor inicial "bulky", d) ressecções parciais –, pode ser realizado um complemento de dose intra-operatório com a vantagem de promover maior concentração de dose no leito tumoral do que com a radioterapia externa. Os implantes podem ser planares ou biplanares nas doses de 30-40Gy, a 0,5-1,0cm, quando associados à radioterapia externa, ou de 55-60Gy quando utilizados de forma isolada. Os isótopos mais comuns são o irídio-192, para implantes temporários com baixa ou alta taxa de dose, e o iodo-125 ou ouro para implantes definitivos.

DOSE

A braquiterapia exclusiva de baixa taxa de dose emprega 60Gy liberados em cinco a seis dias, sendo indicada para os casos de tumores T1 e T2 menores que 3cm. O paciente permanece internado e isolado durante o tratamento. Na associação com a radioterapia externa, a braquiterapia libera dose de 25 a 30Gy, após um curso de 45 a 50Gy em campos locorregionais de megavoltagem. Nesse caso, a internação para a braquiterapia se faz por dois a três dias. Tratamentos que associam radioterapia externa e braquiterapia são reservados para as lesões maiores (T2 > 3cm e alguns T3), nas quais a probabilidade de comprometimento metastático linfonodal subclínico favorece o tratamento combinado e constitui a modalidade mais comum de utilização da braquiterapia em cabeça e pescoço.

Ainda não está bem estabelecida a equivalência biológica entre tratamentos em regime de alta taxa de dose e baixa taxa de dose. Para braquiterapia intersticial, aceita-se que a dose total em alta taxa de dose seja reduzida por um fator 0,6-0,7 em relação à que usualmente seria empregada em baixa taxa de dose, e dividida em duas frações diárias de 3Gy, com intervalo de, no mínimo, seis horas entre as frações. Assim, nos tratamentos exclusivos, a dose de 42Gy é liberada em 14 frações, duas vezes ao dia, 3Gy de manhã e 3Gy à tarde. Nos tratamentos em que se associam radioterapia externa e braquiterapia, 18Gy são liberados em seis frações de 3Gy, duas vezes ao dia, após curso convencional de megavoltagem em campos locorregionais com 45-50Gy.

Há autores que sugerem sete frações de 3Gy, duas vezes ao dia, para lesões T1 e T2 e oito frações no mesmo esquema para lesões T3, quando a braquiterapia é utilizada como "boost" após radioterapia externa. Nos tratamentos exclusivos, doses em 20 a 21 frações de 3Gy, duas vezes ao dia, são recomendadas.

Nos tratamentos com moldes radioativos, a dose é prescrita a uma distância de 5mm da superfície do aplicador. Nesse caso, a braquiterapia de alta taxa de dose é realizada de forma ambulatorial, liberando a dose de 25Gy em cinco inserções de 5Gy, duas vezes por semana, após radioterapia externa com 45-50Gy.

RESULTADOS

A braquiterapia exclusiva oferece excelentes taxas de controle local para as lesões T1 e T2 iniciais, da ordem de 85 a 95% (Tabela 22.2). Tumores T2 de maior dimensão e alguns T3 são tratados com braquiterapia associada à radioterapia externa, e o controle local se faz em torno de 80 a 85% dos casos. O emprego de

Tabela 22.2 – Resultados da braquiterapia de baixa taxa de dose no tratamento de neoplasias da cavidade oral.

Autor	Local	Tumor (nº de pacientes)	Controle local	Complicações
Lapeyere, M.	Mucosa bucal	T1 (15) T2 (18) T3-T4 (9)	T1-T4 76%	NR
Gerbaulet, A.P.	Mucosa bucal	T1 (24) T2 (33) T3 (23)	T1-T3 74%	MTM 15%
Mazzeron, J.J.	Assoalho	T1 (47) T2 (20)	T1 94% T2 61%	NR
Volterrani, F.	Assoalho	T1 (47) T2 (70) T3-T4 (41)	T1 90% T2 82% T3-T4 36%	ORN 27%
Costa, M.D.M.	Assoalho	T1-T3 (47)	T1-T2 74% T3 43%	ORN 12,4%
Gerbaulet, A.P.	Assoalho	T1 (86) T2 (103) T3 (12)	T1-T3 89%	NTM 11% ORN 8%
Mazzeron, J.J.	Língua	T1 (70) T2 (83)	T1 87% T2 92%	NR
Pernot, M.	Língua	T1 (608) T2 (946) T3-T4 (571)	T1-T2 85% T3-T4 57%	NTM 13% ORN 8%
Shibuya, H.	Língua	T1 (90) T2 (280)	superf. 85%, exof. 79%, inf. 45%	G II 38% G III 4%
Peres, O.	Língua	T1-T2 (43) T3-T4 (43)	T1-T4 43%	NR
Gerbaulet, A.P.	Língua	T1 (83) T2 (148) T3-T4 (23)	T1-T3 87%	NTM 11% ORN 8%
Esche, B.A.	Palato	T ? (43)	T ? 92%	NR
Novaes, P.E.R.S.	Palato	T1-T2 (9)	T1-T2 86%	NR
Volterrani, F.	Cavidade oral	T1 (132) T2 (245) T3 (29)	T1-T2 79% T3 54%	ORN 22%
Fietkau, R.	Cavidade oral	T1-T2 (38) T3-T4 (12)	T1-T2 97% T3-T4 83%	NTM 26% ORN 6%

NTM = necrose de tecidos moles.
ORN = osteorradionecrose.
NR = não relatada.

braquiterapia em lesões iniciais da cavidade oral apresenta ainda a vantagem de, em caso de falha, permitir a realização de cirurgia de resgate com sucesso. Em lesões maiores (T3 e T4), o controle local com braquiterapia é inferior ao obtido com a associação de cirurgia e radioterapia, tornando esta a opção preferencial de tratamento. Taxas de 40 a 68% são reportadas.

A maior parte da experiência com braquiterapia referida na literatura é fundamentada em tratamentos com baixa taxa de dose. A tabela 22.2 apresenta os resultados obtidos por diferentes autores em neoplasias da cavidade oral.

A utilização da alta taxa de dose vem ganhando crescente interesse, mas os resultados são ainda iniciais. Instituições que a empregam há mais tempo apresentam resultados similares entre os tratamentos de baixa e alta taxa de dose, encorajando sua utilização pelas facilidades operacionais e de proteção radiológica.

BRAQUITERAPIA EM TUMORES RECIDIVADOS

Neoplasias recidivadas em cabeça e pescoço constituem situação de difícil abordagem terapêutica. Ressecção cirúrgica nem sempre é factível com margem adequada, e o emprego de radioterapia prévia freqüentemente impede novo curso de irradiação, notadamente por radioterapia externa.

O implante de cateteres plásticos no leito operatório, durante a remoção cirúrgica da lesão, tem permitido a re-irradiação com sucesso, principalmente quando a ressecção é marginal, não interferindo no processo cicatricial ou na integração de retalhos para a reparação da ferida operatória. A técnica oferece a vantagem da visão direta do leito tumoral e da definição precisa das áreas de risco. Requer a integração entre a equipe cirúrgica e o radioterapeuta, que participa do ato operatório e orienta a melhor forma de colocação dos cateteres que irão portar a fonte radioativa.

O leito de ressecção tumoral é demarcado com clipes radiopacos, os cateteres são dispostos sobre a área e fixados ao leito, mantendo o correto espaçamento e o paralelismo entre eles (Fig. 22.10). Especial cuidado deve ser tomado com a proteção de estruturas vasculonervosas, pois sua proximidade aos cateteres poderá levar a áreas de superdosagem, com o risco de hemorragias por ruptura vascular e neuropatias. A proteção dessas estruturas com retalhos musculares da vizinhança previne essa ocorrência.

Garantida a adequada disposição, procede-se então à síntese da ferida operatória e à exteriorização dos cateteres da área cirúrgica por contra-abertura. A fixação à pele é realizada com presilhas especiais. A partir do quinto dia de pós-operatório são realizados os estudos radiológicos de simulação com o emprego de fontes falsas. Define-se a área a ser irradiada, é estabelecida a programação de distribuição de dose e estima-se a dose recebida por órgãos críticos.

Aprovado o plano de tratamento, os cateteres são ativados com fios de irídio-192 de baixa taxa de dose ou conectados aos respectivos cabos transferidores da fonte para o tratamento com alta taxa de dose.

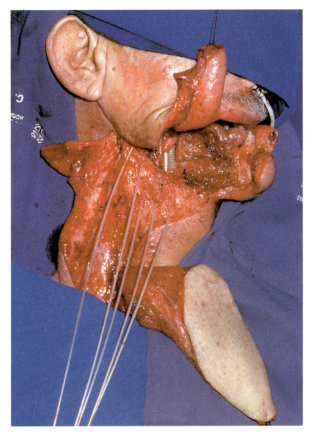

Figura 22.10 – Colocação de cateteres plásticos para braquiterapia após ressecção tumoral.

A braquiterapia associada à cirurgia tem permitido o resgate terapêutico de lesões recidivadas, com resultados cosméticos e funcionais aceitáveis, constituindo opção útil e alternativa a ser considerada no tratamento dos tumores de cabeça e pescoço.

COMPLICAÇÕES DA BRAQUITERAPIA

Os efeitos colaterais estão relacionados à dose total, à taxa de dose, à técnica empregada, ao volume tumoral e ao local tratado. As reações agudas são de ocorrência mais tardia quando comparada às da radioterapia externa. As mucosites surgem cerca de duas a três semanas após a realização da braquiterapia e restringem-se caracteristicamente à área tratada. Sua observação nas semanas subseqüentes ao procedimento é de grande importância para avaliar se toda a lesão foi adequadamente englobada no tratamento. A revisão dos fatores prognósticos relacionados ao controle local e às complicações tardias, em função da dose de braquiterapia utilizada em pacientes com lesões da língua, mostrou que lesões tratadas com 50-60Gy apresentaram controle de 73% e necrose de tecidos moles de

14%. O controle foi de 92% quando a dose total foi de 65-75Gy, porém a incidência de necrose elevou-se para 33%. Os autores recomendam 65Gy como a dose ideal para a obtenção de excelente controle local e taxa aceitável de necrose de tecidos moles. Em outro estudo, reportam-se 17% de necrose de tecidos moles, em geral tratada por procedimento conservador, em pacientes submetidos à braquiterapia da mucosa bucal.

Taxas de 50% de osteorradionecrose da mandíbula são reportadas em pacientes tratados por braquiterapia de tumores do assoalho da boca com dose de 75Gy. Taxa de 44% foi relatada em pacientes tratados com 70Gy. O tratamento da osteorradionecrose é difícil e requer muita experiência da equipe profissional. Medidas conservadoras constituem o método preferencial, porém, na falha em obter resultado objetivo, o procedimento cirúrgico é mandatório. O emprego do oxigênio hiperbárico (capítulo 29) tem trazido importante contribuição ao tratamento da osteorradionecrose. A sua utilização precoce acelera e melhora os resultados do tratamento conservador, sendo cada vez mais empregada em serviços especializados.

BIBLIOGRAFIA

ESCHE, B. et al. – Interstitial and external radiotherapy in carcinoma of soft palate and uvula. *Int. J. Radiat. Oncol. Biol. Phys.*, 15:619-625, 1988.

GERBAULET, A. et al. – Brachytherapy in floor of mouth carcinoma. Experience of the Institute Goustave-Roussy concerning 206 patients. *J. Cancer Research Clin. Oncol.*, 116:798, 1990.

GERBAULET, A. – *Clinical Brachytherapy for Head and Neck Cancer*. 35th Annual Meeting of the American Society for Therapeutic Radiology and Oncology, Refrescher Course 304, 1993.

HARRISON, L.B. – Applications of brachytherapy in head and neck cancer. *Seminars in Surgical Oncology*, 13:177-184, 1997.

IOUNE, T.; TESHIMA, T. et al. – Phase III trial of high and low dose rate interstitial radiotherapy for early oral tongue cancer. *Int. J. Rad. Onc. Biol. Phys.*, 36:1201-1204, 1996.

LAPEYERE, M.; PEIFFERT, D.; MALLISSARD, L. et al. – An original technique of brachytherapy in the treatment of epidermoid carcinomas of the buccal mucosa. *Int. J. Radiat. Oncol. Biol. Phys.*, 33:447-454, 1995.

LEVENDAG, P.C.; VIKRAN, B.; FLORES, A. & YIN, W.B. – High dose rate brachytherapy for cancer of the head and neck. In: Nag, S. *High Dose Rate Brachytherapy*. New York, Futura Pub. Co., 1994, p. 237.

MAZERON, J.J.; CROOK, J.M.; BENCK, V. et al. – Iridium-192 implantation of T1 and T2 carcinoma of the mobile tongue. *Int. J. Radiat. Oncol. Biol. Phys.*, 19:1369-1376, 1990.

MAZERON, J.J.; CROOK, J.M.; MARINELLO, G. et al. – Prognostic factors of local outcome for T1 and T2 carcinomas of oral tongue treated by iridium-192 implantation. *Int. J. Radiat. Oncol. Biol. Phys.*, 19:281-285, 1990.

MENDEHALL, W.M.; PARSONS, J.T.; BUATT, J.M. et al. – Advances in radiotherapy for head and neck cancer. *Seminars in Surgical Oncology*, 3:256-264, 1995.

MENDEHALL, W.M.; PARSONS, J.T.; STRINGER, S.P. et al. – Radiotherapy after excisional biopsy of carcinoma of the oral tongue/floor of mouth. *Head Neck*, 11:129-131, 1989.

MENDENHALL, W.M. et al. – Brachytherapy in head and neck cancer: selection criteria and results at the University of Florida. *Oncology*, 5(1):87-93, 1991.

NOVAES, P.E.R.S.; FIGUEIREDO, E.Q.; TUTILO, S. et al. – Radium moldagem no tratamento das lesões neoplásicas do palato. *Radiol. Bras.*, 13(3):39-42, 1980.

SHIBUYA, H. et al. – Brachytherapy for stage I and II oral tongue cancer. *Int. J. Radiat. Oncol. Biol. Phys.*, 26:51-58, 1993.

VOLTERRANI, F. et al. – Curietherapy of oral cancer. *Tumori*, 68:119-125, 1982.

23 QUIMIOTERAPIA

JACQUES TABACOF

INTRODUÇÃO

As modalidades terapêuticas mais importantes no tratamento do carcinoma espinocelular da cavidade oral em suas fases iniciais são a cirurgia e a radioterapia. A quimioterapia tem seu papel estabelecido em pacientes com doença recidivada ou metastática. Nessas circunstâncias, a sua utilização tem finalidade paliativa, com algum impacto na sobrevida média, que se situa ao redor de 6 a 8 meses; apenas 20% dos pacientes sobrevivem um ano.

O interesse da quimioterapia nessa área aumentou recentemente devido a vários fatores. Em primeiro lugar, alguns novos agentes quimioterápicos, como taxanos, gemcitabina, inibidores de topoisomerase I e análogos de platina, demonstraram atividade antitumoral em uso isolado ou em associações e estão sendo rapidamente incorporados ao arsenal terapêutico. Outro importante avanço consistiu na utilização da quimioterapia em caráter neo-adjuvante (indução) antes do tratamento local com cirurgia ou radioterapia. Nessa situação clínica, as taxas de resposta são altas e possibilitam programas de preservação do órgão. Em terceiro lugar, a combinação de quimioterapia e radioterapia tem sido utilizada com o intuito de potencializar a atividade antitumoral e a prevenção de metástases.

Neste capítulo abordaremos esses assuntos, com ênfase nos carcinomas espinocelulares da cavidade oral.

O PAPEL DA QUIMIOTERAPIA EM DOENÇA AVANÇADA

Apesar dos pequenos avanços alcançados, o prognóstico de pacientes com carcinoma espinocelular de cabeça e pescoço metastático ou recidivado após cirurgia ou radioterapia continua muito reservado. A sobrevida média encontra-se entre 6 e 8 meses e a sobrevida em 1 ano por volta de 20% dos casos.

A atividade dos agentes quimioterápicos utilizados isoladamente nessas circunstâncias caracteriza-se por se tratar, na maior parte, de respostas parciais e de curta duração. Além disso, pacientes em fases avançadas da doença apresentam vários problemas associados que dificultam o tratamento quimioterápico. Pacientes com carcinoma espinocelular de cabeça e pescoço freqüentemente apresentam-se desnutridos e muitas vezes são portadores de doença pulmonar crônica associada ao tabagismo. O alcoolismo crônico e a presença de infecções também são fatores desfavoráveis à utilização de agentes quimioterápicos nessa população.

A tabela 23.1 mostra a atividade dos agentes quimioterápicos quando utilizados isoladamente em casos de carcinoma espinocelular de cabeça e pescoço recidivado ou metastático.

Tabela 23.1 – Atividade dos agentes quimioterápicos.

Agente	Nº de pacientes	Taxa de resposta (%)
Metotrexato	988	31
Bleomicina	347	21
Cisplatina	288	28
5-fluorouracil	118	15
Paclitaxel	65	38
Docetaxel	58	38
Carboplatina	169	22
Ifosfamida	99	26

O metotrexato é freqüentemente utilizado no tratamento paliativo do carcinoma espinocelular de cabeça e pescoço. A dose semanal de 40mg/m^2, de fácil aplicação, apresenta poucos efeitos colaterais e seu custo é baixo.

A bleomicina faz parte do grupo de antibióticos com atividade antitumoral e apresenta pouca toxicidade sobre a medula óssea, o que facilita seu uso em combinação com outras drogas; apresenta porém, toxicidade pulmonar e para as mucosas.

A cisplatina é talvez ainda hoje a droga mais importante no tratamento do carcinoma espinocelular de cabeça e pescoço. A dose de 80 a 100mg/m^2 a cada 3 semanas é a mais utilizada. Um estudo randomizado comparando 60mg/m^2 e 120mg/m^2 não encontrou diferenças em termos de resposta ou sobrevida. A cisplatina é uma droga altamente emetogênica.

A disponibilidade dos novos agentes antieméticos inibidores de serotonina – ondansentron e ganisentron – facilitou o uso desse agente quimioterápico. Outros efeitos indesejáveis da droga são a nefrotoxicidade, a ototoxicidade e a neurotoxicidade.

O 5-fluorouracil é um agente quimioterápico do grupo dos antimetabólitos. Inicialmente foi utilizado em infusões rápidas, obtendo taxas de resposta por volta de 15% em pacientes previamente tratados. A utilização dessa droga em infusões prolongadas (1.000mg/m^2/dia por 96 a 120 horas) é menos mielotóxica e mais tóxica para as mucosas.

Os taxanos – paclitaxel e docetaxel – constituem um novo grupo de agentes quimioterápicos cujo mecanismo de ação peculiar é a estabilização de microtúbulos. Esses novos agentes têm sido amplamente estudados em carcinoma espinocelular de cabeça e pescoço, com taxas de resposta entre 30 e 40% em pacientes recidivados. A dose de paclitaxel recomendada é de 175mg/m^2 a 250mg/m^2 a cada 3 semanas. O docetaxel é utilizado na dose de 100mg/m^2, também com intervalos de 3 semanas. Ambas as drogas são mielotóxicas. A utilização de paclitaxel requer o uso de pré-medicações para minimizar o risco de reações alérgicas a seu diluente. O docetaxel apresenta como efeito peculiar uma síndrome de retenção de líquidos que requer a utilização de esteróides para sua prevenção.

A carboplatina é um análogo de platina com melhor perfil tóxico e com índice de resposta ao redor de 20%. Sua utilização restringe-se a pacientes com problemas renais que impossibilitam o uso de cisplatina.

A combinação de agentes quimioterápicos tem sido utilizada com o objetivo de aumentar a atividade antitumoral. A combinação de cisplatina 100mg/m^2 e 5-fluorouracil 1.000mg/m^2/dia em infusão contínua por 96 horas, desenvolvida no início dos anos 80 na Wayne State University, alcançou 70% de respostas e 27% de respostas completas. Subseqüentemente, três grandes estudos randomizados foram conduzidos com o objetivo de comparar a combinação de 5-fluorouracil e cisplatina com a utilização isolada de cisplatina, 5-fluorouracil e metotrexato. O resultado dos três estudos revelou uma taxa de resposta de 32% para o regime combinado, significativamente superior aos agentes únicos. Entretanto, a sobrevida média dos pacientes tratados com poliquimioterapia não se mostrou superior ao dos tratados com monoquimioterapia.

Em 1994, uma metanálise dos estudos randomizados em carcinoma espinocelular de cabeça e pescoço avançado publicados entre 1980 e 1992 demonstrou que a cisplatina era o agente mais ativo e que o 5-fluorouracil e a cisplatina formavam a melhor combinação quando comparados a outros agentes isoladamente ou a outras combinações, respectivamente.

Com a identificação da atividade dos taxanos em carcinoma espinocelular de cabeça e pescoço, vários grupos iniciaram estudos com a utilização de cisplatina em associação com as novas drogas. A combinação de paclitaxel 175mg/m^2 em infusão de 3 horas, ifosfamida 1.000mg/m^2 por 3 dias e cisplatina 60mg/m^2 (TIP) repetida a cada 3 ou 4 semanas foi recentemente publicada pelo grupo do M.D. Anderson Cancer Center. Nesse estudo, foram tratados 53 pacientes com carcinoma espinocelular de cabeça e pescoço recidivado ou metastático, sendo que 16 pacientes (30%) apresentavam lesões da cavidade oral. A taxa de resposta foi de 58%, dos quais 17% dos pacientes alcançaram resposta completa. A duração das respostas completas foi longa (mediana maior que 15,7 meses). Na população estudada, o efeito tóxico mais freqüente foi a mielossupressão, mas não ocorreram óbitos relacionados ao tratamento. O regime TIP e os de outras combinações similares deverão ser analisados em estudos de fase III, comparando os novos regimes promissores com 5-fluorouracil e cisplatina.

QUIMIOTERAPIA NEO-ADJUVANTE

O termo quimioterapia neo-adjuvante (ou quimioterapia primária) refere-se ao uso de quimioterapia administrada antes do tratamento cirúrgico ou radioterápico. A grande vantagem dessa estratégia é possibilitar a preservação do órgão e suas funções. Outra vantagem é a melhor perfusão do tumor antes das alterações actínicas desencadeadas pela radioterapia ou da ocorrência de fibrose cicatricial pós-cirúrgica. A quimioterapia neo-adjuvante permite melhor tolerância a doses mais altas e boa aderência ao tratamento sistêmico.

Estudos iniciais de quimioterapia neo-adjuvante com agentes únicos (metotrexato, bleomicina ou cisplatina) obtiveram taxas de resposta completa da ordem de 5%. No final dos anos 70, a combinação de cisplatina e bleomicina alcançou taxa de resposta ao redor de 70%, com aproximadamente 10% de respostas completas.

Regimes incorporando uma terceira droga (metotrexato ou alcalóide da vinca) à combinação de cisplatina e bleomicina elevaram as taxas de resposta completa para aproximadamente 20%.

Entretanto, o maior avanço nessa área ocorreu com a utilização de cisplatina e 5-fluorouracil (Wayne State) por três ciclos. Em vários estudos, aproximadamente 85% dos pacientes responderam, e cerca de 40% alcançaram respostas completas. Nesses ensaios clínicos, pacientes com tumores de laringe e nasofaringe obtiveram as maiores taxas de resposta, e os pacientes com tumores da cavidade oral mostraram-se menos responsivos. As taxas de remissão completa, após a terapêutica local, foi mais alta nos pacientes responsivos (78%) em comparação aos não-responsivos (49%). A sobrevida mediana dos pacientes em remissão completa, ao final do tratamento, foi de 69 meses. De maneira geral, a quimioterapia neo-adjuvante é bem tolerada e não aumenta a toxicidade da modalidade local, seja ela cirúrgica ou radioterápica.

Com esses resultados, tornou-se necessária a verificação de forma sistemática da capacidade da quimioterapia neo-adjuvante influenciar as taxas de sobrevida, a preservação de órgão e o controle local. Vários estudos randomizados foram conduzidos com o objetivo de verificar mudanças nas taxas de sobrevida. A maioria deles randomizou pacientes submetidos a quimioterapia seguida de tratamento local (cirurgia ou radioterapia) *versus* tratamento local. De maneira geral, os resultados não revelaram ganhos na sobrevida global.

Um importante estudo de quimioterapia neo-adjuvante incluindo apenas pacientes com tumores de laringe possibilitou a preservação do órgão em dois terços dos pacientes, sem deterioração das taxas de sobrevida.

QUIMIOTERAPIA ADJUVANTE

Existem três vantagens para a utilização da quimioterapia após o tratamento cirúrgico. Primeira, é a realização imediata do tratamento cirúrgico. Segunda, as margens do tumor são mais nítidas no tumor não-tratado do que após a quimioterapia neo-adjuvante. Terceira vantagem, evita a recusa da cirurgia, que ocorre em aproximadamente 20% dos pacientes responsivos à quimioterapia neo-adjuvante.

Um importante estudo do Radiation Therapy Oncology Group (RTOG) envolvendo 499 pacientes com carcinoma espinocelular de cavidade oral, orofaringe, hipofaringe e laringe em estádios III e IV ressecados foi publicado em 1992. A randomização foi entre radioterapia imediata *versus* quimioterapia feita com três ciclos de cisplatina e infusão de 5-fluorouracil seguida de radioterapia. A comparação global dos dois braços do estudo não revelou diferenças em termos de sobrevida, sobrevida livre de doença ou tempo para recidiva local. Entretanto, houve um significativo benefício em termos de tempo para surgimento de metástases a distância favorecendo a quimioterapia adjuvante. Nesse estudo, a análise de um subgrupo de pacientes de "alto risco", definidos por margens cirúrgicas menores que 5mm, carcinoma *in situ* nas margens ou extensão linfonodal extracapsular, apresentou um benefício que se aproximou da significância estatística em termos de sobrevida global e controle local, favorecendo a quimioterapia adjuvante. O grupo de baixo risco não se beneficiou da quimioterapia adjuvante. A identificação de um grupo de alto risco permitiu o início de estudos prospectivos de quimioterapia adjuvante nessa população.

Um estudo japonês randomizado com 424 pacientes utilizando UFT (Tegafur e Uracil) por via oral por um ano em caráter adjuvante *versus* cirurgia não revelou benefício do tratamento adjuvante em termos de sobrevida. Um terceiro estudo randomizado conduzido na França e utilizando cisplatina, bleomicina e metotrexato adjuvantes após cirurgia e radioterapia demonstrou melhor controle local e piores índices de sobrevida.

A utilização de quimioterapia e radioterapia concomitantes, em caráter adjuvante, para pacientes com alto risco de recidiva tem sido estudada. Um estudo randomizado feito com 88 pacientes que apresentavam extensão extracapsular em linfonodos cervicais comparou radioterapia *versus* radioterapia associada à cisplatina 50mg/m^2 semanalmente. A sobrevida média foi de 40 meses para o tratamento combinado e 22 meses para a radioterapia. A sobrevida de 5 anos também foi superior no braço da quimiorradioterapia (36% *versus* 13%). A incidência de metástases a distância foi semelhante e o benefício observado deveu-se ao melhor controle locorregional. Outros pequenos estudos incluindo pacientes com tumores em estádios menos avançados e utilizando outras drogas não demonstraram benefícios em termos de sobrevida.

RADIOTERAPIA E QUIMIOTERAPIA CONCOMITANTES

O objetivo do uso simultâneo de quimioterapia e radioterapia é aumentar o controle local e diminuir as metástases a distância. O efeito sinérgico (radiossensibilizante) é explicado pela interferência das drogas nos mecanismos de reparo celular após lesão subletal da radioterapia ou sincronização do ciclo celular.

Desde 1960, foram conduzidos vários estudos utilizando as diversas drogas ativas em carcinoma espinocelular de cabeça e pescoço e radioterapia.

Dois estudos com metotrexato apresentaram resultados opostos. A bleomicina em combinação com a radioterapia foi objeto de vários estudos randomizados. Vários deles, incluindo um grande estudo do European Organization for Research on Treatment of Cancer (EORTC), não mostraram benefícios da adição de bleomicina em comparação à radioterapia isolada.

Um estudo japonês dos anos 70 revelou ganhos de sobrevida com adição de 5-fluorouracil à radioterapia no subgrupo de pacientes com carcinoma de cavidade oral.

A cisplatina tem sido utilizada amplamente como droga radiossensibilizante em carcinoma espinocelular de cabeça e pescoço. Dois regimes são habitualmente usados. Um deles utiliza baixa dose semanal de cisplatina ($20mg/m^2$) durante a radioterapia em fracionamento convencional. Um estudo randomizado do Intergroup comparando esse regime *versus* radioterapia aplicada isoladamente revelou aumento na taxa global de resposta, sem ganho evidente em índices de remissão completa ou de sobrevida. Outra forma de combinar a cisplatina e a radioterapia é utilizá-la em doses maiores ($100mg/m^2$) a cada três semanas por três dias concomitantemente à radioterapia. O Radiation Therapy Oncology Group (RTOG) utilizando essa estratégia obteve 71% de remissões completas e sobrevida de 4 anos de 34%, resultado este superior ao controle histórico no qual se tratava apenas com radioterapia.

Outras drogas como a hidroxiuréia e a mitomicina C já foram avaliadas em associação à radioterapia e não demonstraram ganhos de sobrevida.

Os novos agentes quimioterápicos, como paclitaxel, docetaxel, gemcitabina e topotecano, que apresentam atividade no carcinoma espinocelular de cabeça e pescoço, possuem atividade radiossensibilizante e estão sendo intensamente estudados.

BIBLIOGRAFIA

DEPARTMENT OF VETERANS AFFAIRS LARYNGEAL STUDY GROUP – Induction chemotherapy plus radiation compared with surgery in advanced laryngeal cancer. *N. Engl. J. Med.*, 324:1685-1690, 1991.

DIMERY, I.W. & HONG, W.K. – Overview of combined modality therapies for head and neck cancer. *J. Natl. Cancer Inst.*, 85:95-99, 1993.

KISH, J.A.; ENSLEY, J.F.; WEAVER, A. et al. – Improvement of complete response rate to induction adjuvant chemotherapy for advanced squamous cell carcinoma of the head and neck. *Cancer Treat. Rep.*, 66:471-476, 1982.

LARAMORE, G.; SCOTT, C.; AL-SARRAF, M. et al. – Adjuvant chemotherapy for resectable squamous cell carcinomas of the head and neck: report on intergroup study 0034. *Int. J. Radiat. Oncol. Biol. Phys.*, 23:705-711, 1992.

RANDOLPH, V.L.; VALLEJO, A.M.; SPIRO, R.H. et al. – Combination therapy of advanced head and neck cancer: induction of remissions with diamminedichloroplatinum (II), bleomycin and radiation therapy. *Cancer*, 41:460-464, 1978.

SHANTZ, S.P.; HARRISON, L.B. & FORASTIERE, S.P. – Tumors of the nasal cavity and paranasal sinuses, nasopharynx, oral cavity, and oropharynx. In: DeVita Jr., V.T.; Hellman, S.; Rosenberg, S.A. (eds.). *Cancer Principles & Practice of Oncology*. Lippincott-Raven Publishers, 1997, pp. 741-801.

SHIN, D.M.; GLISSON, B.S.; KHURI, F.R. et al. – Phase II trial of paclitaxel, ifosfamide, and cisplatin in patients with recurrent head and neck squamous cell carcinoma. *J. Clin. Oncol.*, 16:1325-1330, 1998.

24 SEGUIMENTO PÓS-TRATAMENTO

Márcio Abrahão
Rodrigo Oliveira Santos

Algumas informações epidemiológicas são fundamentais para a real compreensão dos objetivos a serem alcançados dentro do segmento pós-tratamento dos pacientes com câncer de boca.

A incidência anual norte-americana do câncer de boca (incluindo lábio, língua, tecidos intra-orais e orofaringe) alcança 11,2 casos por 100.000 pessoas, representando 3,4% de todos os casos de câncer. Esses pacientes foram beneficiados nos últimos anos por uma significativa melhora no controle local e regional do câncer de boca, não acompanhada de mudanças proporcionais na sobrevida global desses pacientes, que se manteve abaixo de 50% em 5 anos. Dois fatores estão diretamente relacionados com esse fenômeno aparentemente paradoxal (melhora do controle locorregional *versus* sobrevida inalterada) e devem ser muito bem compreendidos, visto que constituem as bases que direcionam o seguimento pós-tratamento dos pacientes com câncer de boca: recorrência local do tumor primário e desenvolvimento do segundo tumor primário.

A maioria das recorrências locais ocorre dentro dos três primeiros anos após a cirurgia, período em que também ocorre a maioria das mortes pela doença dos pacientes com tumores em estádios III e IV.

O risco de desenvolvimento de um segundo tumor primário dentro do trato aerodigestivo superior pode chegar a 6% ao ano; concluindo-se, portanto, que quanto maior a sobrevida após o tratamento do tumor primário, maior o risco cumulativo de desenvolvimento de um segundo tumor primário.

Como já foi visto, o carcinoma espinocelular é, de longe, o mais freqüente na cavidade oral, e a maioria das lesões situa-se no lábio inferior, na língua e no assoalho da boca. Vários trabalhos confirmam o forte impacto causado pelo tamanho da lesão inicial no carcinoma de cavidade oral e por sua invasão em profundidade na sobrevida desses pacientes. Tal fato ocorre porque o estádio clínico T (TNM) é diretamente associado com a disseminação linfonodal e com a recorrência local e, portanto, influencia na sobrevida, mesmo quando esses tumores foram ressecados com margens livres. Logicamente, as margens de ressecção também determinam grandes alterações na sobrevida desses pacientes: 71% dos pacientes com margens cirúrgicas comprometidas manifestaram recorrência no sítio primário, contra apenas 32% dos pacientes com margens livres. Também deve-se ressaltar que a radioterapia adjuvante mostrou-se ineficaz na ajuda do controle local dos pacientes com carcinoma espinocelular de cavidade oral que tinham margens cirúrgicas comprometidas. O tamanho do tumor (estádio clínico T) está associado à qualidade das margens cirúrgicas e é um determinante de prognóstico e de sobrevida.

A ocorrência de um segundo (ou até mesmo múltiplo) tumor primário em pacientes com tumor primário não-cutâneo de cabeça e pescoço é um fenômeno há muito reconhecido. O rastreamento de segundos tumores primários é muito importante não apenas do ponto de vista terapêutico mas também prognóstico. Localizam-se predominantemente na mucosa do trato aerodigestivo superior ou, mais distalmente, no esôfago ou nos pulmões. São quase exclusivamente carcinomas espinocelulares.

Os tumores primários associados mais freqüentemente com o surgimento de um segundo tumor primário são os que se localizam na cavidade oral e nos lábios, seguidos pelos tumores de hipofaringe, laringe e orofaringe, respectivamente.

O surgimento do segundo tumor primário põe em risco todos os avanços obtidos em termos de sobrevida com as novas estratégias de tratamento para os pacientes com câncer de cabeça e pescoço.

A significativa baixa sobrevida de 5 anos após o diagnóstico do segundo tumor primário é conseqüência de diversos fatores. Em primeiro lugar, o fato de esses tumores surgirem freqüentemente nos pulmões ou no esôfago, localizações de mau prognóstico por si, não raro com diagnóstico tardio. Outro fator importante é a impossibilidade da realização de um tratamento totalmente adequado, por causa dos efeitos do tratamento empregado na primeira neoplasia, limitando, por exemplo, as doses de radioterapia. Todas essas informações tornam mais evidente a observação de que, quando nos referimos a câncer de cabeça e pescoço, não estamos falando sobre a doença localizada de uma mucosa, mas sim sobre uma doença acometendo potencialmente toda a mucosa do trato aerodigestivo superior. Esse fato tem, sem dúvida, implicações fundamentais no seguimento desses pacientes. Dentro do seguimento desses pacientes, a chamada "pan-endoscopia", ou endoscopia das áreas de alto risco (nasofibroscopia, broncoscopia e endoscopia digestiva alta), tem sido incluída dentro do rastreamento para o segundo tumor primário. Estudos prospectivos têm demonstrado alta eficácia no diagnóstico do segundo tumor primário com o emprego da pan-endoscopia, quando comparado com os diagnósticos baseados apenas no exame clínico ou guiados pelos sintomas dos pacientes.

As características dos carcinomas espinocelulares de cabeça e pescoço fundamentam a rotina para o seguimento pós-tratamento dos pacientes. Essa rotina diz respeito à programação da freqüência com que realizamos as consultas médicas com exame locorregional, radiografias de tórax e pan-endoscopias.

Assim, estabelecemos que as consultas médicas devem ser mensais, no primeiro ano após o tratamento; bimestrais no segundo ano; trimestrais no terceiro ano; semestrais no quarto ano e anuais a partir do quinto ano pós-tratamento.

Deve-se ressaltar que em toda consulta devem necessariamente ser realizados o exame otorrinolaringológico completo (otoscopia, rinoscopia, oroscopia, laringoscopia indireta), a palpação bimanual da cavidade oral e orofaringe, minuciosa palpação cervical e, quando disponível, a nasofibroscopia. As radiografias de tórax são realizadas semestralmente até o quarto ano após o tratamento e anualmente a partir do quinto ano. As pan-endoscopias são realizadas com freqüência semestral até o terceiro ano pós-tratamento e anual a partir do quarto ano. Quando disponível, realizamos somente a nasofibroscopia com maior freqüência, nas consultas médicas.

Todas as lesões suspeitas evidenciadas nas consultas, nasofibroscopias, broncoscopias, endoscopias digestivas ou radiografias de tórax devem ser analisadas por meio de biópsias, punções aspirativas ou outros métodos citopatológicos, para a confirmação diagnóstica e o respaldo de qualquer conduta.

Nos EUA, o "Clinical Practice Guidelines for the Management of Cancer of the Head and Neck", editado conjuntamente pela American Society for Head and Neck Surgery e pela Society for Head and Neck Surgeons, sugere que, no seguimento para os portadores de carcinoma espinocelular da cavidade oral, as consultas podem ser até trimestrais no primeiro ano após o tratamento; quadrimestrais no segundo ano; semestrais nos terceiro e quarto anos; e anuais a partir do quinto ano após o tratamento. O paciente deve se submeter anualmente aos exames de raios X de tórax, enzimas hepáticas e avaliação laboratorial da tireóide quando a região cervical estiver irradiada. Geralmente a avaliação médica é acompanhada por uma avaliação dentária.

Ao seguir em linhas gerais essas orientações, estaremos certos de estar fazendo o máximo para a preservação da qualidade de vida dos pacientes com câncer de boca, proporcionando-lhes também a chance de aumentar sua sobrevida.

BIBLIOGRAFIA

BATSAKIS, J.G. – Pathology of tumors of the oral cavity. In: Thawley, S.E.; Panje, W.R.; Batsakis, J.G.; Lindberg, R.D. (eds.). *Comprehensive Management of Head and Neck Tumors*. Philadelphia, W.B. Saunders, 1999, pp. 632-672.

BATSAKIS, J.G. – Synchronous and metachronous carcinomas in patients with head and neck cancer. *Int. J. Radiat. Oncol. Biol. Phys.*, **10**:2163, 1984.

DOUGLASS, C.W.; GAMMON, M.D. & HORGAN, W.J. – Epidemiology of oral cancer. In: Shklar, G. (ed.). *Oral Cancer*. Philadelphia, W.B. Saundes, 1984, pp. 72-91.

JACOBS, C.D.; GOFFINET, D.R. & FEE Jr., W.E. – Head and neck squamous cancers. *Curr. Probl. Cancer*, **14**:5, 1983.

LOOSER, K.G.; SHAH, J.P. & STRONG, E.W. – The significance of "positive" margins in surgically resected epidermoid carcinomas. *Head Neck Surg.*, 1:107, 1978.

LOREE, T.R. & STRONG, E.W. – Significance of positive margins in oral cavity squamous carcinoma. *Am. J. Surg.*, **160**:410, 1990.

MEDINA, J.E. – Ed. Clinical Practice Guidelines for the Management of Cancer of the Head and Neck. Ed. American Society for Head and Neck Surgery and Society for Head and Neck Surgeons, 1996, pp. 9-17.

OLIVER, A.J.; HELFRICK, J.F. & GARD, D. – Primary oral squamous cell carcinoma: a review of 92 cases. *J. Oral Maxillofac. Surg.*, **54**:949, 1996.

ORD, R.A. – Discussion: primary oral squamous cell carcinoma: a review of 92 cases. *J. Oral Maxillofac. Surg.*, **54**:955, 1996.

STRONG, M.S.; INEZE, J. & VAUGHAN, C.W. – Field cancerization in the aerodigestive tract: its etiology, manifestation, and significance. *J. Otolaryngol*, **13**:1, 1984.

PARTE IV

SUPORTE, REABILITAÇÃO E PREVENÇÃO

25 PREPARO ODONTOLÓGICO

Cesar Augusto Migliorati
Erica Krohn Jany Migliorati

INTRODUÇÃO

Conforme foi observado nos capítulos anteriores, a terapia do câncer de boca é multidisciplinar, podendo associar a cirurgia, a radioterapia ou a quimioterapia. Independentemente do tipo de terapia a ser utilizada, o paciente estará sempre correndo o risco de sofrer complicações sérias na cavidade oral. É esperado que cerca de 50% dos pacientes com câncer de boca irão desenvolver algum tipo de complicação na região oral em decorrência da terapia. Essas complicações incluem dor, alteração da forma e função, mucosite (inflamação da mucosa bucal e ulcerações) e alteração do paladar, levando à perda do apetite, sangramento, xerostomia, cárie, infecção e, em casos extremos, osteorradionecrose da mandíbula.

A possibilidade do aparecimento de complicações pode estar diretamente relacionada às condições de saúde bucal do paciente e ao tipo de terapia a ser utilizada. As complicações podem ser transientes e desaparecer com o término do tratamento. Outras podem tornar-se crônicas, requerendo cuidados constantes por parte do cirurgião-dentista. Desse modo, é de grande importância que o profissional da odontologia conheça as modalidades de tratamento do câncer de boca, as complicações que poderão resultar de sua terapia, e que estabeleça um plano de tratamento adequado para cada paciente. O preparo da cavidade oral deve ser realizado, preferencialmente, antes do início da terapia do câncer, e deve continuar durante e após a terapia.

A seguir, passaremos a discutir a avaliação odontológica inicial do paciente portador de câncer de boca e seu acompanhamento durante e após a terapia.

AVALIAÇÃO INICIAL

Para que a avaliação inicial ocorra de forma ideal, o cirurgião-dentista deve trabalhar juntamente com a equipe oncológica multidisciplinar que está avaliando o paciente. O profissional da saúde bucal deve requisitar do médico responsável informações sobre o diagnóstico do tumor, seu estadiamento, a condição médica do paciente e o tratamento oncológico a ser utilizado. No caso de pacientes que serão submetidos à radioterapia, é de fundamental importância saber qual será o campo irradiado e a quantidade total de radioterapia a ser utilizada. Com essas informações, o profissional terá condição de avaliar o estado do paciente e sugerir um plano de preparo bucal adequado. Esse procedimento deve ter como objetivo a diminuição dos riscos de complicações futuras, que resultam do tratamento oncológico. A grande maioria dos tumores malignos que ocorrem na boca são os carcinomas espinocelulares. Esses tumores são freqüentemente tratados com cirurgia, radioterapia, ou com a combinação dessas duas modalidades. A quimioterapia também tem sido freqüentemente associada à cirurgia e à radioterapia. Desse modo, tentaremos apresentar uma avaliação odontológica inicial, bem como a preparação pré-tratamento oncológico do paciente, que possa ser utilizada independentemente do tipo de tratamento oncológico a ser empregado.

ANAMNESE

A anamnese deve ser completa, procurando-se conhecer o máximo sobre a história da doença atual, os antecedentes médicos e o uso de medicamentos, a história dental e a freqüência das visitas ao cirurgião-dentista, e também a presença de hábitos como o consumo de tabaco e álcool. Em geral, pacientes portadores de câncer de boca têm idade superior a 50 anos e, freqüentemente, podem apresentar comprometimento médico adicional: muitos são hipertensos, diabéticos, ou são portadores de doença cardíaca e pulmonar. É comum que eles estejam tomando medicações sistêmicas que podem afetar o tratamento odontológico de rotina, principalmente aquelas que causam xerostomia. Esses pacientes muitas vezes apresentam quadro de má nutrição, hábitos de dieta não ideais e higiene bucal inadequada.

EXAME CLÍNICO

O exame clínico deve ser abrangente e envolver estruturas extra e intrabucais. O profissional deve lançar mão de manobras semiotécnicas de inspeção, palpação e percussão, para obter o maior número possível de informações. Atenção especial deve ser dedicada à higiene bucal do paciente, à presença de fatores irritantes locais como placa bacteriana e cálculo dentário, sangramento, doença periodontal e cárie. Com essas informações, poderemos deduzir o tipo de cuidados odontológicos recebidos previamente e qual a atenção que o paciente dedica à sua boca. Tais constatações podem ser importantes quando da decisão sobre se fazer um plano de tratamento preventivo conservador, mantendo os elementos dentários presentes e incentivando a higiene bucal, ou radical, com a eliminação dos elementos dentários presentes.

A avaliação periodontal é de extrema importância, principalmente quando o tratamento oncológico inclui a quimioterapia. O risco de infecção e sangramento aumenta consideravelmente devido às alterações hematológicas. Exames complementares incluem radiografias periapicais de toda a boca e panorâmica para os dentados, e radiografia panorâmica para os edentados. Em pacientes com história de abuso no consumo de álcool, é importante descartar a possibilidade de haver distúrbios da coagulação, secundários à deficiência plaquetária ou hepática. Essa informação pode ser obtida do médico oncologista. Para pacientes que serão submetidos a tratamento cirúrgico, a obtenção de modelos das arcadas dentárias pode ser útil na futura restauração protética.

PLANO DE TRATAMENTO E PREPARO ODONTOLÓGICO

De posse de todas as informações obtidas na anamnese e no exame clínico, o cirurgião-dentista pode elaborar um plano de tratamento adequado às condições de cada indivíduo (Quadro 25.1). O plano de tratamento objetiva a eliminação de possíveis fontes de infecção. Deve ser estabelecido após uma discussão com os demais profissionais envolvidos no tratamento e, sempre que possível, ser realizado antes do início da terapia oncológica. É importante instruir o paciente quanto aos cuidados de higiene bucal durante todo o período de tratamento oncológico e quanto à sua manutenção posterior. Uma sugestão de tratamento odontológico preparatório para o paciente portador de câncer de boca pode ser vista no quadro 25.2. Esse plano de tratamento pode ser realizado independentemente da modalidade terapêutica a ser utilizada no tratamento oncológico do paciente. Como princípio geral, dentes infectados, ou com prognóstico duvidoso, devem ser extraídos.

Quadro 25.1 – Exame do paciente e avaliação odontológica pré-tratamento.

Anamnese
Exame clínico
Exame radiográfico periapical e panorâmico
Diagnóstico diferencial de doenças bucais
– mucosa bucal
– elementos dentários
– periodonto
– periápice
Plano de tratamento para eliminar, o mais rápido possível, a doença bucal

Quadro 25.2 – Preparo odontológico pré-tratamento oncológico.

Orientação do paciente
Exodontia de dentes com prognóstico duvidoso ou ruim
Estabilização da doença periodontal, eliminação de placa e cálculo
Tratamento endodôntico, inclusive de raízes, para a preservação do osso alveolar
Restauração dos dentes cariados, utilizando amálgama, ionômero ou compômero
Instituição de medidas de higiene bucal
Escovação com creme dental fluoretado após as refeições
Aplicação tópica diária de gel fluoretado, com o auxílio de moldeira
Enxágües com solução antibacteriana e fluoretada, duas vezes ao dia
Utilização correta e cuidadosa do fio dental

Para os pacientes com higiene bucal adequada, a preocupação deve estar voltada para o controle de cárie e a restauração de elementos cariados. Dentes cariados, mas com possibilidade de restauração, podem ser escavados e restaurados, provisoriamente, com ionômero de vidro ou compômero. Esses materiais são aderentes à estrutura dentária, resistentes e liberadores de flúor. No caso de pacientes que serão tratados com radioterapia em dose acima de 5.000cGy, todos os elementos dentários, com prognóstico duvidoso, incluídos no campo de radiação devem ser extraídos. O ideal é que as extrações sejam realizadas, no mínimo, 14 dias antes do início da terapia. Porém, em situações de emergência, a eliminação de dentes infectados ou com prognóstico desfavorável e a profilaxia periodontal deverão ser realizadas mesmo que o procedimento ocorra imediatamente antes do início da radioterapia. O paciente deve ser observado cuidadosamente, para que possíveis complicações, tais como inflamação e infecção pós-operatória, sejam detectadas e tratadas, se necessário. Essa situação não é a ideal, mas é mais favorável do que a realização de procedimentos cirúrgicos durante ou após a radioterapia. Essa conduta clínica é válida também para os pacientes a serem tratados com quimioterapia.

Para pacientes com má higiene bucal, e necessitando de tratamento odontológico preventivo, o controle da doença periodontal é de suma importância. A eliminação dos fatores irritantes locais (placa bacteriana, cálculo) e a instituição de manobras de higiene bucal possibilitarão a manutenção do estado de saúde gengival e periodontal, mesmo em condições adversas (Quadro 25.2). Sempre que possível, somente elementos dentários absolutamente livres de doença devem ser mantidos nas arcadas dentárias, pois poderão ser vitais para uma possível restauração protética futura, principalmente nos casos tratados com cirurgia. O tratamento cirúrgico do câncer de boca pode causar grave morbidade anatômica e funcional. O planejamento do tratamento de restauração protética deve ser discutido com o cirurgião de cabeça e pescoço, preferivelmente antes da cirurgia.

Com a estabilização da doença periodontal, a eliminação de dentes com prognóstico duvidoso, o tratamento provisório das lesões de cárie, o tratamento endodôntico de dentes importantes e com a instituição de medidas de higiene bucal, o paciente pode ser liberado para tratamento. Nesse momento, o cirurgião-dentista deverá planejar o acompanhamento do paciente durante as fases seguintes do tratamento.

AVALIAÇÃO ODONTOLÓGICA DURANTE O TRATAMENTO ONCOLÓGICO

Durante o tratamento oncológico, o especialista em medicina bucal tem papel fundamental no diagnóstico precoce de problemas bucais e no tratamento dessas complicações. O acompanhamento do paciente pode ser feito no ambulatório (por exemplo, no caso de pacientes sob tratamento com radioterapia), ou no hospital (por exemplo, no caso dos pacientes em período pós-operatório ou com quimioterapia em curso). Algumas das principais complicações bucais, observadas em pacientes recebendo tratamento para o câncer de boca, estão listadas no quadro 25.3. A instalação da mucosite geralmente ocorre a partir da segunda semana de rádio ou quimioterapia. Essa alteração da mucosa bucal não só traz problemas funcionais e dor, mas também proporciona uma importante porta de entrada de infecção. O controle da mucosite é difícil. Sua intensidade pode alterar consideravelmente a qualidade de vida do paciente, e mesmo limitar a administração da terapia. A utilização de analgésicos e antiinflamatórios tópicos ou sistêmicos pode ser útil. A dor intensa que o paciente experimenta, muitas vezes, só pode ser controlada com a utilização de analgésicos narcóticos, opiáceos ou derivados da morfina. A decisão a respeito do emprego desses medicamentos está sob a responsabilidade do médico. Algumas sugestões de medicamentos podem ser encontradas no quadro 25.4.

Quadro 25.3 – Complicações e efeitos colaterais bucais das diversas modalidades de tratamento do câncer de boca.

CIRURGIA – complicações e efeitos geralmente permanentes que devem ser corrigidos após o tratamento cirúrgico:
  Comunicação buconasal e bucossinusal
  Necessidade de cobrir e obliterar defeitos cirúrgicos
  Perda de suporte para os tecidos faciais
  Mastigação ineficiente
  Perda do osso alveolar e dificuldade de retenção das próteses restauradoras
  Perda ou diminuição das dobras mucobucais
  Alteração funcional secundária à perda de estruturas e órgãos (língua, glândula salivar, músculo etc.)

RADIOTERAPIA – algumas complicações e alguns efeitos colaterais são transientes; outros são permanentes:
  Dermatite (transiente)
  Mucosite (transiente)
  Infecções (risco permanente: fúngica, herpética e bacteriana)
  Perda do paladar e do olfato (transiente)
  Xerostomia (quando glândulas salivares estão envolvidas no campo operatório; pode ser permanente)
  Necrose de tecido mole e formação de cicatriz (risco pode ser permanente)
  Osteorradionecrose (risco permanente e aumentado quando a dose total de radiação é maior que 5.000cGy)

QUIMIOTERAPIA – complicações e efeitos colaterais geralmente transientes, e que desaparecem quando os valores sangüíneos se normalizam:
  Mucosite
  Risco aumentado de infecção fúngica, herpética e bacteriana
  Sangramento
  Xerostomia, alteração do paladar e do olfato
  Hipersensibilidade dentária aumentada

Quadro 25.4 – Medicações úteis na prevenção e no tratamento de complicações e efeitos colaterais do tratamento oncológico do câncer de boca.

ESTÍMULO OU SUBSTITUIÇÃO SALIVAR

Saliva artificial (Fórmula & Ação) com sais minerais e fluoreto de sódio

Oral Balance (Laclede) gel umectante

Pilocarpina HCl solução (Fórmula & Ação) 1mg/ml – tomar 5ml (1 colher de chá) até 4 vezes ao dia – a dose deve ser ajustada para cada indivíduo

Salagen (Pilocarpina HCl, Pharma) – comprimidos de 5mg, até 4 vezes ao dia – a dose deve ser ajustada para cada indivíduo

PREVENÇÃO DE CÁRIE E CONTROLE DE PLACA BACTERIANA

Gel de fluoreto estanhoso a 0,4% (Gel-Kem Colgate) – aplicar com moldeira individual diariamente, por 5 minutos

Solução de fluoreto de sódio a 1,1% (Fórmula & Ação) – para enxágües diários

Plax Ação Prolongada (Colgate) – enxágües de 1 minuto, duas vezes ao dia

Periogard (Clorexidina, Colgate) – enxágües de 1 minuto, pelo menos duas vezes ao dia

Creme dental fluoretado Colgate Total (Colgate) – escovar os dentes, pelo menos, duas vezes ao dia

PREVENÇÃO E TRATAMENTO DE INFECÇÃO OPORTUNISTA

A utilização destes medicamentos é feita em comum acordo com o médico do paciente, e a dose a ser utilizada depende de sua indicação, se para prevenção ou para tratamento:

Fluconazol (Zoltec, Pfizer) – comprimidos de 100mg

Cetoconazol (Nizoral, Janssen) – comprimidos de 200mg

Aciclovir (Zovirax) – comprimidos de 200mg

TRATAMENTO DE ULCERAÇÃO E INFLAMAÇÃO DA MUCOSA

Triamcinolona pomada (Omcilon A em Orabase, Bristol-Myers Squibb) – aplicar pequenas quantidades, várias vezes ao dia

Dexametasona (Decadron elixir, Prodome) – enxagüar a boca, de três a quatro vezes ao dia. Não deglutir

Beclometasona (Beclosol spray, Glaxo-Wellcome) – aplicar na boca, de duas a três vezes ao dia

Benzidamina (Flogoral colutório, Asta Médica) – enxagüar a boca, de duas a três vezes ao dia

Xilocaína viscosa a 2% – aplicar sobre as áreas doloridas; não usar antes das refeições para evitar o risco de aspiração de alimentos

Sulfato de zinco (Fontovit) em comprimidos de 50mg – nos casos em que ocorrer a perda do paladar, tomar quatro comprimidos ao dia

O cirurgião-dentista deve ser cuidadoso durante o exame do paciente, e deve alertar o médico imediatamente, quando do surgimento da mucosite ou de qualquer outra doença bucal. Nessa fase do tratamento, é possível o aparecimento de infecções oportunistas fúngicas, herpéticas e bacterianas, as quais devem ser tratadas imediatamente. É também importante a orientação da equipe de enfermagem que cuidará da higiene do paciente durante o período em que ele permanecer internado no hospital. O ciurgião-dentista deve estar sempre à disposição do médico e da enfermagem, no caso de aparecerem situações de emergência.

Os pacientes que estão sendo tratados com radioterapia podem ter acompanhamento odontológico ambulatorial semanal. Além da mucosite, a alteração funcional das glândulas salivares, a perda do paladar e a dor alteram consideravelmente a qualidade de vida do paciente. A prescrição de medicamentos que podem minimizar os efeitos da terapia deve ser feita, nessa fase, sempre juntamente com o médico do paciente. Como se sabe, é comum portadores de câncer de boca serem indivíduos mais idosos e, nesses casos, na presença de outras doenças sistêmicas, recomenda-se prudência na prescrição de medicamentos. Uma lista de medicamentos úteis para a prevenção e o tratamento de problemas bucais resultantes do tratamento oncológico pode ser encontrada no quadro 25.4.

FASE PÓS-TRATAMENTO

O paciente que foi tratado exclusivamente com cirurgia, e que já apresenta cicatrização completa, pode ser tratado como qualquer outro paciente, sem restrições. Para indivíduos que receberam quimioterápicos, a normalização dos exames de sangue e da contagem plaquetária é de suma importância. A profilaxia antibiótica deve ser utilizada em pacientes com contagem de granulócitos abaixo de $1.500/mm^3$. Quanto ao risco de hemorragia, a contagem plaquetária acima de $50.000/mm^3$ geralmente já permite a realização de extrações com relativa segurança. Nos indivíduos que receberam radioterapia, algumas das seqüelas serão permanentes, principalmente as que envolvem as glândulas salivares e o tecido ósseo. A xerostomia coloca o paciente em risco constante de infecções da mucosa bucal, bem como aumenta o risco de cárie e doença periodontal. Extrações dentárias em áreas irradiadas com altas doses de radioterapia (acima de 5.000cGy) devem ser evitadas, em conseqüência do alto risco de osteorradionecrose.

Situações de emergência devem ser avaliadas cuidadosamente, e seu tratamento deve ser sempre planejado junto com o médico oncologista. Situações especiais, que envolvem a utilização de antibioticoterapia profilática ou, então, a necessidade de extração de dentes que se encontram em áreas irradiadas, requerem procedimentos especiais (capítulos 27, 28 e 29).

Em resumo, o preparo odontológico de pacientes portadores de câncer de boca é de suma importância para o diagnóstico e tratamento de doenças que poderão acarretar complicações durante e após o tratamento do câncer. A detecção precoce dessas doenças e seu conseqüente tratamento certamente irão melhorar o prognóstico global do paciente, bem como contribuir para a manutenção da qualidade de vida. Esse tipo de tratamento só é possível quando o cirurgião-dentista possui conhecimento sobre o tratamento oncológico de lesões malignas presentes na cavidade oral e o treinamento necessário para poder participar ativamente da equipe médico-oncológica que cuida desses pacientes.

BIBLIOGRAFIA

Clinicians guide to treatment of medically compromised dental patients. American Academy of Oral Medicine, Baltimore MD, 1995, pp. 64-67.

LITTLE, J.W. & FALACE, D.A. – *Dental Management of the Medically Compromised Patient*. 3rd ed., St Louis, The C.V. Mosby Company, 1988, pp. 394-402.

MERAW, S.J. & REEVE C.M. – Dental considerations of the oncology patient receiving radiation therapy. *J. Am. Dent. Assoc.*, 129:201-205, 1998.

National Institutes of Health Consensus Development Conference on oral complications of cancer therapies: diagnosis, prevention and treatment. NCI Monographs, Bethesda, Maryland, 1990, nº 9.

RIPAMONTI C.; ZECCA E.; BRUNELLI C. et al. – A randomized controlled clinical trial to evaluate the effects of zinc sulfate on cancer patients with taste alterations caused by head and neck irradiation. *Cancer*, 82:1938-1945, 1998.

ROTHSTEIN, J.P. – *Oral Care of Cancer Patients*. American Cancer Society, 6th ed., Florida, Division Inc., 1996.

SILVERMAN Jr., S. – *Oral Cancer*. American Cancer Society, 4th ed., Hamilton, BC Decker Inc., 1998, pp. 91-102.

SOLOMON, C.S.; SHAIKH, A.B. & ARENDORF, T.M. – An efficatious oral health care protocol for immunocompromised patients. *Spec. Care Dent.*, 15:228-233, 1995.

26 ANALGESIA NO CÂNCER DE BOCA

João Valverde Filho
Rogério Tuma

INTRODUÇÃO

Os mecanismos pelos quais o câncer de cabeça e pescoço causa dor nem sempre estão relacionados com o crescimento do tumor. A dor pode ser caracterizada como aguda ou crônica e causar importantes problemas psicológicos que não devem ser negligenciados. A dor de origem direta do crescimento do tumor pode ser somática, visceral, neuropática ou combinação entre elas. O estímulo dos terminais nervosos na mucosa e submucosa pode sensibilizar os nociceptores (receptores específicos para dor) na fase inicial do crescimento tumoral, e ser responsável pela sensação de queimação e dor superficial. A dor óssea metastática é comum e, em geral, bem localizada, surda e em peso. Está relacionada com a destruição óssea e a formação de novo osso, por ser o periósteo a principal localização de fibras aferentes amielinizadas e mielinizadas de sensibilidade.

A dor de origem neuropática é, geralmente, mal diagnosticada e pode ser causada por lesão neural primária ou disfunção, resultado da infiltração ou compressão tumoral. Tipicamente, pode ser lancinante e irradiada em um determinado dermátomo (por exemplo, um ou mais ramos do trigêmeo). A dor local apresenta-se, de modo geral, como aperto ou queimação, piora à noite e geralmente se agrava com a mobilização das articulações. Devemos lembrar que na dor neuropática pode ocorrer um intervalo variável de tempo entre o momento da lesão no nervo e a ocorrência da dor, estando normalmente presentes a alodínea e a hiperalgesia.

Outras causas de dor incluem as complicações da terapia oncológica, como a dor pós-operatória e a dor provocada por efeitos colaterais da rádio e quimioterapia (mucosite, faringite e esofagite).

MÉTODOS DE ALÍVIO DA DOR

O paciente com câncer apresenta freqüentemente uma massa de células cancerosas que estimulam uma reação local, análoga a uma resposta inflamatória. Dessa forma, a dor oncológica envolve geralmente sensibilização periférica e quase sempre sensibilização do sistema nervoso central (SNC), especialmente se o fator gerador da dor for permanente, o que em geral ocorre no câncer.

O alívio da dor pode ser satisfatório em até 80% dos pacientes, baseando-se na escada analgésica proposta pela Organização Mundial de Saúde – OMS (Figura 26.1), sendo estimado que, se mantidos os cuidados de analgesia propostos pela OMS, somente 11% dos pacientes requerem métodos alternativos de tratamento.

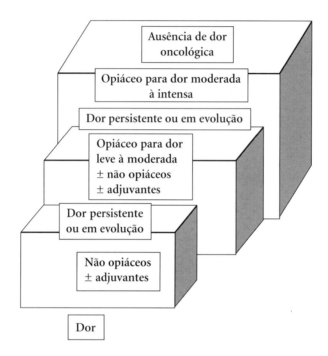

Figura 26.1 – Escala analgésica da Organização Mundial de Saúde (OMS).

A escolha dos procedimentos para o alívio da dor oncológica de cabeça e pescoço requer algumas considerações. O correto diagnóstico da doença é fundamental. Se existir mais de uma categoria de dor, determinaremos qual delas está trazendo maior desconforto para o paciente. As condições física, mental e psicológica do paciente, o tipo e o estádio do processo oncológico e o prognóstico, o mecanismo, a intensidade, a qualidade e a localização da dor são dados mínimos e indispensáveis para o sucesso da terapia.

Além das categorias etiofisiopatológicas citadas acima, a dor em pacientes oncológicos pode ser aguda, crônica ou crônica agudizada. O controle da dor pode ser necessário durante ou após a terapia. O tratamento da dor aguda geralmente ocorre após a cirurgia, ou em decorrência da terapia oncológica, como a rádio ou quimioterapia. A maioria dos pacientes se beneficiam com o tratamento medicamentoso, embora seja possível a obtenção de algum alívio com técnicas alternativas, como a eletroestimulação transcutânea (TENS).

A persistência da dor, causada por mecanismos periféricos devidos à lesão primária, é constante e quase sempre progressiva. O tratamento da dor relacionada ao tumor reside na urgência em obter seu controle, e o paciente deverá receber terapia oncológica e tratamento das reações inflamatórias do câncer. Podemos interferir na percepção central da dor com o uso de analgésicos, antidepressivos e ansiolíticos e com psicoterapia; ou ainda interferir na transmissão da dor por meio de intervenções no SNC, como bloqueios de nervos (termocoagulação, alcoolização ou anestésico local), analgesia intratecal e intraventricular.

ANALGESIA SISTÊMICA

ANALGÉSICO NÃO-OPIÓIDE (Tabela 26.1) – a OMS e a Agency for Health Care Policy and Research (AHCPR) consideram o ácido acetilsalicílico como o protótipo dos não-opióides. Os antiinflamatórios não-esteróides (AINH) e o acetaminofeno têm efeitos sinérgicos em relação aos opióides. O modo de ação dos AINH é predominantemente periférico, enquanto os opióides têm ação predominantemente central (recentemente, tem sido demonstrada a presença de receptores na periferia). Entretanto, os AINH apresentam efeito teto, e por esse motivo vale lembrar algumas considerações: 1. um aumento na dose pode significar aumento dos efeitos colaterais; 2. o efeito teto é questionado algumas vezes para a dor de origem tumoral (para selecionar a dose nesses casos, o que podemos fazer é aumentar 1,5 a 2 vezes a dose recomendada); 3. no caso de altas dosagens, deve-

Tabela 26.1 – Lista parcial de acetaminofeno, dipirona e AINH usados para dor oncológica.

Droga	Dose
Acetaminofeno	650mg a cada 4h, VO
Aspirina	650mg a cada 4h, VO
Ibuprofeno	200-800mg a cada 6h, VO
Diclofenaco de sódio	50-75mg a cada 8-12h, VO
Diflunisal	500mg a cada12h, VO
Etodolac*	200-400mg a cada 8-12h, VO
Flurbiprofeno	200-400mg a cada 8-12h, VO
Naproxeno	250-750mg a cada 12h, VO
Sulindac*	150-200mg a cada 12h, VO
Piroxicam	10-20mg diariamente, VO
Cetoprofeno	50mg a cada 6h, VO
Ketorolac* venoso ou intramuscular (< 5d)	60mg (início), após, 30mg a cada 6h
Tenoxicam	20-40mg diariamente, IV ou VO
Meloxicam	20-40mg diariamente, IV ou VO
Dipirona	1g a cada 4h, VO

*Não disponível no Brasil.
Adaptado de R. Payne – *Assessment and Treatment of Cancer Pain, Progress in Pain Research and Management*. Vol. 12, edited by Payne, R.; Patt, R.B. & Hill, C.S. Seattle, IASP Press, 1998.

mos proceder à monitorização de sangue oculto nas fezes, proteinúria e função renal. Em geral, a eficácia analgésica dos AINH é semelhante em suas diversas classes, mas podemos definir aquele que tem efeitos adversos mais intensos e graves que outros.

Os novos analgésicos, entre eles os AINH inibidores da cicloxigenase-2 (Meloxicam e Celecoxib), inibem a biossíntese das prostaglandinas por meio da inibição da enzima cicloxigenase (COX-1 e COX-2). As hipóteses atuais são de que a maioria dos efeitos colaterais dos AINH se deve à inibição da COX-1. Os compostos que inibem COX-1 e COX-2 com potência similar (diclofenaco, naproxeno e ibuprofeno) levam a menores efeitos gastrintestinais do que os compostos mais seletivos para COX-1 (piroxicam, indometacina e ácido acetilsalicílico).

O Tenoxicam, encontrado no Brasil em diversas apresentações, tem características farmacológicas, como meia-vida plasmática prolongada, permitindo ao paciente uma tomada ao dia, o que pode ser suficiente para trazer conforto para os pacientes oncológicos. A administração simultânea de AINH e opióides é benéfica para um grande número de pacientes porque permite a redução das doses de cada um deles, promovendo um melhor controle da dor e reduzindo os efeitos colaterais.

A Dipirona, bastante difundida no Brasil, apresenta controle antitérmico superior ao dos AINH e grande potência analgésica, fato muitas vezes esquecido no ambiente hospitalar. De acordo com a escala analgésica da OMS, ela pode ser administrada regularmente na dose de até 6g/dia, ou 1g a cada 4h.

Os efeitos colaterais dos AINH podem ocorrer em qualquer órgão e sistema (SNC, pulmão e fígado), mas são mais pronunciados nos sistemas renal e gastrintestinal.

ANALGÉSICO OPIÓIDE – a morfina deve ser considerada o opióide de primeira linha para dor moderada a intensa, e é considerada o protótipo dos opióides. Sua ação se deve principalmente à ligação com receptores no SNC e, mais recentemente, com receptores periféricos. Os analgésicos opióides são classificados clinicamente como fracos – codeína – e fortes – sulfato de morfina –, baseados em sua capacidade analgésica de aliviar dor leve, moderada ou intensa (Quadro 26.1). Podemos encontrar ainda uma outra classificação baseada em sua ação farmacológica como agonista puro, agonista-antagonista e agonista parcial (Quadro 26.2), sendo importante para abrandarmos os efeitos colaterais que possam ocorrer com um dos grupos, mudando para outro grupo.

No Brasil, a utilização de opióides ainda é muito limitada, sendo a meperidina o opióide mais utilizado durante décadas. A sua utilização, especialmente para pacientes idosos, pode precipitar sinais clínicos de irritabilidade do SNC, como mioclonia e, em alguns casos mais graves, convulsão, por acúmulo de normeperidina, um metabólico sem atividade analgésica e de meia-vida plasmática

Quadro 26.1 – Classificação dos opióides baseada na potência analgésica.

Fracos	Fortes	Fracos	Fortes
Codeína	Morfina	Propoxifeno	Metadona
Tramadol	Meperidina		Fentanil

Quadro 26.2 – Classificação dos opióides de acordo com a atividade farmacológica.

Agonista puro	Agonista-antagonista	Agonista parcial
Propoxifeno	Butorfanol*	Buprenorfina
Codeína	Nalbufina	
Oxicodona*		
Metadona		
Meperidina		
Fentanil		

* Não disponível no Brasil.

prolongada (15-30h). Os opióides agonistas-antagonistas e agonistas parciais apresentam sua ação predominante como agonistas, mas, como se ligam a vários receptores diferentes no SNC, podem levar a efeitos indesejáveis quando utilizados por tempo prolongado. Devemos lembrar que a associação de drogas agonistas puras (por exemplo, morfina, fentanil) com agonistas-antagonistas ou agonistas parciais pode precipitar a síndrome de abstinência.

Pacientes que requerem várias combinações fixas diárias de opióides e não-opióides deveriam receber exclusivamente morfina. A maioria desses pacientes requerem a morfina de liberação lenta, quando ainda for possível a ingestão de alimentos por via oral. De forma geral, utiliza-se a morfina (10mg) de ação imediata (líquido ou comprimidos) para a dor esporádica que escapa ao controle. A morfina de liberação lenta inclui macromoléculas liberadas gradualmente por dissolução e difusão. A proporção de morfina parenteral para oral de morfina de liberação lenta é de 2:1. Especialmente com o aumento das doses, é comum a presença de efeitos colaterais, como constipação (quatro mulheres para cada homem), disforia e sedação. Dessa forma, o ajuste das doses escalonadas gradativamente, associadas a antieméticos, pode ajudar a reduzir ou eliminar esses efeitos que limitam seu uso.

A metadona é outro opióide de longa duração, recentemente lançada no Brasil. É considerada opióide de segunda linha, quando comparada à morfina de liberação lenta. Farmacologicamente, a metadona apresenta meia-vida plasmática longa (18-36h), e seu efeito analgésico é curto (6h). Dentre seus principais efeitos colaterais, destaca-se a encefalopatia; porém, tem como vantagem a reduzida incidência de náusea.

Os opióides são efetivos quando administrados por via oral; entretanto, no período pós-operatório, muitas vezes isso não é possível. Nessas situações, a via parenteral é utilizada por meio de diferentes métodos: intramuscular, intravenoso e subcutâneo.

A utilização transdérmica do Fentanil – TTS ("transdermal therapeutic system") – é excelente alternativa para os pacientes que apresentam intensidade estável da dor e dificuldade na deglutição, sendo uma alternativa para pacientes no período pós-operatório. Ele tem sido muito utilizado como droga de primeira linha para dor tumoral, e pode ser encontrado em várias apresentações (Durogesic® 25, 50, 75 e 100μ/h). Em correlação aproximada: 25μ/h equivalem a 10mg de morfina por via intramuscular, ou a dose do "patch", em μ/h, deve ser igual à da morfina de liberação lenta de 12/12h.

A utilização da via intramuscular tem sido gradativamente abandonada no tratamento das dores de intensidade variável, pois, além de causar desconforto quando da aplicação da medicação, a sua absorção e o nível plasmático alcançado se tornam imprevisíveis.

O opióide venoso permite um rápido controle da dor, sendo a principal indicação para os pacientes no período pós-operatório e aqueles com controle inadequado da dor, ou ainda aqueles com dor aguda durante a rádio ou quimioterapia.

O tratamento pode ser realizado por meio de bombas de infusão microprocessadas, que permitem ao paciente a auto-administração de doses de opióides, geralmente morfina ou fentanil, e é conhecido como analgesia controlada pelo paciente (ACP). Esse sistema pode ser programado para infusão contínua por via intravenosa ou subcutânea e permite, sempre que o paciente desejar, a injeção de doses intermitentes em um determinado intervalo ("lock-out"), de acordo com a farmacocinética do opióide utilizado (para dor intensa, o intervalo mínimo para a morfina é de 6 minutos). Esse método, quando comparado à analgesia por via intramuscular, protege o paciente de doses excessivas ou subdoses, permitindo melhor controle da dor com doses reduzidas. Nos pacientes com controle inadequado da dor e apresentando efeitos colaterais mínimos, as doses podem ser aumentadas em, mais ou menos, 50% a cada 4h. Entretanto, os limites para esse tratamento são ocorrências de tontura e sedação. Os efeitos diretos no SNC são pouco freqüentes, mas podem ocorrer hiperexcitabilidade, mioclonia, confusão e hiperalgesia (morfina > 60mg/h). Vale lembrar que a analgesia controlada pelo paciente também pode ser realizada com medicações por via oral.

TRATAMENTO COM DROGAS ADJUVANTES

ANALGESIA REGIONAL

A injeção de um anestésico local, ou agente neurolítico, tem sido utilizada para o alívio da dor oncológica. Essa técnica tem sido um método efetivo no alívio da dor. O bloqueio pode ser alcançado nas terminações nervosas, em vários locais e em diferentes pontos do trajeto do nervo periférico, ou próximo às raízes nervosas.

O bloqueio anestésico pode ser usado como teste terapêutico ou diagnóstico. A analgesia regional terapêutica pode ser utilizada com três tipos de agentes: 1. anestésicos locais de ação prolongada – como a bupivacaína ou a ropivacaína, que provêem analgesia de 3-8h após cada injeção e podem ser repetidas por vários dias ou semanas – são indicados para os pacientes em pós-operatório, ou para aqueles submetidos a procedimentos diagnósticos invasivos e radioterapia; 2. opióides injetados intratecal, ou subaracnóideo, e intraventricular; 3. agentes neurolíticos, como o álcool ou o fenol, ambos podendo produzir analgesia por semanas, meses e, mais raramente, anos.

Os bloqueios realizados pelos anestésicos locais são bem indicados para definir o mecanismo da dor e colaborar no diagnóstico diferencial do local do estímulo nociceptivo. Além disso, o paciente pode experimentar a sensação de adormecimento, que poderá sentir quando for realizado o bloqueio neurolítico.

A analgesia regional com opióides subaracnóidea produz alívio por 12-24h. O opióide espinhal é uma forma de analgesia regional, pois impede a transmissão da nocicepção, primariamente se ligando aos receptores opióides localizados no SNC.

Quando o alívio da dor não for obtido com o uso da morfina por via oral ou infusão contínua intravenosa ou subcutânea, podemos optar pelo tratamento com infusão contínua intraventricular de morfina através de cateteres implantáveis. As complicações incluem depressão respiratória, infecção e falência da bomba. É útil para os pacientes que estão impossibilitados de se submeter à punção subaracnóidea. Outra possibilidade é a injeção de solução de morfina por cateter de Ommaya ou Cordis no ventrículo cerebral lateral. A técnica é segura e efetiva. O reservatório pode ser colocado usando-se anestesia local.

BLOQUEIOS COM AGENTES NEUROLÍTICOS

O conceito de tratamento paliativo tem sido aceito por diversos países. Como conseqüência, os procedimentos invasivos disponíveis para prover alívio da dor em pacientes oncológicos têm sido rediscutidos em termos de menor invasão, menos aparelhagem e tecnologia requeridas e menos custo final.

A analgesia regional com bloqueios neurolíticos ou neuroablativos pode ser alcançada com a destruição intencional de um nervo, ou nervos, para interromper a transmissão nociceptiva durante semanas ou meses. A duração e a eficácia da interrupção dependem da completa destruição da raiz nervosa, ou dos gânglios celulares, pelo agente neurolítico. Apesar do advento de novas técnicas neuroablativas, técnicas de neuroestimulação e outras de analgesia, as indicações de neurólise têm diminuído para os casos de câncer avançado. Os bloqueios neurolíticos são primariamente indicados para pacientes com dor localizada ou regional e não candidatos à cirurgia, e para pacientes com rápida evolução da doença e baixa expectativa de vida (< 3 meses).

Os procedimentos neuroablativos são indicados somente em circunstâncias específicas (Quadro 26.3), isto é, para dor maligna clinicamente não-controlada, que é intensa, com expectativa de persistir e bem localizada e que não seja um componente de uma síndrome caracterizada por dores multifocais.

Quadro 26.3 – Indicações para neurólise.

Dor intensa e persistente	Dor não-multifocal
Dor bem localizada	Expectativa de vida limitada
Dor bem caracterizada e consistente	Dor de origem somática ou visceral

Adaptado de Patt, R.B. – *Assessment and Treatment of Cancer Pain Progress in Pain Research and Management*. Vol. 12, Seattle, 1998.

BLOQUEIOS ANESTÉSICOS NA DOR ONCOLÓGICA

Gânglio de Gasser – o nervo trigêmeo é o mais largo dos nervos cranianos e contém tanto fibras sensoriais, quanto fibras motoras. Dor, tato e temperatura são os impulsos aferentes somáticos transmitidos pelo nervo trigêmeo. A sensação da pele da face, da mucosa nasal e da boca e a dos dentes e dos dois terços anteriores da língua são transmitidas para o SNC, via nervo trigêmeo. O nervo trigêmeo também é responsável pela transmissão da sensação proprioceptiva e pelos impulsos aferentes do estiramento dos receptores dos dentes, da mucosa bucal, dos músculos mastigatórios e da articulação temporomandibular, para ajudar na mastigação. Além disso, a eferência visceral inerva uma variedade de músculos faciais da expressão facial, do tensor do tímpano e de alguns músculos da mastigação. A divisão do nervo trigêmeo é: divisão oftálmica – o nervo oftálmico (V1) é o menor e superior das três divisões; divisão maxilar (V2) – o nervo maxilar; divisão mandibular (V3) – o nervo mandibular é a divisão mais larga. Além de sua função sensorial, o nervo mandibular também apresenta um componente motor.

Nervo glossofaríngeo – a principal indicação do bloqueio do nervo glossofaríngeo é para a dor no câncer da orofaringe. O nervo glossofaríngeo (IX par craniano) tem origem na parte rostral da medula, deixa o crânio pelo forâmen jugular, anterior ao vago e nervos acessórios, e contém fibras motoras e sensitivas. As fibras sensitivas inervam o ouvido médio e partes da língua e faringe, com fibras motoras inervando os músculos da faringe. Os ramos incluem o ramo timpânico, o ramo carotídeo, para o seio e corpo carotídeos, o ramo muscular, que inerva o estilofaríngeo, os ramos faríngeos, que suprem fibras sensitivas para a mucosa membranosa do palato mole, amígdalas e faringe, e o ramo lingual, que supre fibras sensitivas e gustativas para a parte posterior da língua, incluindo as papilas. O nervo glossofaríngeo também tem comunicação com o tronco simpático, com o vago e com o nervo facial.

Gânglio esfenopalatino – o bloqueio do gânglio esfenopalatino com anestésico local é útil para o tratamento de cefaléia e uma variedade de neuralgias faciais. O bloqueio do gânglio esfenopalatino pode ser útil para a analgesia nasal e para a dor de origem dentária. Além disso, é possível o bloqueio do gânglio esfenopalatino, para o tratamento de síndrome miofascial de cabeça e pescoço que pode se manifestar nos pacientes oncológicos.

Nervos laríngeo superior e recorrente – as principais indicações do bloqueio dos nervos laríngeo superior e recorrente para pacientes com câncer de cabeça e pescoço são a possibilidade de realizarmos a laringoscopia direta, para visualização, e os procedimentos necessários, com controle da via aérea, além do controle da dor. O uso de bloqueios dos nervos laríngeo superior e recorrente reduz o nível plasmático do anestésico local absorvido na anestesia tópica.

A escolha da estratégia para o controle da dor deve resultar da discussão entre todos os profissionais participantes do caso e deve ser feita com a concordância do paciente. O controle da dor nos pacientes oncológicos é essencial para a qualidade de vida e deve receber a mesma atenção que recebe o próprio controle oncológico.

BIBLIOGRAFIA

BEDDER, M.D. – Glossofaringeal Nerve. Regional Anesthesia. *Atlas of Anatomy and Techniques*. Eds Mosby, 1996, pp. 75-78.

BONICA, J.J.; VENTAFRIDA, V. – *Pain control with anticancer modalities*. The Management of Pain. 2nd ed., vol. I, 1990, pp. 418-444.

COUSINS, M.J. – *Assessment and Treatment of Cancer Pain, Progress in Pain Research and Management*. Vol. 12, edited by Payne, R.; Patt, R.B. & Hill, C.S. Seattle, IASP Press, 1998, pp. 175-187.

CRAMOND, T.; STUART, G. – Intraventricular morphine for intractable pain of advanced cancer. *J. Pain Symptom Management*, Oct, 8:7,465-73, 1993.

FERRANTE, F.M.; KAUFMAN, A.G.; DUNBAR, A.S.; CAIN, C.F.; CHERUKURI, S. – Sphenopalatine ganglionblock for the trestment of miofascial pain of the head, neck and shoulders. *Reg. Anesth. Pain Med.*, Jan, 23:1,30-36, 1998.

FIELDS, H.L. – *Pain*. New York, McGraw-Hill,1987, pp.133-169.

MITCHELL, J.A.; AKARASEREENOMT, P.; THIEMERMANN, C.; FLOWER, R.J.; VANE, J.R. – Selectivity of nonsteroidal anti-inflamatory drugs as inhibitors of constitutive and inducible cyclooxygenase. *Proc. Matl. Acad. Sci. USA*, **90**:11693-11697, 1993.

MORROW, J.S. – Laryngeal (Superior and Recurrent) Nerves. Regional Anesthesia. *Atlas of Anatomy and Techniques*. Eds Mosby, 1996, pp. 83-87.

NICOSIA, F.; MERCADANTE, S. – Current Indications of Neurolytic Blocks in Cancer Pain. *Current Review of Pain*, 3:175-180, 1998.

PASERO, C.; McCAFFERY, M. – *Post-operative Pain Management in the Elderly*. Pain in the Elderly, edited by Ferrell, B.R. & Ferrell, B.A. Seattle, IASP Press, 1996.

PORTENOY, R.K.; KANNER, R.M. – Non-opioid and adjuvant analgesics. In: Portenoy, R.K. & Kanner, R.M. (eds.). *Pain Management: Theory and Practice*. Philadelphia, Fº Davis, 1996, pp. 219-276.

VENTAFRIDA, V.; CARACENI, A.; GAMBA, A. – *Field-testing of the WHO Guidelines for Cancer Pain Relief: summary report of demonstration projects. Advances in pain research and therapy*. Edited by Foley, K.M.; Bonica, J.J.; Ventafrida, V. New York, Raven Press, Ltda. 1990, pp. 451-464.

WALDMAN, S.D. – Gasserian Ganglion. Regional Anesthesia. *Atlas of Anatomy and Techniques*. Eds Mosby, 1996, pp. 41-44.

WALDMAN, S.D. – Sphenopalatine Ganglion. Regional Anesthesia. *Atlas of Anatomy and Techniques*. Eds Mosby, 1996, pp. 79-82.

27 ANTIBIOTICOTERAPIA

DAVID EVERSON UIP
TÂNIA MARA VAREJÃO STRABELLI

INTRODUÇÃO

As infecções da cavidade oral são mais comumente de origem odontogênica, embora, raramente, possam ocorrer complicações graves e potencialmente fatais, como extensão para as regiões mediastinal, intracraniana e retrofaríngea, com obstrução das vias aéreas, supuração pleuropulmonar e hematogênica.

Neste capítulo, abordaremos os aspectos mais importantes da antibioticoprofilaxia cirúrgica e da terapêutica antimicrobiana das infecções da cavidade oral.

MICROBIOLOGIA

A cavidade oral não pode ser considerada como um ambiente único e uniforme. Embora espécies representativas de microrganismos possam ser isoladas da maioria das regiões da boca, certos locais como língua, superfície dentária, gengiva e saliva tendem a favorecer a colonização por microrganismos específicos.

Além dos fatores anatômicos, idade, tipo de dieta e estado nutricional, higiene bucal, tabagismo, presença de cáries e outras doenças odontogênicas, antibioticoterapia, hospitalização e gestação, além de fatores raciais e genéticos, podem influir na composição da flora bucal.

Estudos quantitativos indicaram que os anaeróbios estritos constituem uma grande e importante parcela dos microrganismos da flora bucal residente. De um modo geral, *Streptococcus*, *Peptostreptococcus*, *Veilonella*, *Lactobacillus*, *Corynebacterium* e *Actinomyces* correspondem a mais de 80% do total da flora cultivável.

Os cocos gram-negativos são incomuns em indivíduos saudáveis, mas podem ser mais proeminentes em indivíduos gravemente enfermos, idosos e hospitalizados.

ANTIBIOTICOPROFILAXIA CIRÚRGICA

O risco de infecção pós-operatória é maior dependendo do grau de contaminação e da virulência das bactérias presentes no sítio cirúrgico. Além disso, presença de corpo estranho e de tecidos desvitalizados também potencializa o risco de infecção.

A infecção diagnosticada antes da cirurgia deve ser adequadamente tratada antes do procedimento por um período de 7 a 14 dias, dependendo do local e da extensão do processo infeccioso.

Os procedimentos cirúrgicos que envolvem incisões na cavidade oral ou faringeana são classificados como limpo-contaminados e têm indicação de antibioticoprofilaxia para reduzir a incidência de infecção da ferida operatória.

Alguns princípios básicos sempre devem ser observados. As recomendações (Esquema 27.1) que se seguem foram estabelecidas por organizações internacionais de reconhecida competência e devem ser cumpridas em todos os procedimentos cirúrgicos.

Esquema 27.1 – Princípios básicos da antibioticoprofilaxia cirúrgica.

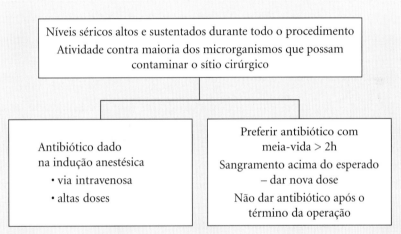

De acordo com todos esses critérios, há indicação de profilaxia nas cirurgias de cabeça e pescoço que envolvem a mucosa orofaríngea. Os esquemas antimicrobianos mais utilizados são a clindamicina (600mg em adultos e 15mg/kg em crianças) associada à gentamicina (1,5mg/kg) ou a cefazolina (2g em adultos e 20mg/kg em crianças). Como alternativas, pode-se utilizar o metronidazol ou uma cefalosporina de segunda geração (cefuroxima, cefoxitina).

Além disso, existem fatores relacionados ao paciente que podem influenciar na incidência de infecção pós-operatória, tais como idade avançada, estado nutricional e *Diabetes mellitus*. Em pacientes com câncer, o estadio da neoplasia e a radioterapia pré-operatória também aumentam o risco de infecção.

ANTIBIOTICOTERAPIA

Antes do início da antibioticoterapia nas infecções envolvendo a mucosa bucal, deve-se tentar o isolamento do agente etiológico. Para isso, deve-se coletar material para cultura em meio aeróbico e anaeróbico, dando-se preferência a amostras de material aspirado por agulha em coleções fechadas. Como a flora microbiana da cavidade oral é mista, há dificuldades na valorização de resultados de cultura obtida a partir de raspado de lesão mucosa.

Nas infecções de ferida operatória, após cirurgias para excisão do tumor, é fundamental a tentativa de isolamento do agente etiológico, pois há maior risco de infecção por bactérias resistentes aos antibióticos mais freqüentemente utilizados (*Staphylococcus aureus, Pseudomonas aeruginosa*). Pode-se proceder à coleta de secreção purulenta do local, ou, preferencialmente, coletar material por punção ou enviar uma amostra de tecido para cultura e antibiograma.

Na terapêutica empírica, deve-se utilizar antimicrobianos de amplo espectro com atividade contra anaeróbios, tais como:

Aminopenicilinas – ampicilina (100-200mg/kg/dia de 6/6 horas), amoxilina (40mg/kg/dia de 8/8 horas). Atualmente existem apresentações desses antimicrobianos com compostos inibidores de penicilinases: amoxicilina-clavulanato (ação contra estafilococos, hemófilos, *Escherichia coli, Proteus mirabilis, Salmonella* sp., *Shigella* sp., *Neisseria* sp.) e ampicilina-sulbactam (ação contra *Acinetobacter* sp., agente de infecções hospitalares).

Cefalosporinas – pacientes em estados mais graves que necessitem de terapêutica parenteral, as cefalosporinas de segunda geração (cefoxitina – 100mg/kg/dia de 6/6 horas; cefuroxima – 1,5-3g de 8/8 horas) podem ser uma opção adequada, sendo que a cefuroxima oferece, habitualmente, cobertura contra estafilococo resistente à oxacilina. Quando se empregar empiricamente as cefalosporinas de terceira geração (ceftriaxona, cefotaxima) que têm ação contra bacilos gram-negativos, associar uma droga contra anaeróbios (clindamicina, metronidazol).

Lincosaminas – a clindamicina (40mg/kg/dia de 6/6 horas) é uma excelente opção terapêutica empírica em infecções de moderada gravidade, pela cobertura contra estafilococos e anaeróbios.

Metronidazol – tem espectro de ação limitado às bactérias anaeróbias, sendo a droga de escolha no tratamento desses agentes na presença de abscessos. A dose empregada é de 250-750mg a cada 8 ou 12 horas em adultos, por via intravenosa ou oral.

Tetraciclinas – têm amplo espectro de ação contra bactérias gram-positivas e gram-negativas, mas devem ser consideradas como opção de tratamento secundária em virtude da prevalência de resistência, ao redor de 10%, das bactérias anaeróbicas da boca. A mais utilizada atualmente é a doxiciclina (100mg a cada 12 ou 24 horas, por via oral).

Nas infecções hospitalares, é fundamental o conhecimento do perfil microbiano de cada hospital na terapêutica empírica. O uso de antibióticos de amplo espectro de ação (carbapenens, cefalosporinas de quarta geração e/ou glicopeptídeos) requer o conhecimento de um especialista na área.

BIBLIOGRAFIA

Anon Antimicrobial profilaxis in surgery. *Med. Lett. Drugs Ter.*, **31**:105-8, 1989.

ARCHER, L.G. & POLK, R.E. – Treatment and profilaxis of bacterial infection. **In**: Fauci, A.S. et al. *Principles of Internal Medicine.* 14th ed., USA, McGraw Hill Companies, 1998, pp. 856-869.

CHOW, A.W. – Infections of the oral cavity, neck and head. **In**: Mandell, G.L.; Bennet, J.E. & Dolin, R. *Principles and Practice of Infectious Diseases.* 4th ed., USA, Churchill Livingstone, 1995, pp. 593-605.

FAUCI, A.S. et al. – *Principles of Internal Medicine.* 14th ed., USA, McGraw Hill Companies, 1998.

GORBACH, S.L.; MENSA, J. & GATELL, J.M. – *Pocket Book of Antimicrobial Therapy and Prevention.* Baltimore, Maryland, USA, Wilkins & Wilkins, 1997.

HORAN, T.C.; GAYNES, R.P.; MARTONE, W.J.; JARVIS, W.R. & EMORI, T.G. – CDC definitions of nosocomil surgical site infections,1992: a modification of CDC definitions of surgical wound infections. *Infect. Control. Hosp. Epidemiol.*, **13**:606-608, 1992.

MANDELL, G.L.; BENNET, J.E. & DOLIN, R. – *Principles and Practice of Infectious Diseases.* 4th ed., USA, Churchill Livingstone, 1995.

TRILLA, A. & MENSA, J. – Preoperative antibiotic prophylaxis. **In**: Wenzel, R.P. *Prevention and Control of Nosocomial Infections.* 3rd ed., Baltimore, Maryland, Williams & Wilkins, 1997, pp. 867-887.

28 MANEJO DAS COMPLICAÇÕES PRECOCES E TARDIAS

Vergilius José Furtado de Araujo Filho
Hyun Seung Yoon

CONSIDERAÇÕES GERAIS

Como já foi visto, o tratamento dos tumores da cavidade oral envolve uma ampla variedade de opções terapêuticas, cuja escolha será determinada pela extensão, localização e tipo histológico da lesão e estádio da doença, pelo estado clínico do doente e pelos objetivos do tratamento: se curativo ou paliativo.

Podem variar desde uma simples exérese para cicatrização por segunda intenção, até ressecções extensas que podem envolver complexas reconstruções de partes moles ou mandíbula, com retalhos pediculados ou anastomoses microcirúrgicas, em combinação ou não com as linfadenectomias (esvaziamentos) cervicais, além de radioterapia exclusiva ou adjuvante e quimioterapia.

Como conseqüência direta desse aumento de complexidade, a morbidade por procedimentos terapêuticos e os riscos de seqüelas funcionais e estéticas também cresceram.

A melhor maneira de lidar com as complicações é a adoção de medidas profiláticas: cuidadosa avaliação prévia das condições vitais do paciente, planejamento adequado do tratamento e execução meticulosa, com constante seguimento pós-terapêutico.

AVALIAÇÃO DO PACIENTE

Sempre que possível, o doente deve ser avaliado quanto a seu estado nutricional, alterações hematológicas e coagulabilidade, capacidade vital cardíaca e pulmonar, funções hepática e renal, pois, com freqüência, as neoplasias da cavidade oral incidem em pacientes de faixa etária avançada.

Geralmente esses pacientes foram expostos por longo período ao tabaco e ao álcool. Não raramente estão desnutridos, em conseqüência das dificuldades de se alimentar, pelo processo inflamatório e infecção secundária ao tumor, pela disfagia presente e/ou pela liberação de citoquinas pelo carcinoma, causando caquexia. Devem ser instituídos o aporte nutricional adequado, a correção da anemia, da coagulação e dos distúrbios hidroeletrolíticos, o tratamento das infecções gengivais e das cáries, e devem ser melhoradas as condições hemodinâmicas e respiratórias, minimizando assim os riscos de complicações.

COMPLICAÇÕES CIRÚRGICAS

As complicações cirúrgicas podem ocorrer durante o ato operatório ou no período pós-operatório, precoce ou tardio. Não se deve, no entanto, avaliar tais complicações como eventos exclusivos de um determinado período, mas sim como um processo que se inicia desde a avaliação pré-operatória do paciente e da doença, até o tipo de abordagem cirúrgica escolhida para o caso.

Freqüentemente os fatores responsáveis por complicações podem ser detectados antes mesmo do procedimento cirúrgico. Por exemplo, um paciente acometido por infecção pulmonar e que não foi avaliado adequadamente no pré-operatório pode evoluir para pneumonia grave devido ao período prolongado em que ele permanece em decúbito após a cirurgia, o que acarreta deficiência de oxigenação tecidual e, em conseqüência, dificuldade de cicatrização, resultando em deiscência da sutura.

A aplicação de técnicas cirúrgicas apropriadas, o controle da hemostasia e os cuidados para minimizar a contaminação do campo operatório, além do seguimento pós-operatório cuidadoso, contribuem para reduzir a incidência de complicações.

INFECÇÃO CIRÚRGICA

Os cuidados necessários para evitar uma infecção cirúrgica são particularmente importantes, pois a cavidade oral possui uma flora bacteriana residente. A presença de tumores na cavidade oral e a ruptura da barreira mucosa resultam em alterações no ambiente que tornam a flora normal suscetível à colonização por bactérias contaminantes. Como foi visto no capítulo anterior, o tratamento profilático com antibióticos, quando utilizado de forma criteriosa, auxilia na redução da incidência de infecções cirúrgicas. Porém, o uso por períodos prolongados, além de não contribuir para reduzir os riscos de infecção, pode ocasionar a seleção de cepas resistentes e aumentar os riscos de efeitos colaterais. O uso de antibióticos não substitui a antissepsia e a técnica cirúrgica cuidadosa.

COMPLICAÇÕES INTRA-OPERATÓRIAS

As principais complicações que podem ocorrer durante o ato operatório, excluindo as inerentes ao procedimento anestésico, são as lesões vasculares, as lesões neurais e as fraturas ósseas inadvertidas.

A cavidade oral é ricamente vascularizada, e até pequenos traumas podem causar sangramentos consideráveis. A fim de evitar lesões em vasos de maior fluxo, tais como a artéria maxilar ou lingual, é recomendável o bom conhecimento da anatomia e o cuidado de manter sempre o campo operatório seco, com o auxílio de aspiração, para favorecer a visualização e a identificação de estruturas. Sangramentos podem ser controlados por meio de compressão local, cauterização elétrica ou térmica e ligaduras; no entanto, hemorragias profusas podem necessitar de controle do fluxo da artéria carótida externa, por oclusão temporária, ou mesmo por sua ligadura definitiva.

Nos esvaziamentos cervicais, recomenda-se evitar a manipulação excessiva dos grandes vasos – o que poderia desprender êmbolos de placas de ateroma na artéria carótida ou causar trombose da veia jugular – e o uso excessivo do bisturi elétrico, responsável por lesões térmicas que podem ser imperceptíveis na avaliação inicial. Rupturas e lacerações que permitam a entrada de ar em vasos calibrosos podem causar embolia gasosa. Lesões da veia jugular interna, quando não passíveis de reparo, podem ser abordadas com a ligadura da veia (por sua morbidade, não se recomenda tal procedimento bilateralmente); porém, as lesões carotídeas, mais notadamente na artéria carótida interna, necessitam de correção rápida no sentido de restaurar o fluxo sangüíneo, pois o polígono de Willys pode não ser competente para garantir a irrigação cerebral necessária em todos os territórios.

Podem ocorrer rompimentos de vasos linfáticos, em especial nos níveis IV (cadeias linfáticas jugulocarotídeas inferiores) e V, devido às anastomoses do ducto torácico à esquerda e do ducto linfático direito com o sistema venoso. Ligaduras cuidadosas são realizadas na veia jugular interna e na veia subclávia, quando esta se encontra em posição mais cranial, no intuito de se evitar fístulas linfáticas.

Uma manobra útil para detectar sangramentos venosos e extravazamento de linfa é a hiperinsuflação pulmonar, que aumenta a pressão venosa e facilita a detecção de lesões vasculares.

A lesão de nervos cranianos e seus ramos é mais freqüente durante os esvaziamentos cervicais; entretanto, podem ocorrer lesões inadvertidas, como por exemplo a do nervo lingual, ramo do V3 (nervo maxilar) do nervo trigêmeo (V nervo craniano), ou a do nervo hipoglosso (XII), durante ressecções de lesões da pelve lingual ou do assoalho da boca, ocasionando, respectivamente, seqüelas sensitivas e motoras na língua. Nas mandibulectomias, a lesão do ramo mandibular do nervo facial (VII) acarreta déficit motor do canto inferior do lábio, podendo comprometer a estética facial e a continência do esfíncter bucal. Além destes, o nervo espinal acessório (XI), o tronco simpático cervical e os nervos frênico, vago (X) e glossofaríngeo (IX) podem ser lesados com certa freqüência nos esvaziamentos. A reparação dessas lesões nem sempre é viável. Podem ser feitas, eventualmente, por meio de neurorrafias ou enxertos neurais, mas os resultados, freqüentemente, não são satisfatórios. Portanto, a abordagem mais adequada é a identificação e preservação dos nervos, evitando traumas durante a manipulação, exceto quando há o risco de se comprometer as margens cirúrgicas e o resultado oncológico final.

Fraturas ósseas inadvertidas podem ocorrer nas osteotomias durante uma mandibulectomia marginal, nas ressecções de tumores de mucosa gengival ou de trígono retromolar, comprometendo a estabilidade da mandíbula e a mastigação. Outra situação de risco para fraturas inadvertidas é a maxilectomia nas lesões de palato, pois a extensão da fratura para o assoalho da órbita pode resultar em herniação do conteúdo intra-orbitário, nos casos mais graves. Instrumentos adequados para as osteotomias e serras de alta velocidade podem reduzir os riscos de fraturas indesejáveis. Quando estas ocorrem, deve-se proceder à redução da fratura e à estabilização com suturas de fio de aço, bloqueio intermaxilar ou placas de titânio. Apesar da constatação de que pequenas perdas de um segmento lateral, em mandibulectomias, não resultam em seqüelas funcionais e estéticas graves, perdas maiores ou que comprometem o mento necessitam de reconstrução óssea.

Uma complicação incomum, mas potencialmente fatal, dos esvaziamentos cervicais, é o pneumotórax, especialmente em pacientes com enfisema pulmonar ou brevilíneos, nos quais a cúpula pleural pode estar em posição mais cranial. Durante a anestesia, mesmo estando o paciente em ventilação assistida com pressão positiva, ele pode evoluir rapidamente para pneumotórax hipertensivo e colapso cardiorrespiratório, devendo, nesse caso, ser imediatamente drenado e mantido com selo de água.

COMPLICAÇÕES PÓS-OPERATÓRIAS PRECOCES

No período pós-operatório, as complicações precoces mais freqüentes são: hematomas e hemorragias. Elas devem ser prevenidas, ou suas conseqüências minimizadas, com rigorosa hemostasia intra-operatória e com a utilização de drenos adequados. Pequenos hematomas podem ser cuidados de forma expectante, mas hemorragias e hematomas em expansão devem ser explorados cirurgicamente e corrigidos.

A artéria carótida deve ser protegida da exposição cutânea, das fístulas e de infecções, sob o risco de sofrer ruptura com conseqüências quase sempre fatais.

O fechamento de margens da mucosa deve ser executado com os cuidados necessários para evitar espaços mortos entre os planos e vazamento de ar, permitindo assim perfeita coaptação das bordas. Devem-se evitar pontos demasiadamente próximos que possam propiciar isquemia e necrose das suturas. Fístulas e deiscências muito precoces geralmente estão relacionadas a erros técnicos causados por suturas sob tensão, pela aproximação de bordas não reavivadas ou de tecidos com pouca viabilidade, como retalhos isquêmicos. A soltura de um ou mais pontos, em uma extensão pequena, que não comprometa o funcionamento adequado do dreno, ou as fístulas orocutâneas de baixo débito podem ser tratadas conservadoramente ou com reaproximação e sutura, quando viável, com jejum oral e aporte nutricional por sonda nasoenteral. Grandes deiscências e fístulas de alto débito requerem reabordagem cirúrgica, e podem necessitar de confecção de retalhos e técnicas de reconstrução para a correção, como os retalhos miocutâneos de músculo peitoral, o deltopeitoral de Bakamjian, o frontal de McGregor e os retalhos microcirúrgicos.

Fístulas quilosas ocorrem quando lesões de vasos e ductos linfáticos não são devidamente identificadas e ligadas. Quando presentes, pode-se optar pelo tratamento conservador nas fístulas de baixo débito, com curativos compressivos e dieta hipogordurosa, ou pela reexploração cirúrgica nas de alto débito, que podem até evoluir para quilotórax, necessitando drenagem torácica.

Um cuidado que merece atenção é a manutenção de via aérea adequada. Cirurgias que resultam em manipulação importante da língua ou do assoalho da boca podem causar obstrução da via aérea pelo edema ou queda da língua. A laringe também pode sofrer edema por congestão pós-esvaziamentos cervicais bilaterais. Caso a manipulação e o edema resultante forem discretos, a cânula de intubação pode ser mantida por mais um ou dois dias, até a melhora da via aérea. Mas nas cirurgias em que grande manipulação da boca já é esperada, como em extensos tumores ou naqueles pacientes de difícil via de acesso que necessitam de mandibulotomia, deve-se iniciar o procedimento com traqueostomia temporária, e programar a decanulação após a devida cicatrização e regressão do edema.

COMPLICAÇÕES PÓS-OPERATÓRIAS TARDIAS

As deiscências e fístulas tardias podem resultar de infecção cirúrgica ou recidiva tumoral. Nesses casos, os fatores causais devem ser corrigidos, tratando-se a infecção com debridamento dos tecidos desvitalizados, drenagem e curativos, e terapia antimicrobiana orientada pelos resultados de culturas e antibiogramas. Recidivas ou persistências tumorais locais são resultado de controle insuficiente das margens cirúrgicas e representam importante fator de piora do prognóstico. Se possível, deve-se proceder a exérese ampla com congelação de margens, e a confecção de novos retalhos pode ser necessária para a reconstrução do defeito.

A fixação da língua à boca prejudica a reabilitação funcional do paciente, dificultando a deglutição e a articulação da fala, especialmente quando se utilizam a própria língua ou retalhos linguais para o fechamento dos defeitos cirúrgicos. Por outro lado, ressecções amplas podem causar aspiração e conseqüente disfagia, além de prejuízo óbvio na fala. No primeiro caso, pode-se, após cicatrizado o defeito, proceder à lise de sinéquias e à liberação da língua, cobrindo-se com um enxerto de pele a área cruenta, restituindo a mobilidade lingual. Nas ressecções amplas, torna-se necessário o uso de retalhos para dar volume à reconstrução, como o retalho miocutâneo de músculo peitoral, facilitando assim a reabilitação fonoaudiológica.

As mandibulotomias podem não se consolidar, formando pseudo-artroses, em conseqüência de fixações inadequadas ou de osteomielites, e também pode não haver integração adequada de implantes e enxertos ósseos, o que os tornam sucetíveis à osteonecrose com a radioterapia. Pseudo-artroses necessitam de correção cirúrgica, com estabilização adequada da mandíbula e dos enxertos ósseos. Nos casos em que serão submetidos à radioterapia, retalhos microcirúrgicos osteocutâneos ou osteomiocutâneos são preferíveis por possuírem vascularização própria. Osteomielites e osteonecroses demandam tratamento agressivo, com debridamento das áreas desvitalizadas e estabilização da mandíbula, drenagem, antibioticoterapia e, quando indicada, oxigenioterapia hiperbárica. Esses assuntos serão abordados com maior profundidade no próximo capítulo.

Defeitos ósseos no palato, gerando comunicações com a cavidade nasal ou seio maxilar, podem ser contornados com próteses obturadoras, moldadas de acordo com o defeito do paciente.

Sialoadenites podem ocorrer em conseqüência da radioterapia, levando à xerostomia e mucosites, ou podem resultar da obstrução de ductos de drenagem das glândulas salivares. Durante a cirurgia, pode-se identificá-los e preservá-los, cateterizar o ducto para reimplante ou cicatrização secundária. Antiinflamatórios são usados para controle dos efeitos flogísticos, e antibióticos, na vigência de infecção. Saliva artificial e ingestão constante de líquidos diminuem o desconforto e o ressecamento bucal, além de auxiliar a deglutição. Caso o processo inflamatório persistir cronicamente, a sialoadenectomia está indicada.

BIBLIOGRAFIA

BAKER, S.R. – Malignant neoplasms of the oral cavity. In: Cummings; Frederickson; Harker; Schuller. *Otolaryngology – Head and Neck Surgery*. Mosby Year Book, 1993, pp. 1248-1305.

EVERTS, E.C.; COHEN, J.I. & McMENOMEY, S.O. – Surgical complications. In: Cummings; Harker; Frederickson; Schuller. *Otolaryngology – Head and Neck Surgery*. Mosby Year Book, 1993, pp. 1673-1690.

KOWALSKI, L.P.; MAGRIN, J. & HASHIMOTO, I. – End results of 114 extended commando for retromolar trigone carcinoma. *Am. J. Surg.*, 166:374-379, 1993.

KRAMER, S.; SNOW, J.B.; GELBER, R.D.; MARCIAL, V.A.; LOWRY, L.D.; DAVIS, L.W. & CHANDLER, R. – Combined radiation therapy and surgery in the management of advanced head & neck cancer: final report of study 73-03 of the radiation therapy oncology group. *Head Neck Surg.*, 10(1): 19-30, 1987.

LEFEBVRE, J.L.; COCHE-DEQUEANT, B.; BUISSET, E.; MIRABEL, X.; VAN, J.T. & PREVOST, B. – Management of early oral cancer. Experience of Centre Oscar Lambret. *Oral. Oncol. Eur. J. Cancer*, 30:216-220, 1994.

MEDINA, J.E. & RIGUAL, N.M. – Neck dissection. In: Cummings; Harker; Frederickson; Schuller. *Otolaryngology – Head and Neck Surgery*. Mosby Year Book, 1993, pp. 1649-1672.

PINSOLLE, J.; DEMEAUX, H.; COUSTAL, B.; SIBERCHICOT, F.; CAUDRY, M.; MAIRE, J.P. & MICHELET, F.X. – Results of surgical treatment of T3 and T4 tumors of the oral cavity and oropharynx. *Am. J. Surg.*, 164:587-591, 1992.

SHAH, J.P.; STRONG, E.W. & SHEMEN, L.J. – Buccal mucosa, alveolus, retromolar trigone, floor of mouth, hard palate and tongue tumors. In: Thawey; Panje. *Comprehensive Management of Head and Neck Tumors*. W.B. Saunders Company, 1987, pp. 551-563.

29 OSTEORRADIONECROSE E OXIGENAÇÃO HIPERBÁRICA

Roberto Elias Villela Miguel
Marcos Martins Curi

INTRODUÇÃO

A cirurgia de cabeça e pescoço é uma especialidade médica na qual a abordagem multidisciplinar se faz necessária para o correto diagnóstico, planejamento e tratamento. A integração entre os diversos profissionais de saúde, além de resultar em melhores índices de cura e sobrevida, proporciona melhora da qualidade de vida para os pacientes. Especificamente em tumores malignos avançados da boca, a odontologia é uma especialidade essencial nos aspectos preventivo, curativo e reabilitador, sendo portanto fundamental a sua integração com as equipes multidisciplinares de oncologia.

Como foi extensamente visto, a cirurgia associada com a radioterapia é a base do tratamento dos tumores malignos avançados de cabeça e pescoço. Essa associação tem obtido altos índices de cura e sobrevida, porém freqüentemente tem provocado alterações indesejáveis como xerostomia, mucosite, alterações de paladar, trismo muscular, cárie de radiação, alterações de odontogênese e distúrbios de crescimento ósseo. Todas essas complicações podem ser evitadas, ou pelo menos minimizadas, por meio de medidas prévias ao tratamento. No entanto, a complicação na região oral mais grave e severa, resultante do tratamento combinado, é a *osteorradionecrose*. A seguir, descreveremos os aspectos clínicos, os fatores de risco, a prevenção e o tratamento empregado no manejo da osteorradionecrose.

DEFINIÇÃO E ASPECTOS CLÍNICOS

O termo *osteorradionecrose* tem sido discutido por vários autores nas últimas décadas. A melhor definição de osteorradionecrose é uma seqüela proveniente da radioterapia, caracterizada pela perda da mucosa de revestimento ou do tecido cutâneo da boca e a conseqüente exposição do tecido ósseo necrótico. Existe discordância entre os autores sobre o período mínimo necessário de exposição óssea para se confirmar o diagnóstico de osteorradionecrose, sendo esse período geralmente aceito como de 3 a 6 meses. Essa exposição óssea é geralmente acompanhada de outros sinais e sintomas clínicos como, por exemplo, fístulas bucais e/ou cutâneas, trismos musculares, drenagem de secreção purulenta, algia, desconforto e dificuldades mastigatórias. O diagnóstico de osteorradionecrose é baseado na história clínica pregressa do paciente associada aos aspectos clínicos e radiográficos. Não existem sinais e sintomas patognomônicos de osteorradionecrose, sendo necessária a diferenciação principalmente de recorrências tumorais e processos infecciosos específicos (por exemplo, micoses profundas, como blastomicose ou actinomicose).

A osteorradionecrose pode apresentar diferentes graus de comprometimento ósseo, variando de pequenas exposições de tecido ósseo, geralmente assintomáticas, a processos agressivos e agudos que progridem rapidamente para fraturas patológicas do osso comprometido. Atualmente, existem várias classificações de comportamento clínico da osteorradionecrose, na tentativa de determinar o prognóstico e orientar o tratamento. A classificação proposta por Epstein, apresentada no quadro 29.1, tem sido freqüentemente utilizada.

Quadro 29.1 – Classificação proposta por Epstein.

Estádio I	Resolução e fechamento (A) sem fratura patológica (B) com fratura patológica
Estádio II	Persistente/crônica (A) sem fratura patológica (B) com fratura patológica
Estádio III	Aguda progressiva (A) sem fratura patológica (B) com fratura patológica

INCIDÊNCIA E PATOGÊNESE DA OSTEORRADIONECROSE

Apesar dos avanços tecnológicos em aparelhos de radioterapia e da melhoria das técnicas cirúrgicas, a incidência de osteorradionecrose não tem diminuído nas últimas décadas. Dependendo da instituição analisada, a incidência de osteorradionecrose tem variado de 1% a 40% dos casos. Essa incidência é dependente, portanto, de vários fatores e de programas de prevenção que visam a eliminar os riscos de desencadeamento de osteorradionecrose.

Até meados da década de 1980, a osteorradionecrose era caracterizada pela tríade – radiação, trauma e infecção –, enfatizando de maneira errônea e excessiva o papel de agentes microbianos na patogênese da osteorradionecrose. A partir da definição proposta por Robert Marx em 1983, a patogênese da osteorradionecrose ficou definida como uma seqüência de radiação, formação de tecido hipovascular-hipocelular-hipóxico, com o conseqüente rompimento da barreira de mucosa bucal (de maneira espontânea ou traumática), resultando em um processo não-cicatrizante. Essa definição modificou, de maneira acentuada, o tratamento e a prevenção da osteorradionecrose.

O reconhecimento das lesões por radiação sobre os tecidos é de fundamental importância para a prevenção e o tratamento da osteorradionecrose. Mesmo sabendo que as células dos tecidos variam amplamente em relação à sensibilidade da radiação, também é verdadeiro que todos esses tecidos sofrem algum grau de lesão. A diferença de sensibilidade entre as células dos tecidos resulta em diferentes proporções de células, imediata ou tardiamente, mortas pela radiação, sendo que outras sobrevivem aos seus efeitos porém perdem a capacidade de replicação. Quando essas lesões não são reparadas e/ou suas células substituídas, o tecido irradiado evolui de maneira progressiva e inevitável para um ambiente hipovascular e hipocelular, sendo que o grau de lesão no tecido irradiado é basicamente proporcional à dose diária e total de radiação. Quanto maiores as doses, maiores serão os efeitos nos tecidos e mais refratário ao tratamento conservador será o quadro de osteorradionecrose, e vice-versa.

Os pacientes afetados pela osteorradionecrose são em geral do sexo masculino e com idade superior a 40 anos, obedecendo ao perfil de portadores de tumores de cabeça e pescoço. O sítio anatômico mais acometido é a mandíbula, pelo fato de apresentar uma estrutura óssea mais compacta e densa, e um menor aporte de fluxo sangüíneo em relação à maxila. Radiograficamente, a osteorradionecrose apresenta uma imagem radiolúcida mal definida e sem margens escleróticas. Freqüentemente, observam-se imagens radiopacas quando há formação de seqüestros ósseos. Os exames radiológicos são comumente utilizados, sendo que as radiografias periapical, oclusal e panorâmica são essenciais para avaliar, com detalhes, o comportamento e os limites do processo. Tomografia computadorizada tem sido empregada para delimitar as dimensões e eliminar possíveis dúvidas de diagnóstico, principalmente quando há suspeita de recorrência tumoral. Cintilografia óssea tem sido utilizada para identificar a intensidade metabólica do osso afetado; porém, devido ao grande número de falso-positivos, esse exame deve ser empregado com cautela.

FATORES DE RISCOS PARA A OSTEORRADIONECROSE

O desencadeamento da osteorradionecrose pode ser conseqüente à estratégia de tratamento radioterápico. A associação de teleterapia com braquiterapia tem sido apontada como um fator de risco importante para o desencadeamento da osteorradionecrose.

Osteorradionecrose é um processo que pode ocorrer espontaneamente, ou ser desencadeado a partir de um trauma. Em geral, a osteorradionecrose espontânea está associada à quantidade de dose total e/ou diária recebida pelos tecidos irradiados, sendo raramente observada em casos irradiados com doses totais inferiores a 50Gy, e mais freqüentemente identificada em casos nos quais as doses superam 65Gy. Nesses casos, a osteorradionecrose inicia-se no interior do tecido ósseo, com o posterior rompimento da mucosa da boca, sendo que o sinal inicial é a identificação de imagens radiolúcidas e pouco definidas em exames radiográficos de controle pós-operatório.

A osteorradionecrose trauma-induzida representa, aproximadamente, 90% dos casos. Vários fatores têm sido reportados na literatura como de risco para o seu desencadeamento, como o sítio anatômico do tumor primário, estádio clínico do tumor, tratamento cirúrgico, dose e tipos de radiação, condições bucais e tempo entre o fim da radioterapia e o aparecimento do processo. Em relação ao sítio anatômico do tumor primário, as neoplasias localizadas na cavidade oral apresentaram maior risco de desenvolver osteorradionecrose do que as neoplasias de outras localidades anatômicas, provavelmente porque os tratamentos cirúrgicos dos tumores de boca consistem, freqüentemente, de osteotomias e/ou ostectomias necessárias para a ressecção tumoral, o que representa um trauma maior para o tecido ósseo. Outro fator associado à osteorradionecrose é o estadiamento do tumor primário. Os tumores inferiores a "T4" não influenciaram o aparecimento de osteorradionecrose; porém, em neoplasias que invadiram o tecido ósseo subjacente, houve aumento acentuado de risco para o desencadeamento do processo. As razões identificadas para esse risco maior de desenvolver osteorradionecrose foram situações de tumores irressecáveis submetidos à radioterapia, evoluindo para necrose tumoral, e cirurgias agressivas nas quais o tempo é insuficiente para a cicatrização da ferida cirúrgica no início da radioterapia. Outra informação interessante relatada é o risco aumentado de desenvolver osteorradionecrose em pacientes "N0", ou seja, com ausência de linfonodos cervicais no momento do diagnóstico. A provável explicação desse dado é que esses pacientes apresentam melhores taxas de cura e sobrevida se comparados aos que apresentam linfonodos clinicamente acometidos, ficando assim mais suscetíveis a desenvolver osteorradionecrose ao longo dos anos, devido à maior exposição aos fatores de risco de origem bucodentária.

Existe muita discussão em relação ao risco de desenvolver osteorradionecrose e o tempo decorrido até o final da radioterapia. As lesões provocadas nos tecidos pela radiação parecem ser progressivas ao longo dos anos e de intensidade cada vez mais graves. Foram identificados dois picos de maior incidência de osteorradionecrose trauma-induzida, mas em média o período de aparecimento foi de 18 meses após o fim da radioterapia (variação de 3 meses a 15 anos). O primeiro pico de incidência de osteorradionecrose ocorre durante o primeiro ano, e o segundo pico, entre o segundo e o quinto ano após a radioterapia. Nesse contexto, uma informação interessante pode ser identificada em relação aos traumas desencadeadores de osteorradionecrose nos diferentes picos de incidência. Em virtude da necessidade de intervenções cirúrgicas para controle de recorrências tumorais, as cirurgias oncológicas são responsáveis por 50% dos fatores desencadeantes de osteorradionecrose no primeiro pico, ou seja, durante o primeiro ano após a radioterapia. No entanto, após o crítico período de chance de recidiva tumoral, as causas mais comuns de desencadeamento de osteorradionecrose são de origem bucodentária e representam 60% dos casos durante o segundo pico de incidência. Aparentemente, há um descuido dos profissionais envolvidos na reabilitação desses pacientes em períodos mais tardios, quando estes procuram tratamentos reabilitadores e são submetidos a procedimentos cirúrgicos odontológicos como exodontias, cirurgias periodontais etc.

TRATAMENTO DA OSTEORRADIONECROSE

O tratamento da osteorradionecrose não pode ser encarado como um protocolo rígido. Cada caso deve ser avaliado individualmente. Atualmente, não existe um protocolo universalmente aceito por todas as instituições. A patogênese da osteorradionecrose é importante para a escolha do melhor tratamento. Ao relembrarmos que, até meados da década de 80, a osteorradionecrose foi considerada como um problema principalmente infeccioso, verificamos que o tratamento consistia basicamente na tentativa de identificação e eliminação dos agentes infecciosos que infectavam as feridas após o rompimento de barreira protetora da mucosa. O termo osteorradiomielite, empregado amplamente nessa época, baseava-se no princípio da infecção do tecido ósseo irradiado, exposto ao meio bucal contaminado. Nesse período, o tratamento caracterizava-se pela limpeza e debridamento da ferida com soluções antimicrobianas e curetagens. A utilização de antibióticos por longos períodos e em altas dosagens era freqüentemente empregada. Os procedimentos cirúrgicos utilizados eram de pequeno porte e somente empregados nos casos em que se identificava a formação de seqüestros ósseos. A utilização de analgésicos e antiinflamatórios era reservada aos momentos de agudização do processo, para o controle da dor e dos sinais flogísticos.

A partir do melhor conhecimento da patogênese da osteorradionecrose e com o advento da oxigenação hiperbárica, o tratamento tem visado, principalmente, a melhorar as condições de hipóxia local, por meio da revascularização dos tecidos irradiados e sua associação com intervenções cirúrgicas. A terapia com oxigênio sob alta pressão atmosférica tem sido empregada por vários anos nas mais variadas áreas médicas. O efeito obtido por essas altas pressões sobre o organismo humano é essencialmente mecânico e se relaciona à ação de massas de gases. Além dessa ação mecânica, obtém-se uma série de efeitos biológicos de grande utilidade para o tratamento de muitas patologias, principalmente relacionadas a isquemia, hipóxia e infecção. Esses efeitos fisiológicos são causados pela hiperoxigenação do tecido, que sofre um incremento de 20% a 30% do conteúdo de O_2 no sangue durante a aplicação em pessoas normais, e de até 75% em pacientes com anemia. Os efeitos conhecidos provocados pela oxigenação hiperbárica são a neovascularização, a angiogênese, o aumento da atividade celular bactericida e/ou bacteriostática, o aumento da colagenase etc.

Uma série de patologias pode ser tratada de forma exclusiva ou combinada com oxigenação hiperbárica. A osteorradionecrose é uma delas, e o emprego da oxigenação hiperbárica, combinada com a cirurgia, tem sido uma modalidade terapêutica amplamente utilizada por várias instituições. Atualmente, parece consenso que a osteorradionecrose deva ser manipulada, inicialmente, de maneira conservadora, por intermédio de debridamento e limpeza da ferida cirúrgica com soluções antimicrobianas, antibioticoterapia e cirurgias de pequeno porte (seqüestrectomia). Em casos refratários ao tratamento conservador, deve-se indicar a terapia de oxigenação hiperbárica associada à cirurgia. Existem vários protocolos de tratamento de oxigenação hiperbárica, basicamente consistindo de 30 sessões diárias de oxigênio a 100%, a 2 pressões atmosféricas, por 90 minutos cada sessão, quando realizada de maneira exclusiva. Esse protocolo pode ser intercalado por procedimento cirúrgico, realizando-se 20 sessões pré-operatórias e 10 sessões pós-operatórias. O tratamento com O_2 puro pode ser realizado através de uma máscara ajustada ao paciente, que é colocado no interior de uma câmara pressurizada com ar, denominada de câmara "multiplace" [vários lugares]. Esse método de aplicação da terapia tem a vantagem de realizar o tratamento em vários pacientes, de maneira simultânea, mas necessita do acompanhamento de um membro da equipe no interior da câmara. Outro método de aplicação é a utilização das câmaras denominadas de "monoplace" [um lugar], que são portáteis e não necessitam de máscaras para o seu emprego. Apesar de tudo o que foi exposto, o tratamento da osteorradionecrose é difícil e de resultados imprevisíveis, sendo que o melhor manejo é a sua prevenção.

PREVENÇÃO DA OSTEORRADIONECROSE

O cirurgião-dentista e os médicos radioterapeuta e de cabeça e pescoço são responsáveis pela prevenção e pelo tratamento dos efeitos secundários da terapia oncológica; portanto, quanto mais harmonioso o relacionamento entre esses profissionais, menores serão as iatrogenias provocadas pelo tratamento. A osteorradionecrose, sendo uma seqüela originária do tratamento cirúrgico-radioterápico e desencadeada principalmente de maneira traumática, é uma complicação passível de prevenção e/ou de minimização. Sabemos, pelo que foi exposto previamente, que a cirurgia de resgate em cabeça e pescoço representa 50% dos fatores de risco responsáveis pelo desencadeamento de osteorradionecrose no primeiro ano após a radioterapia. Isso ocorre porque, além do próprio trauma da cirurgia sobre os tecidos (não passível de prevenção), é freqüente a ocorrência de problemas técnicos relacionados com a fixação interna rígida, a osteotomia marginal seccionando raízes dentárias e as arestas ósseas remanescentes cortantes, que podem desencadear, imediatamente, a osteorradionecrose. Portanto, o planejamento cirúrgico do médico, juntamente com o cirurgião-dentista, é extremamente importante para a eliminação de focos infecciosos de origem dentária, para que seja evitada a osteotomia em regiões de ápices radiculares, e para o emprego de melhores métodos de fixação e contenção maxilomandibular.

As osteorradionecroses trauma-induzidas, originárias em períodos mais tardios e desencadeadas principalmente por procedimentos odontológicos, podem e devem ser evitadas por meio de uma avaliação odontológica anterior à radioterapia. Essa avaliação deve ser ampla e complexa no que diz respeito às condições dentárias, socioeconômicas e culturais do paciente, ao prognóstico e planejamento do caso, e à estrutura física de atendimento, para se determinar, em cada caso, a conduta odontológica anterior à radioterapia. Pacientes que apresentarem riscos maiores de cárie de radiação (seqüela da radioterapia, caracterizada pela destruição completa da coroa dentária em virtude de alterações na saliva, no dente e na dieta desses pacientes) devem ser orientados e submetidos a exodontias antes da radioterapia. Nos casos em que esses riscos forem menores, os pacientes serão orientados e motivados a manter os dentes, adotando medidas preventivas de higienização, que incluem a aplicação de flúor tópico em domicílio e visitas regulares ao cirurgião-dentista para detecção e tratamento de cáries e problemas periodontais incipientes.

Outra grande discussão na literatura refere-se ao tempo de cicatrização da ferida cirúrgica necessário antes do início da radioterapia, sendo que esse período varia de 5 a 30 dias. Geralmente, esse tempo é extremamente variável de paciente para paciente, tornando imprescindível a avaliação clínica pós-operatória em todos os casos. A cicatrização inicial da mucosa bucal é normalmente suficiente para a liberação do paciente para o tratamento radioterápico, o que ocorre em média de 7 a 14 dias. Após iniciado o tratamento irradiante, o paciente deve ser acompanhado semanalmente durante toda a terapia, no intuito de, por meio de soluções específicas e saliva artificial, minimizar os efeitos imediatos da radiação, como por exemplo, a mucosite e a xerostomia. Nessa fase, pacientes portadores de próteses removíveis são orientados a utilizá-las somente quando necessárias, a fim de evitar possíveis traumas sobre a mucosa bucal inflamada. Após terminada a radioterapia, novas próteses devem ser planejadas e adaptadas às novas condições bucais, devendo ser utilizados materiais menos resilientes e condicionadores de tecido. Outra situação clínica que requer atenção em relação à prevenção de osteorradionecrose refere-se a pacientes irradiados, que mantiveram seus dentes e apresentaram cárie de radiação. Nesses casos, devemos procurar utilizar todos os recursos odontológicos possíveis, com a finalidade de manutenção dos dentes, mesmo que sejam necessárias as "amputações das coroas", seguidas de tratamento endodôntico e obliteração dos condutos radiculares com materiais restauradores. Esse procedimento evita a necessidade de exodontia, e proporciona a possibilidade de confecção de próteses parcial ou total removíveis, reabilitando o paciente sem sua exposição a riscos de desenvolver osteorradionecrose.

O manejo e a reabilitação dos pacientes já portadores de osteorradionecrose são extremamente difíceis e imprevisíveis. O bom relacionamento entre os profissionais de saúde, incorporados nas equipes multidisciplinares, evita e minimiza as seqüelas decorrentes da terapia oncológica, proporcionando melhor qualidade de vida aos pacientes.

BIBLIOGRAFIA

CURI, M.M. & DIB, L.L. – Osteoradionecrosis of the jaws: a retrospective study of the background factors and treatment in 104 cases. *J. Oral Maxillofac. Surg.*, **55**:540-544, 1997.

EPSTEIN, J.; MEIJ, E.; McKENZIE, M.; WONG, F.; LEPAWSKY, M. & STEVENSON-MOORE, P. – Postradiation osteoradionecrosis of the mandible. A long-term follow-up study. *Oral Surg. Oral Med. Oral Pathol.*, **83**:657-662, 1997.

EPSTEIN, J.B.; REA, G.; WONG, F.L.W.; SPINELLI, J. & STEVENSON-MOORE, P. – Osteoradionecrosis: study of the relationship of dental extractions in patients receiving radiotherapy. *Head Neck Surg.*, **10**:48-54, 1987.

GALLER, C.; EPSTEIN, J.B.; GUZE, K.A.; BUCKLES, D. & STEVENSON-MOORE, P. – The development of osteoradionecrosis from sites of periodontal disease activity: report of 3 cases. *J. Periodontol.*, **63**:310-316, 1992.

MAINOUS, E.G. & HART, G.B. – Osteoradionecrosis of the mandible treatment with hyperbaric oxygen. *Arch. Otolaryngol.*, **101**:173-178, 1975.

MARX, R.E. – Osteoradionecrosis of the jaws-review and update: hyperbaric oxygen review. 5:78-126, 1984.

MARX, R.E. – Osteoradionecrosis: a new concept of its pathophysiology. *J. Oral Maxillofac. Surg.*, **41**:283-288, 1983.

MARX, R.E. & JOHNSON, R.P. – Studies in the radiobiology of osteoradionecrosis and their clinical significance. *Oral Surg. Oral Med. Oral Pathol.*, **64**:379-390, 1987.

MERKESTEYN, J.P.R.; BAKKER, D.J. & BORGMEIJER-HOELEN, A.M.M.J. – Hyperbaric oxygen treatment of osteoradionecrosis of the mandible. Experience in 29 patients. *Oral Surg. Oral Med. Oral Pathol.*, **80**:12-16, 1995.

NEOVIUS, E.B.; LIND, M.G. & LIND, F.G. – Hyperbaric oxygen therapy for wound complications after surgery in the irradiated head and neck: a review of the literature and a report of 15 consecutive patients. *Head Neck*, **19**:315-322, 1997.

WONG, J.K.; WOOD, R.E. & McLEAN, M. – Conservative management of osteoradionecrosis. *Oral Surg. Oral Med. Oral Pathol.*, **84**:16-21, 1997.

30 IMPLANTES OSSEOINTEGRADOS

Luciano Lauria Dib
Marcos Martins Curi

INTRODUÇÃO

Mecanismos estáveis de ancoragem são requisitos indispensáveis para a função reabilitadora de próteses dentais, faciais ou de membros e articulações. Até o início da década de 1970, todas as tentativas de implantodontia caracterizavam-se pelo encapsulamento fibroso ao redor dos implantes metálicos. A habilidade em ancorar próteses por intermédio do contato direto entre o osso e o implante foi desenvolvida experimentalmente e provada clinicamente ao longo dos últimos anos. Esse método foi denominado de Osseointegração. A história da pesquisa sobre osseointegração é relativamente recente, com os primeiros casos clínicos de implantes dentais descritos por Brånemark et al. em 1977.

HISTÓRICO

O desenvolvimento dos implantes dentais osseointegrados não ocorreu de um estudo direto sobre o problema dos implantes dentais, e sim de observações acidentais de estudos sobre o fluxo sangüíneo nos ossos. Essas pesquisas começaram com o estudo da circulação sangüínea na medula óssea (Brånemark, 1959) e continuaram com a observação da circulação em osso vivo, pelo uso de uma "câmara de observação" em coelhos. Esse aparelho consistia de um parafuso de titânio com um conduto central e uma abertura transversal em um nível, para permitir que o vasos e o osso pudessem crescer para o interior da câmara. Esse sistema permitia que a microcirculação do tecido ósseo vivo pudesse ser analisada sob várias condições experimentais. Ao término das experiências, quando chegou a hora de remover a câmara de titânio, o Dr. Brånemark constatou que o osso havia crescido em tão íntima proximidade ao titânio, que o aparelho não pôde ser removido prontamente, necessitando que o osso ao redor fosse removido cirurgicamente para sua retirada. Ocorreu então ao Dr. Brånemark que tal integração entre o parafuso de titânio e o osso poderia ser útil para suportar próteses dentais. Inicialmente, foram testados parafusos de titânio em cães, sendo que a imobilidade e a capacidade de suportar a carga desses implantes orientaram a aplicação clínica em humanos, em anos posteriores.

Um conceito-chave para assegurar a osseointegração, desenvolvido nesses experimentos iniciais, foi o da necessidade de um período de cicatrização sem carga, após a colocação dos parafusos de titânio. A maioria dos métodos de implantes dentais prévios não promovia a osseointegração, pois eram encapsulados por um tecido fibroso que não proporcionava resultados adequados de estabilidade a longo prazo. Foi constatado que a colocação imediata da carga de próteses, em implantes de titânio, levaria ao mesmo desenvolvimento de uma cápsula de tecido fibroso. Os limites de tempo, desejáveis e suficientes, para a colocação de cargas sobre os implantes são, até hoje, objeto de muita pesquisa, sendo esperado que modificações ainda possam acontecer nesse campo. Do ponto de vista biomecânico, a característica mais importante da osseointegração é que ela promove uma conexão estável e de longa duração entre o implante e o osso, o que permite uma útil transmissão de força aos tecidos adjacentes. Na prática, essa estabilidade de longa duração só é adquirida quando não ocorre a formação de uma camada de tecido conjuntivo fibroso entre ambas as partes envolvidas. No entanto, o alto grau de firmeza obtido com os implantes osseointegrados não é, por si só, garantia de sucesso, sendo necessária a manutenção do equilíbrio desse conjunto, em períodos posteriores, por meio de adequada higienização bucal. O elemento importante é a capacidade de suportar cargas funcionais, sem acarretar um deslocamento ou perda dos implantes nessas situações.

Uma vez estabelecidos os princípios da osseointegração, as aplicações clínicas desenvolveram-se solidamente. Inicialmente, essa evolução foi lenta, principalmente pelo histórico de insucessos que cercavam as tentativas de implantes dentais desde a Antigüidade. Posteriormente, com o sucesso clínico, mais e diferentes formas de aplicações foram introduzidas à odontologia e à medicina, e serão apresentadas neste capítulo.

A INTERFACE IMPLANTE-OSSO NA OSSEOINTEGRAÇÃO

O titânio é um dos elementos mais comuns da crosta terrestre. É muito utilizado principalmente em tintas, nas quais substituiu os sais tóxicos de zinco e chumbo. A maior exposição ambiental de titânio à que os seres humanos estão sujeitos é através da aspiração, não havendo relatos ou evidência sugestiva de efeitos adversos. Isso pode ser explicado por suas baixas solubilidade e toxicidade.

A interface entre o implante e o tecido ósseo é de interesse crucial para a pesquisa nessa área. O conhecimento dos mecanismos envolvidos ainda é esparso e não permite previsões muito seguras sobre novos materiais, diferentes dos existentes atualmente. Várias críticas foram feitas à definição de osseointegração, proposta por Brånemark em 1985: "Contato estrutural e funcional direto entre o tecido ósseo vivo e o implante carregado"; porém, a análise dessa definição depende de como ela é vista. A avaliação do sucesso de osseointegração não pode ser feita por meio de exames radiográficos, pois o índice de resolução é de aproximadamente 0,1mm, o que não pode ser considerado suficiente. A análise da interface osso-implante pode ser feita por meio de técnicas de dissolução eletroquímica do metal do implante, após a inclusão em blocos de parafina. Numerosos estudos conduzidos mostraram evidências de que ocorre um contato íntimo entre o osso e a superfície do titânio. Os autores descreveram uma interface mista, com a presença de osso mineralizado, cavidades de osso medular e canais vasculares, que reflete a morfologia normal do osso. Os mesmos autores sugerem que a definição estrutural de osseointegração deve obedecer a um percentual médio de contato direto osso-implante de, no mínimo, 50% e, aproximadamente, 90% na passagem em osso cortical.

Alguns fatores gerais, entre a relação de materiais e diferentes tecidos vivos, são conhecidos. O titânio e a hidroxiapatita, por exemplo, desenvolvem um contato muito próximo com o tecido ósseo, de um ponto de vista morfológico. Entretanto, a experiência clínica mostra que a hidroxiapatita freqüentemente falha por razões mecânicas. A definição de osseointegração, do ponto de vista clínico, coloca a estabilidade da ancoragem em foco, uma vez que não basta uma estabilidade inicial, e sim uma expectativa de vida média do implante. O uso clínico adiciona alguns obstáculos, como por exemplo a passagem através da pele ou das mucosas, a distribuição das cargas sobre os implantes, a manutenção da higiene ao redor dos implantes etc.

Desse modo, o contato entre o osso e o implante não é de 100%, mas de 84% em média. Em estudos sobre o desenvolvimento da interface de implantes fixados em tíbia de coelhos, seguidos de 3 a 180 dias após a cirurgia, foi encontrado o início da formação óssea em 7 dias, com o predomínio de células gigantes multinucleadas na interface naquele momento. Com o tempo, a formação óssea foi evidente, com o preenchimento das fresas do parafuso e a diminuição do número de células gigantes. Após aproximadamente 42 dias, o osso imaturo foi reabsorvido e substituído por osso lamelar. Com 90 dias, o processo de ossificação estava concluído, sendo que a mineralização final ocorre pela acumulação de cristais de hidroxiapatita em uma matriz de colágeno. As células gigantes parecem ser do tipo corpo estranho, e não osteoclastos reais, embora ainda exista falta de dados suficientes sobre o assunto. Durante a colocação de carga sobre os implantes, o estresse irá ser distribuído pela interface osso-implante. Caso ocorra uma concentração excessiva de esforço, a morfologia local do osso sofrerá mudanças, de acordo com os princípios de reabsorção e aposição óssea. Estudos revelam que durante o primeiro ano ocorre uma perda de 1mm, sendo que após esse período ocorre uma estabilização óssea.

A observação histológica também revela que uma fina camada de óxido cobre a superfície do titânio nas condições atmosféricas. Células inflamatórias, especialmente macrófagos, estão presentes no tecido mole, próximo ao implante. Essas células são responsáveis pela excreção de enzimas proteolíticas, citocinas, superóxido (O_2^-) e peróxido (H_2O_2), substâncias importantes para a defesa contra microrganismos. Experiências *in vitro* demonstraram a formação de um gel de peróxido de titânio na superfície do implante. Esse gel é responsável por uma inativação da atividade fagocitária dos leucócitos, que se aderem firmemente à sua superfície. Ocorre, também, a diminuição da formação de radicais de oxigênio. A formação dessa camada parece não ser exclusiva ao titânio (por exemplo, o alumínio também é coberto por uma camada de óxido), uma vez que os outros metais têm pouca solubilidade ou estabilidade quanto a seus complexos de peróxido. Desse modo, os estudos mostraram que a formação dessa camada é de muita importância para explicar a grande biocompatibilidade do titânio, pois regula a atividade das células inflamatórias que estão envolvidas como resposta ao trauma cirúrgico.

FATORES RELACIONADOS À OSSEOINTEGRAÇÃO

Seis fatores são importantes para estabelecer a osseointegração:

1. Material do implante – na escolha do material correto para o implante, muitas propriedades devem ser consideradas, tais como força mecânica, estabilidade, possibilidade de produção etc. No entanto, a propriedade mais importante é a resposta tecidual ao material, tanto no local, como sistemicamente. Essa questão é crucial, pois a maneira pela qual o material do implante irá responder quimicamente ao meio biológico adjacente, como por exemplo problemas de corrosão, é de fundamental importância. Os materiais de implante discutidos aqui são tanto metais puros como ligas metálicas. À exceção dos metais nobres, como o ouro e a platina, todos os metais são reativos e, conseqüentemente, cobertos por uma camada de óxido. Esses compostos óxidos são classificados como cerâmicas. Desse modo, o óxido do implante é que toca o tecido ósseo, e não o metal, por si só. Como os metais e seus respectivos óxidos apresentam propriedades diferentes, a biocompatibilidade dos óxidos é de grande importância. A diferença entre o metal e sua camada de óxido é de fundamental importância para a osseointegração – citamos, como exemplo, o alumínio puro (99,999%), que, com uma quantia mínima de magnésio incorporado ao metal, formará uma camada de óxido, predominantemente de óxido de magnésio. O material do implante, presente e sugerido no sistema de Brånemark, é o titânio comercialmente puro, grau 1, que contém no máximo 0,20% de ferro e 0,18% de oxigênio. Várias camadas de óxidos, como TiO, TiO_2 e Ti_2O_3, são formadas no momento em que o implante é manufaturado. Essas camadas de óxidos de titânio aderem intimamente ao corpo do metal, e essa película é também muito densa, o que faz com que o titânio seja um dos metais mais resistentes à corrosão e de maior biocompatibilidade quando exposto ao meio químico adjacente. Essa propriedade não é exclusiva do titânio, pois outros metais, como o alumínio e o zircônio, podem também apresentá-la; porém, uma propriedade única dos óxidos de titânio é sua alta energia dielétrica. Essa propriedade resulta em energias de superfície mais fortes (forças de Van der Waals) que as de outros óxidos e, conseqüentemente, em melhor biocompatibilidade. Outra liga metálica muito estudada foi o aço inoxidável, que demonstrou um grau de osseointegração, porém com alto grau de corrosão quando mantido por longos períodos em posição.

2. Macroestrutura dos implantes – a forma de um implante tem grande importância no estabelecimento da osseointegração. Foi demonstrado que, se um implante não está completamente estável durante o período de cicatrização, pode resultar na formação de um tecido fibroso em vez de ósseo, na interface implante-osso. A forma de um parafuso foi a inicialmente utilizada, pois permite uma estabilidade inicial muito boa, devida à própria imbricação mecânica entre as fresas do implante e o tecido ósseo adjacente, ao contrário dos implantes em forma de cilindro que, pela ausência das fresas, podem apresentar uma instabilidade inicial. Os implantes podem também apresentar um "ombro" em sua porção superior, que tem por finalidade ancorar em tecidos ósseos compactos, o que aumenta sua estabilidade inicial.

3. Microestrutura dos implantes – a importância da superfície dos implantes está em âmbito molecular. A superfície do implante não deve ser completamente lisa nem extremamente rugosa, devendo conter pequenas irregularidades, como ranhuras, que permitirão uma melhor adesão celular e, conseqüentemente, maior adesão óssea. Há muitos tipos de ligações biomoleculares que ocorrem na superfície do implante, entre elas: a de Van der Waals (a mais fraca), as covalentes e as iônicas. O tipo de ligação molecular que ocorrer é de fundamental importância para a manutenção do implante. Ligações mais fortes resultam em melhores resultados de osseointegração. Outra particularidade dessas superfícies intermediárias é o fato de elas possuírem alta energia, a qual é dependente também do material do implante, de seu modo de produção e limpeza. O óxido de titânio tem alta energia de superfície, o que causa uma forte tendência para atrair partículas estranhas, que podem prejudicar a osseointegração. Portanto, é muito importante evitar a "contaminação" da superfície do implante por outros materiais que não o titânio, como por exemplo o pó de talco das luvas cirúrgicas. Desse modo, os implantes nunca são tocados com nenhum instrumento que não seja também recoberto por titânio.

4. Situação do leito do implante – osso bem vascularizado se constitui em um melhor leito para implante do que ossos com osteíte, com pouca vascularização ou necróticos. As condições sistêmicas do paciente que podem influir na reparação óssea e de tecido mole, como por exemplo osteoporose e diabetes, devem ser investigadas e controladas previamente à colocação do implante. Em geral, o tecido ósseo compacto, como o presente na mandíbula, tem apresentado propriedades melhores do que as do osso esponjoso presente na maxila. Há também uma diferença na morfologia óssea, dependendo da idade do paciente, sendo que em pacientes muito jovens existe um osso menos denso, com espaços medulares de permeio ao osso esponjoso.

5. Técnica cirúrgica – a técnica cirúrgica é um dos mais importantes passos para o estabelecimento da osseointegração. O objetivo sempre deve ser o de minimizar o trauma cirúrgico nos tecidos receptores. Instrumentos de perfuração específicos e de diâmetros progressivos devem ser utilizados, sendo imperativo um adequado resfriamento durante o procedimento de perfuração, a fim de se minimizar o trauma térmico descrito. Foi demonstrado que uma temperatura de 47ºC aplicada por um minuto irá reduzir a formação de tecido ósseo. Do ponto de vista ideal, o implante deve ser introduzido perpendicularmente à superfície óssea, sendo ancorado bicorticalmente, para obter o máximo de estabilidade inicial. A princípio, as técnicas cirúrgicas de implantes dentais e faciais consistiam de duas fases cirúrgicas, com intervalo de cicatrização entre elas. Esse período de cicatrização variava de acordo com a qualidade e a quantidade de tecido ósseo disponível em cada situação. Atualmente, em algumas situações específicas, a colocação do implante tem se resumido a somente uma fase cirúrgica.

6. **Condições de carga** – cargas prematuras em um implante poderão resultar na formação de um tecido fibroso, em vez da formação de osso na interface implante-osso. Em conseqüência desse fato, o procedimento é realizado em dois estágios. No primeiro estágio, o implante é posicionado no tecido ósseo e deixado por três a nove meses sem nenhuma carga. No segundo estágio, uma perfuração da pele ou mucosa é realizada, e o implante é conectado a "abutments" [conectores] e poderá receber carga. O número de implantes deve ser escolhido, dependendo da previsão de carga a ser suportada, ou do tipo de prótese que será realizada. É também muito importante que os conectores estejam ancorados e conectados de maneira estável. As condições de distribuição das cargas devem ser avaliadas e planejadas, a fim de evitar, o máximo possível, forças laterais em relação ao longo eixo dos implantes.

APLICAÇÃO CLÍNICA DOS IMPLANTES OSSEOINTEGRADOS

Como primeiro passo, o conceito foi destinado para reabilitação de dentes perdidos em arcadas totalmente desdentadas. Depois da aceitação do conceito de osseointegração pelo Comitê Médico Sueco em 1975, novos passos foram dados no Departamento de Otorrinolaringologia do Hospital Universitário Sahlgrenska, em Gotemburgo, Suécia, para a utilização do método em outras situações odontológicas e fora da cavidade oral. Nesse contexto, duas principais indicações foram estabelecidas: a primeira, para o uso do aparelho de auxílio de audição ancorado no osso ("bone-anchored hearing aid" – BAHA), utilizado para corrigir a perda de audição através da condução óssea; a segunda, para reabilitar partes do esqueleto maxilofacial perdidas em cirurgias oncológicas, em traumatismos e em defeitos congênitos, utilizando-se próteses suportadas por implantes ancorados no osso. Em 1977, iniciou-se o procedimento de implantação do BAHA em três pacientes e, por volta de 1978, 14 pacientes já haviam sido submetidos a esse procedimento. Em 1979, o primeiro paciente foi submetido à reabilitação auricular, com quatro implantes posicionados no processo mastóide.

PLANEJAMENTO PRÉ-OPERATÓRIO

No planejamento do caso a ser reabilitado, é muito importante que não só o cirurgião avalie o paciente, mas que ele também seja visto pelos profissionais que confeccionarão a prótese, sendo que a decisão a respeito do local onde serão posicionados e da quantidade necessária de implantes, além da necessidade e da quantidade de tecidos a serem removidos, deve ser discutida por esse grupo, para se otimizar o resultado. A localização e o modo de colocação de implantes devem ser também discutidos com toda a equipe cirúrgica, pois na sala de operações geralmente é difícil encontrar os melhores sítios para os implantes. Uma possibilidade é a de o protesista, ou técnico em prótese, realizar pequenas marcas com uma agulha fina, no momento em que o paciente está sendo preparado para a cirurgia. Isso permite uma melhor oportunidade para o cirurgião colocar corretamente os implantes, tanto em direção axial quanto frontal. O exame radiológico pré-operatório deve ser considerado, mas não pode ser usado em alguns casos. Os detalhes para se avaliar quando um paciente receberá implantes para uma prótese auricular são: o tamanho e o sistema de células aéreas do processo mastóide, a posição do seio sigmóide e o limite da fossa média do crânio. Informações concernentes sobre a posição do nervo facial são também de grande valia. Quando um paciente é avaliado para reconstrução com prótese de órbita, nariz, face, maxila ou mandíbula, o exame radiológico, incluindo a tomografia computadorizada, é de importância para avaliar o volume existente de osso nos locais previstos para a instalação dos implantes.

A avaliação pré-operatória deve incluir também a identificação de uma boa área doadora de um retalho de pele, caso seja necessário no momento cirúrgico. A região auricular posterior e a face interna do braço são boas áreas doadoras, pois são desprovidas de folículos pilosos, o que é importante para a manutenção da higiene ao redor dos implantes.

TÉCNICA CIRÚRGICA

A descrição apresentada a seguir é somente uma visão geral sobre os passos principais da cirurgia. A técnica é realizada em dois estágios, com um intervalo de 4 a 6 meses. A anestesia local é utilizada na maioria dos casos, e a cirurgia pode ser feita freqüentemente em regime ambulatorial. O campo cirúrgico é preparado de maneira usual, e os sítios de implante são marcados com tinta especial. O leito operatório é coberto com uma película plástica, com o intuito de prevenir infecção nas áreas receptoras do implante no osso. Mesmo fragmentos estéreis podem prejudicar a osseointegração, e devem ser evitados. A incisão na pele ou na mucosa é feita, e um retalho periosteal ou mucoperiosteal é erguido. As perfurações são iniciadas, utilizando-se brocas descartáveis, que são usadas para garantir a forma adequada e para diminuir o aquecimento do leito ósseo. Pelas mesmas razões, a velocidade da perfuração é mantida muito baixa, entre 1.500 e 3.000rpm. Nunca se deve perfurar sem que haja intensa irrigação. A perfuração inicial é realizada com uma broca guia de comprimento de acordo com a decisão sobre o tamanho do implante a ser inserido. Após a perfuração guia ter sido realizada e a profundidade estabelecida, a broca é trocada por uma espiral com forma, a fim de preparar um ombro no leito ósseo ("countersink"). A mesma velocidade é usada, e irrigação abundante deve ser aplicada. O orifício terá agora sua largura e direção finais. O próximo passo é preparar a rosca interna do leito do implante, com o uso de uma broca rosqueada, feita de titânio, para evitar a contaminação do sítio do implante; esse procedimento deve ser feito também sob intensa irrigação, mas com velocidade reduzida para 8-15rpm. É importante irrigar, mesmo quando a broca está sendo removida, e esta não deve ser tocada por nenhum instrumento que não esteja recoberto por titânio. Um detalhe técnico da construção dessa broca de formação de rosca é que ela é feita de tal forma que os fragmentos ósseos coletados sejam acondicionados em uma pequena cavidade, em sua parte inferior. O implante de titânio em forma de parafuso é levado ao local e introduzido com baixa velocidade, sem que seja tocado por instrumentos não recobertos por titânio. A acomodação final do implante é feita manualmente, com uma chave especial. As roscas internas do implante são protegidas com um parafuso de cobertura, e o periósteo é, então, reposicionado e suturado. O tecido cutâneo, após ter sido suturado, é recoberto por uma bandagem, que é mantida em posição por um dia e depois removida. As suturas são retiradas uma semana após a cirurgia. Como esse procedimento visa a minimizar os danos ao tecido, a cauterização é sempre evitada.

A segunda etapa cirúrgica é realizada após 4 a 6 meses da primeira cirurgia. A razão de realizá-la em duas fases é permitir que os implantes ósseos se integrem sem que ocorra qualquer sobrecarga que possa causar movimentos e resultar em um encapsulamento fibroso, e portanto aumentar o risco de perda do implante. Na cavidade oral, a mucosa é perfurada sobre os implantes, os parafusos de cobertura são removidos, e são colocados elementos conectores de comprimentos, previamente escolhidos, sobre os quais será confeccionada a prótese. Em uma situação extra-oral, o tecido cutâneo tem de ser preparado de uma maneira específica, a fim de prevenir futuras complicações. Com o intuito de prevenção contra reações teciduais ao redor do implante, é realizada uma extensa redução do tecido subcutâneo, a fim de estabelecer um tecido imóvel adjacente a ele. Na presença de folículos pilosos na região do implante, deve-se realizar um enxerto de tecido cutâneo livre de pêlos. Os conectores utilizados na situação extra-oral são idênticos aos usados na cavidade oral; porém, os parafusos para mantê-los em posição são de menor extensão. Cicatrizadores do mesmo tipo utilizado na boca, associados a gazes embebidas em soluções antimicrobianas, são usados para manter a pele comprimida durante o período de cicatrização. Após 5 a 6 dias, a maioria das suturas é removida e, antes de o curativo ser refeito, é aconselhável deixar a área exposta por 30 minutos. O curativo com gaze é mantido por 15 dias após a cirurgia, com o objetivo de prevenir complicações pós-operatórias, como hematoma e edema. Passado esse período, os cicatrizadores não precisam mais de qualquer tipo de proteção. Os pacientes são orientados a limpar a região com água e sabão, e aplicar pomadas antibióticas, uma ou duas vezes ao dia, nos primeiros meses. A confecção da prótese pode ser iniciada assim que houver a regressão do edema de tecido mole, ou aproximadamente 3 a 4 semanas após a segunda fase cirúrgica.

USO DO CONCEITO DE OSSEOINTEGRAÇÃO PARA A REABILITAÇÃO DE PACIENTES ONCOLÓGICOS

Na cirurgia de pacientes portadores de câncer da região maxilofacial, freqüentemente nos confrontamos com defeitos que são muito desgastantes cosmeticamente e para os quais a cirurgia plástica nem sempre é a melhor forma de tratamento. Em casos de tumores, por exemplo, os pacientes são comumente idosos, e múltiplos procedimentos cirúrgicos são necessários, sendo que o resultado final, muitas vezes, é difícil de ser previsto, além de retalhos ou enxertos teciduais poderem esconder possíveis recorrências tumorais em estádios iniciais. Ainda, a radioterapia pré ou pós-operatória, muitas vezes, interfere na indicação da cirurgia plástica. Desse modo, próteses são as melhores soluções para grande número de casos, devendo ser hoje consideradas como um método alternativo de tratamento nos departamentos que lidam com defeitos faciais.

Silicone e outros materiais plásticos modernos têm possibilitado confeccionar excelentes próteses; no entanto, sempre há problema de retenção dessas próteses. O uso de colas tem sido empregado para esse fim, mas muitas vezes causam irritação tecidual e reagem com o material da prótese, tornando-a dura, quebradiça e com tendência a sofrer alterações na cor mais precocemente. Outro problema é a dificuldade que o paciente tem de encontrar a correta posição da prótese, no momento de sua inserção. Uma alternativa muito empregada para a retenção é a utilização de armações de óculos, por exemplo, com a desvantagem de o paciente não poder remover os óculos sem mostrar a sua deformidade.

Com o conceito de osseointegração, as próteses podem ser ancoradas diretamente sobre os implantes posicionados no esqueleto maxilofacial. Há muitas formas de ancorar as próteses, tais como barras metálicas, encaixes especialmente confeccionados ("attachments"), ou ainda ímãs individuais, sendo que esta escolha depende do tipo de defeito, da coordenação motora do paciente e da capacidade de manter os conectores limpos.

ESCOLHA DO MOMENTO PARA A REABILITAÇÃO

Os primeiros pacientes reabilitados com esse conceito foram, em geral, aqueles que haviam sido operados há muitos anos, que estavam livres de tumor por longo tempo, e nos quais diversos tipos de próteses e métodos de retenção haviam sido utilizados. Após a confiança no método de osseointegração ter aumentado, passamos a reabilitar os pacientes mais precocemente, após a remoção cirúrgica do tumor, sendo que, atualmente, instalamos os implantes no mesmo momento cirúrgico da remoção tumoral. As vantagens desse método são que o paciente pode ser reabilitado muito rapidamente (prótese final instalada 3 a 4 meses após a cirurgia), e eventuais recidivas podem ser avaliadas, uma vez que esse procedimento permite a livre inspeção da cavidade tumoral. No caso de recidivas tumorais acontecerem nos anos seguintes, novas cirurgias podem ser realizadas, sem impedir o uso das próteses pelo paciente. Na eventualidade de novos procedimentos de reabilitação serem indicados posteriormente, isso pode ser feito sem maiores complicações, somente removendo-se as superestruturas (conectores e elementos de retenção das próteses), mas deixando os implantes integrados no osso, pois eles podem ficar no local, sem interferir nos procedimentos reconstrutores cirúrgicos.

RADIOTERAPIA E QUIMIOTERAPIA

A combinação cirurgia-radioterapia é muito comum no tratamento do câncer de boca, sendo que a radioterapia prévia à cirurgia dos implantes afeta sua permanência e, conseqüentemente, um número maior de implantes é perdido no osso irradiado. As maiores taxas de perda de implantes ocorrem nos ossos frontal e zigomático, sendo que os ossos temporal, maxilar e a mandíbula são mais radiorresistentes. Doses de radiação elevadas estão associadas a um maior número de perda de implantes, mesmo após 15 anos decorridos entre a radioterapia e a cirurgia dos implantes.

A radioterapia, após a inserção dos implantes, produz maior intensidade de reações cutâneas e ósseas, ocorrendo maior número de deiscências, especialmente se os conectores e as barras de fixação estiverem nos campos de irradiação. Essas reações são devidas às radiações secundárias do titânio ("back-scatter"). Portanto, é recomendado que sejam removidas todas as superestruturas antes da irradiação, nos casos em que os implantes estejam envolvidos no campo. Os casos de pacientes que recebem radioterapia antes e depois da instalação dos implantes parecem desafiar os limites da osseointegração, pois altas taxas de falha nos implantes são relatadas. A quimioterapia ministrada antes ou depois da instalação de implantes não afeta significativamente a sobrevida deles; no entanto, se a quimioterapia for ministrada em um período próximo à instalação dos implantes, taxas mais altas de insucesso são relatadas.

RESULTADOS E SEGUIMENTO

O conceito de osseointegração vem sendo avaliado há mais de 30 anos, desde o seu primeiro uso na cavidade oral. Comparado com os outros métodos de retenção, ele possibilita excelentes resultados, em termos de fixação e retenção de próteses, nos defeitos em que o seu emprego seja possível. Ao mesmo tempo, permite ao oncologista um melhor acompanhamento do local operado, por meio da inspeção da cavidade tumoral, sendo possível detectar recorrências precoces em relação a uma situação em que a área esteja recoberta por retalhos cutâneos. O conceito emprega cirurgia de pequeno porte e reversível, reduzindo o trauma cirúrgico. No entanto, os profissionais que empregam esse método devem acompanhar esses pacientes por todo o período de vida, e estar preparados para cuidar de alguns problemas práticos que possam ocorrer. No caso de implantes extra-orais, a penetração da pele no implante precisa ser limpa com água e sabão diariamente e, sempre que surgirem áreas irritadas, é necessário intensificar os cuidados. Pomadas com corticóide e antibióticos podem ser empregadas duas vezes ao dia, durante uma semana, nas fases de maior inflamação. Reações cutâneas, duradouras ou mais graves, necessitam de procedimentos cirúrgicos para a remoção tecidual ou novo enxerto de pele. No que se refere aos implantes da cavidade oral, há uma forte necessidade de que se estabeleçam medidas de higiene ao redor dos conectores e visitas regulares ao dentista para manutenção clínica.

O profissional responsável pela confecção da prótese deve também avaliar o paciente periodicamente, a fim de checar sua adaptação e sua coloração, decidindo quando é o momento de se confeccionar uma nova prótese, no caso das extra-orais. A duração de cada prótese extra-oral depende dos cuidados do paciente e, em média, é de 2 a 4 anos; mas, em alguns casos extremos, teve de ser refeita após 6 meses ou durou até 6 anos de uso. Nos indivíduos com próteses que trabalham com detergentes ou óleos minerais, bem como fumantes, elas apresentam mudanças de cores mais freqüentemente, por serem contaminadas pelos próprios dedos de seus portadores.

A sobrevida dos implantes depende da região em que eles foram inseridos. Atualmente, existem estatísticas sobre a mandíbula e a maxila, acusando a manutenção dos implantes por mais de 30 anos. É demonstrado que o sucesso na mandíbula, após esse período, é de 88%, e na maxila, de 80%. Nesses dados estão incluídos casos iniciais de implantes, quando não estavam perfeitamente estabelecidos os procedimentos adequados para o manuseio cirúrgico e protético deles. Podemos considerar que, com os conhecimentos mais modernos, a expectativa de sobrevida dos implantes deve aumentar muito, podendo-se esperar que durem por todo o restante das vidas dos pacientes. Quando um ou dois implantes de um total de quatro ou seis são perdidos em um paciente com um defeito mandibular ou maxilar, ele pode ainda continuar com o uso da prótese, pois os implantes remanescentes podem sustentá-la perfeitamente. Outra forma de se lidar com a perda de implantes é inserir outros em seus lugares.

Existem também estatísticas sobre implantes no osso temporal com mais de 20 anos de seguimento. Os dados mostram resultados semelhantes aos da cavidade oral, com 90% de sucesso. No osso frontal, a sobrevida é consideravelmente menor – a razão para tal fato é que a maioria dos pacientes submetidos a procedimentos nessa região foram também submetidos à radioterapia, previamente à cirurgia dos implantes.

COMPLICAÇÕES

As complicações mais comuns são as reações cutâneas e de tecidos moles ao redor dos implantes durante o seguimento dos pacientes. Como esse foi um problema existente logo no início do uso do procedimento, modificações de técnica cirúrgica foram introduzidas para reduzir essas complicações. Com uma extensa redução de tecido subcutâneo no segundo estágio cirúrgico, houve uma grande diminuição das complicações; porém, ainda existem alguns pacientes que apresentam reações cutâneas. Usando um escore clínico, as reações teciduais são graduadas de acordo com a gravidade da irritação, sendo grau 0 = pele normal; grau 1 = pele avermelhada ao redor do conector; grau 2 = pele com secreção local; grau 3 = formação de tecido de granulação ao redor do conector; grau 4 = reação tecidual, resultando na remoção do conector ou realização de novo enxerto cutâneo. Diversos estudos mostram que o número de reações adversas tem se restringido a menos de 8% dos pacientes; no entanto, nesse grupo limitado observa-se a maioria das complicações, o que reforça a importância de um rigoroso seguimento clínico e a cooperação dos pacientes sobre a necessidade de uma adequada rotina de cuidados domésticos.

A segunda maior complicação tem sido a não osseointegração e, conseqüentemente, a perda dos implantes. A taxa de perda está relacionada com a localização em que o implante é inserido, sendo que os maiores índices de perda ocorrem nos periorbitários e de face média. A radioterapia antes da cirurgia dos implantes foi considerada como um dos fatores mais importantes de perda; porém, com o advento da oxigenação hiperbárica, associada aos procedimentos de implante, o número de perda de implantes reduziu-se acentuadamente. O protocolo utilizado é o de tratar previamente à cirurgia de implantes com 20 sessões diárias de oxigenação, a 2,5 ATA por 90 minutos e complementar com 10 sessões semelhantes, após a instalação dos implantes, para garantir a cicatrização tecidual.

Quando os passos da técnica cirúrgica e protética são seguidos, dificilmente são observadas complicações maiores, concluindo-se que o uso do conceito de osseointegração, para a reabilitação de pacientes, na região maxilofacial é um método seguro e previsível, que resulta em boa retenção para próteses reabilitadoras, devolvendo a auto-estima e a confiança aos pacientes.

IMPLANTES OSSEOINTEGRADOS EM CRIANÇA

Implantes devem ser apenas colocados em crianças após uma criteriosa avaliação feita pelos profissionais envolvidos na reabilitação desses pacientes. Uma desvantagem é o fato de esses pacientes ainda se encontrarem em desenvolvimento e crescimento. Outra desvantagem é que esses pacientes permanecerão com materiais em seus organismos por períodos longos, o que ainda não foi avaliado até o momento, tornando necessário um rígido acompanhamento clínico pelos profissionais envolvidos na reabilitação. Algumas instituições têm apresentado resultados iniciais de suas experiências e apontado alguns problemas da utilização dos implantes em crianças. Dificuldades de estabilização inicial do implante são encontradas em virtude da falta de tecido ósseo, especificamente de osso compacto, e da presença de células aeradas maiores. Outro problema desses implantes é sua estabilização permanente, o que dificulta e compromete seu posicionamento futuro para a confecção de próteses. Os implantes osseointegrados têm sido utilizados também como meios de ancoragem estáveis, tanto para a ortodontia como para a cirurgia, em casos de movimentação ortodôntica e de distração óssea. No entanto, esses resultados são iniciais e necessitam de períodos mais longos de preservação, para uma real avaliação do sucesso dos implantes em crianças.

CASOS CLÍNICOS*

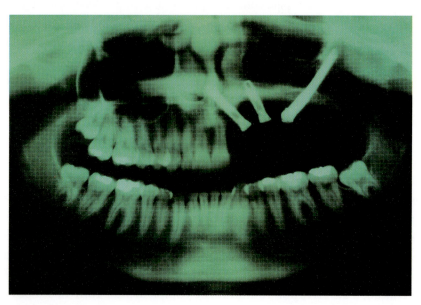

Figura 30.1 – Paciente com perda óssea na região da maxila esquerda, proveniente de tratamento cirúrgico de osteossarcoma. Quatro anos após a terapêutica, foi realizada enxertia óssea de crista ilíaca e fixação com três implantes de titânio, sendo um deles de 55mm de comprimento e extremidade angulada, estando fixado no processo zigomático.

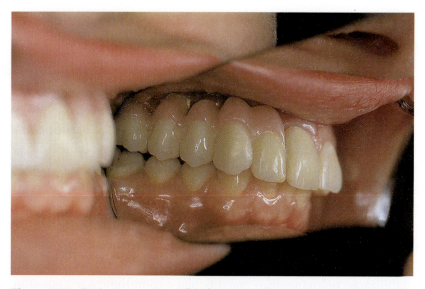

Figura 30.2 – Paciente anterior, exibindo prótese dentária fixa, suportada pelos implantes osseointegrados.

---

* Agradecemos aos Drs. P I Brånemark e Gösta Granström pela participação nas fases cirúrgicas dos casos apresentados e ao Dr. Joaquim Augusto Piras de Oliveira pela confecção das próteses externas de silicone.

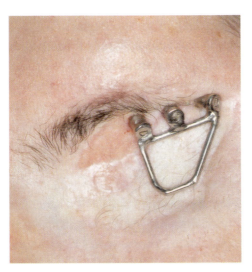 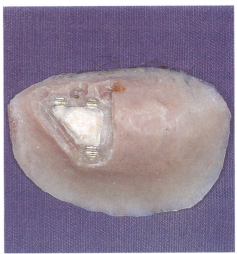

Figura 30.3 – Paciente de 33 anos de idade que, aos 13 anos, foi submetido à remoção cirúrgica oculopalpebral e radioterapia para tratamento de sarcoma da região. Três implantes de titânio foram instalados, sendo que o paciente foi submetido à oxigenação hiperbárica previamente à fixação dos implantes. Sobre os implantes, foi confeccionada uma barra metálica, com a finalidade de reter a prótese de silicone.

Figura 30.4 – Vista interna da prótese de silicone na qual se observa a presença de clipes metálicos que se adaptam à barra fixa no paciente.

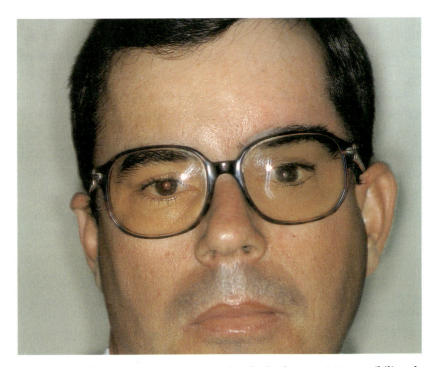

Figura 30.5 – Paciente com a prótese oculopalpebral em posição, possibilitando o uso de óculos, independentemente da prótese.

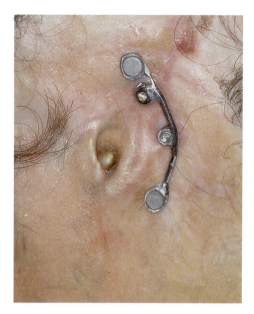 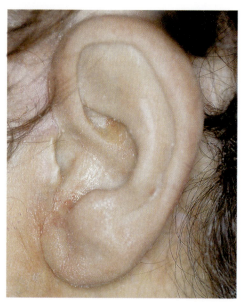

Figura 30.6 – Paciente de 11 anos de idade, apresentando perda da orelha em conseqüência de acidente automobilístico. Dois implantes de titânio foram instalados e uma barra metálica foi construída para retenção da prótese de silicone. Para auxiliar a instalação da prótese, foram instalados magnetos nas extremidades da barra metálica.

Figura 30.7 – Paciente com a prótese de silicone em posição, corrigindo completamente a perda estética.

BIBLIOGRAFIA

ADAMS, D.O. & HAMILTON, T.A. – Phagocytic cells: Cytotoxic activities of macrophages. In: Gallin, I.M.; Goldstein, J.I. & Snyderman, R. (eds.). *Inflamation, basic principles and clinical correlates*. New York, Raven Press, 1988, pp. 471-492.

ALBREKTSSON, T. et al. – Histologic investigations on 33 retrieved Nobelpharma implants. *Clin. Mat.*, 122:1-9, 1993.

BRÅNEMARK, P.I. – Vital microscopy of bone marrow in rabbit. *Scand. J. Clin. Lab. Invest.*, 38(Suppl.), 1959.

BRÅNEMARK, P.I.; HANSON, B.O.; BREINE, U.; LINDSTRON, J.; HALLÉM, O.; ÖHMAN, A. – *Osseointegrated implants in the treatment of the edentulous jaw*. Stockholm, Almqvist and Wiksell, 1977, p. 132.

GRANSTRÖM, G. et al. – Bone-anchored reconstruction of the irradiated head and neck cancer patient. *Otolaryngol. Head and Neck Surg.*, 108:334-343, 1993.

GRANSTRÖM, G. et al. – Postimplantation irradiation for head and neck cancer treatment. *JOMI*, 8:495-501, 1993.

GRANSTRÖM, G. et al. – Titanium implants in irradiated tissue: benefits from hyperbaric oxygen. *JOMI*, 7:15-25, 1992.

HOLGERS, K. et al. – Morpholgic evaluation of clinical long term percutaneous titanium implants. *JOMI*, 9:689-697, 1994.

MATHOG, R.H. – Rehabilitation of head and neck cancer patients: consensus on recomendations from the international conference on rehabilitation of the head and neck cancer patient. *Head & Neck*, 1-14, 1991.

SENNERBY, L.; THOMSEN, P.; ERICSON, L.E. – A biomechanical and morphometric comparison of titanium implants inserted in rabbit cortical and cancellous bone in rabbits. *Int. J. Oral Maxillofac. Implants.*, 7:62-71, 1992.

TJELLSTROM, A. & GRANSTRÖM, G. – One stage procedure to stablish osseointegration: a zero to five years follow up report. *J. Laryngol. Otology.*, 109:593-598, 1995.

WEISCHER, T. & MOHR, C. – Concept of surgical and implant-supported protheses in the rehabilitation of patients with oral cancer. *JOMI*, 775-781, 1996.

31 QUIMIOPREVENÇÃO E RETINÓIDES

Pedro Michaluart Júnior

INTRODUÇÃO

A melhor maneira de lidar com qualquer doença é sua prevenção, no entanto, essa estratégia geralmente é difícil e de longa duração. Um dos problemas da prevenção de câncer é a falta de conhecimento das causas de mais de 50% dos tipos de câncer e, mesmo nos casos em que as causas são conhecidas, pode haver grande dificuldade para removê-las ou de prevenir a exposição a elas. Um exemplo é a causa genética. A falta de efetividade das medidas tomadas também pode ocorrer, quando os fatores de risco estão fortemente relacionados ao estilo de vida ou à condição socioeconômica, como o uso de tabaco e a dieta imprópria.

A prevenção do câncer baseia-se em duas características importantes da carcinogênese: a de ser um processo de múltiplas etapas e a do campo de cancerização.

Câncer é um processo crônico, com várias etapas, caracterizado pelo acúmulo de alterações genéticas e fenotípicas específicas. Freqüentemente, ele se desenvolve no decorrer de décadas, portanto, a todo momento, um número grande de indivíduos está sob risco. Para fazer uma estimativa do número de indivíduos com risco de desenvolver câncer nos EUA, um período de 20 anos correspondente ao desenvolvimento da doença pode ser utilizado para cálculos grosseiros. Esse período é baseado no estudo de indivíduos largamente expostos a carcinógenos industriais, na observação clínica da progressão de lesões pré-malignas em malignas e na idade de aparecimento da doença em indivíduos que têm alto risco genético de desenvolver câncer. Nos EUA, a expectativa de mortes por câncer em 1996 era de aproximadamente 550.000 pessoas. Se multiplicarmos o período de latência de 20 anos pelo número de mortes anual, obteremos 11.000.000 de pessoas. Esse é o número aproximado de pessoas que estão em alguma fase do processo de carcinogênese e que morrerão da doença. Existe ainda um número maior de indivíduos que desenvolverão câncer mas serão curados ou morrerão de outras causas. Combinados, esses dois grupos contêm mais de 22.000.000 de pessoas.

Como foi visto no Capítulo 5, o conceito de "campo de cancerização" foi descrito em 1954 para a região de cabeça e pescoço e posteriormente aplicado a várias outras neoplasias epiteliais. O "campo de cancerização" pressupõe que, em toda região de tecido exposto a carcinógenos, podem ser encontradas alterações clínicas (lesões pré-malignas na região oral; por exemplo, leucoplasia), microscópicas (metaplasia, displasia) ou moleculares (deleção ou amplificação de genes). Estudos moleculares recentes, detectando alterações genéticas em tecidos histologicamente normais de pacientes com alto risco de desenvolver câncer, reforçam essa teoria. A implicação clínica é que lesões multifocais podem progredir, ao mesmo tempo, em todo tecido exposto ao carcinógeno. Em cabeça e pescoço, os carcinomas sincrônicos ou metacrônicos (também chamados de segundo-primários) são freqüentes. A incidência anual de tumores segundo-primários é de 5% a 7% em estudos prospectivos, o que os torna a principal causa de óbito para os portadores de carcinomas em estádio precoce e para os pacientes com longa sobrevida após o tratamento do carcinoma de cabeça e pescoço, independentemente do estádio de diagnóstico do primeiro câncer.

Esses indivíduos são o alvo mais urgente das estratégias de prevenção. Existem várias estratégias para a prevenção de câncer. Uma delas é confiar no diagnóstico precoce e no tratamento. Apesar de útil, essa estratégia é conceitualmente falha, porque permite a progressão do processo patológico em indivíduos, quando o diagnóstico precoce não ocorre por negligência, por indisponibilidade de procedimentos necessários, ou quando as técnicas não têm capacidade de detectar as lesões enquanto a proteção pode ser alcançada. Isso é indesejável por princípio e na prática, pois, nesses casos, esses indivíduos são colocados em risco.

Outra estratégia é a intervenção com a finalidade de obter a prevenção. Quimioprevenção é uma dessas estratégias intervencionistas. Ela consiste na administração de um ou mais compostos, a fim de suprimir ou reverter a carcinogênese, evitando o desenvolvimento de câncer invasivo. Outras estratégias consistem na manipulação da dieta, envolvendo o controle de ingestão de nutrientes, como as gorduras, e o controle calórico. A atividade física também pode ter efeitos de prevenção. Essas várias estratégias podem ser combinadas.

CARACTERÍSTICAS DA QUIMIOPREVENÇÃO PARA INDIVÍDUOS COM DIFERENTES RISCOS

Existem duas categorias de indivíduos candidatos à quimioprevenção: indivíduos da população em geral e indivíduos que sabidamente têm risco aumentado para o desenvolvimento de câncer. Para um agente de quimioprevenção ser utilizado na população geral, ele tem de apresentar toxicidade nula ou mínima. O otimismo nessa área vem das observações sobre dietas ricas em vegetais e frutas que reduzem o risco de câncer. Os grupos de alto risco compreendem um espectro que vai desde risco moderado até risco extremo. Agentes de quimioprevenção são administrados geralmente em indivíduos que mantêm suas atividades diárias, apesar de terem risco aumentado para o desenvolvimento de câncer. Qualquer intervenção que modifique, involuntariamente e de modo significativo, o estilo de vida ou que faça o indivíduo se sentir doente, é inaceitável. No entanto, alguma toxicidade pode ser aceita dependendo do grau de risco. A seleção de indivíduos com alto risco ainda é eminentemente clínica, baseada em achados de exame físico ou em história de exposição a carcinógenos. Com o desenvolvimento de novas técnicas, a genética deverá ter papel importante na identificação de indivíduos com alto risco para o desenvolvimento de variadas neoplasias. Além disso, os marcadores biológicos de desenvolvimento de câncer têm se tornado mais precisos e deverão ser usados, em breve, na prática clínica. Espera-se que no futuro, talvez já na próxima década, o exame clínico de rotina incluirá a avaliação do risco de desenvolvimento de câncer de diversos órgãos, o que poderá direcionar uma estratégia mais adequada de prevenção.

CATEGORIAS DE AGENTES DE QUIMIOPREVENÇÃO

Um fator favorável à quimioprevenção é o grande número de compostos que podem prevenir a ocorrência de câncer por meio de diferentes mecanismos. A quimioprevenção foi obtida em centenas de estudos em animais e em vários estudos em humanos. Os agentes de quimioprevenção podem ser divididos didaticamente em duas categorias. A primeira é a dos "agentes bloqueadores", que são compostos que impedem os carcinógenos de alcançar ou interagir com o seu tecido alvo, atuando como uma barreira. A segunda categoria de agentes diminui a suscetibilidade do tecido alvo à ação dos carcinógenos. São os chamados "agentes supressores", que inibem a progressão da carcinogênese em tecidos que, de outra forma, se tornariam malignos.

AGENTES BLOQUEADORES

Existem três mecanismos de ação nesse grupo. Prevenção da ativação de carcinógenos ou de promotores de tumor; aumento da capacidade dos sistemas de desintoxicação; e emprego de alguns agentes que reagem com os carcinógenos, inativando-os antes que eles atinjam o tecido alvo.

Substâncias que estimulam a capacidade dos sistemas de destoxicação de carcinógenos químicos são de especial interesse. Esses sistemas são indutivos e, em várias circunstâncias, o aumento de sua atividade se mostrou efetivo na proteção contra o aparecimento de câncer. As enzimas de fase II que estão envolvidas na conjugação e excreção de carcinógenos são particularmente importantes. Provavelmente, o sistema mais importante desse grupo é o da glutationa-S-transferase. Vários compostos indutores de enzimas de fase II ocorrem em vegetais e frutas, podendo ser os responsáveis pelo efeito protetor de algumas dietas ricas nesses alimentos. Existem também os indutores sintéticos de enzimas de fase II. Entre eles o mais conhecido é o Otilpraz, medicamento largamente usado no tratamento de esquistossomose e que provou ser efetivo na prevenção contra a formação de tumores em vários modelos animais.

No grupo de agentes quelantes de carcinógenos, há a N-acetilcisteína que tem eficácia *in vivo*, com baixa toxicidade. O estudo da inativação dos radicais de oxigênio é uma área de grande interesse, porém, complexa. Os radicais de oxigênio são produzidos *in vivo* em diversas circunstâncias, principalmente nas reações inflamatórias, e são capazes de causar lesões de DNA.

AGENTES QUE DIMINUEM A VULNERABILIDADE DO TECIDO À CARCINOGÊNESE

Esse efeito pode ser obtido de três formas: indução de maturação celular; diminuição da função ou atividade das células alvo; e diminuição da proliferação celular.

O tecido mais extensamente estudado para demonstrar os efeitos protetores da maturação celular é o tecido mamário feminino. Estudos feitos em ratos demonstraram que as glândulas mamárias, que são suscetíveis ao estímulo de carcinógenos, podem ser maturadas por gestação ou por estímulos hormonais. As glândulas maturadas mostram uma redução acentuada da formação de tumores, resultante da administração de carcinógenos. Analogamente a esse experimento, estudos epidemiológicos em humanos mostraram que a primeira gestação em idade jovem diminui o risco de câncer de mama em até 50%. Esses dados sugerem a possibilidade da utilização de agentes de quimioprevenção que induzam a maturação das glândulas mamárias, para a prevenção contra o câncer de mama em mulheres com alto risco de desenvolver esse tumor.

Uma segunda maneira de aumentar a resistência à carcinogênese é diminuir a função do tecido. A castração resulta na prevenção contra o câncer em tecidos hormônio-dependentes. Uma situação de possível aplicabilidade se baseia em dados que mostram a existência de uma diminuição de 50% na incidência do câncer de ovário em mulheres que tomam contraceptivos que contêm estrógeno.

O terceiro mecanismo para aumentar a resistência do tecido é a diminuição da proliferação celular no tecido em risco, que pode ser alcançada por meio de manipulação da dieta. Foi comparada a resposta a carcinógenos de animais alimentados com dieta similar à dieta oriental com a de animais alimentados com dieta de composição otimizada. A dieta oriental contém muita gordura, pouco cálcio, pouco fósforo e pouca vitamina D. Animais alimentados com essa dieta apresentaram alta atividade mitótica, quando comparados aos animais alimentados com a dieta otimizada. A atividade mitótica pôde ser modificada com a alteração da dieta. Portanto, a diminuição do risco pode ser alcançada por métodos simples, sem toxicidade.

AGENTES SUPRESSORES

Os agentes supressores impedem a evolução do processo neoplásico em células que, de outra forma, se tornariam malignas. Esta é uma área muito promissora no campo da quimioprevenção e uma lista de agentes supressores utilizados atualmente em estudos clínicos está apresentada a seguir:

COMPOSTOS

Vitamina A e retinóides
Inibidores de proteases
Polifenóis
Antagonistas hormonais
Hormônios inibidores do metabolismo
Inibidores do metabolismo do ácido araquidônico

Alguns agentes supressores atuam induzindo diferenciação, outros são direcionados especificamente para reagir contra as conseqüências de eventos genotóxicos, em particular a ativação de oncogenes. Há estudos iniciais com o propósito de remediar defeitos na atividade de genes supressores de tumor. Nesses estudos, são aplicados vetores contendo genes normais supressores de tumor.

Existe ainda um quarto grupo de compostos que não se encaixa em nenhuma das categorias citadas acima. Esse grupo consiste em um grande número de substâncias que têm, como característica comum, a capacidade de inibir componentes da cadeia de metabolização do ácido araquidônico. Alguns desses compostos são medicamentos, em particular os antiinflamatórios não-hormonais. Outros são compostos fenólicos que ocorrem naturalmente em plantas.

QUIMIOPREVENÇÃO POR CONSTITUINTES DE ALIMENTOS DE ORIGEM VEGETAL

Uma observação interessante, feita repetidas vezes, é a de que indivíduos que consomem quantidade relativamente grande de frutas e vegetais têm risco diminuído de desenvolver câncer de vários órgãos. Em 24 de 25 investigações epidemiológicas foi encontrada relação entre o consumo de quantidades relativamente grandes de vegetais e frutas e a diminuição do risco de câncer de pulmão. Relações similares foram encontradas para cânceres da laringe e da orofaringe, e também para tumores do trato gastrintestinal e do pâncreas.

Resultados obtidos em experimentos com animais reforçam esses dados. Vários estudos mostraram que animais alimentados com alimentos crus, contendo vegetais, grãos e outros produtos naturais, têm resposta diminuída ao estímulo carcinogênico, quando comparados a animais alimentados com dietas similares, porém, semipurificadas. É muito importante que essa prevenção seja alcançada sem nenhuma toxicidade. Têm sido identificadas várias substâncias nas plantas alimentícias com potencial de quimioprevenção.

APLICAÇÃO DE QUIMIOPREVENÇÃO EM HUMANOS

Atualmente existem vários compostos de quimioprevenção em fase de estudos clínicos intervencionistas, ou em fase de preparação para esses estudos. Isso não significa necessariamente que esses compostos serão os melhores, embora sua escolha tenha sido feita com base em extensos estudos de laboratório, com resultados promissores. Existem três grandes grupos: a vitamina A e os retinóides, os compostos que alteram o metabolismo hormonal, e os antiinflamatórios não-hormonais. Vamos nos concentrar nos retinóides, por sua importância clínica comprovada em cirurgia de cabeça e pescoço.

RETINÓIDES

A vitamina A foi reconhecida como nutriente essencial em 1913. Em 1925, foram descritas alterações histopatológicas em epitélios decorrentes de deficiências de vitamina A. Isso levou à identificação do retinol e de alguns de seus derivados naturais, e ao estudo do papel da vitamina A e dos retinóides na diferenciação celular e na transformação neoplásica.

Vitamina A é um termo não-específico que engloba duas famílias de compostos dietéticos: vitamina A pré-formada (ésteres retinóicos, retinal e retinol) e a família constituída por vários compostos carotenóides, precursores da vitamina A (betacaroteno e outros). A vitamina A pré-formada é encontrada principalmente em alimentos de origem animal, enquanto os pró-vitamina A carotenóides são mais encontrados em frutas e vegetais.

Estudos epidemiológicos conduzidos nas décadas de 80 e 90 avaliaram separadamente as associações dos retinóis pré-formados e dos carotenóides com câncer em humanos. A ingestão dietética de carotenóides, como o betacaroteno, porém não o retinol, estava associada a risco diminuído de desenvolvimento de câncer. A interpretação de estudos epidemiológicos de observação é difícil, visto que os carotenóides são consumidos sob a forma de vegetais e frutas que contêm muitas outras substâncias, várias das quais podem ter propriedades de prevenir o câncer. Ao contrário, as fontes primárias de retinol são alimentos de origem animal, que tendem a ser associados ao aumento do risco de câncer. Para avaliar as propriedades de quimioprevenção dos carotenóides e dos retinóides, é necessário considerar as evidências de estudos epidemiológicos, estudos clínicos, modelos animais, e os mecanismos de ação envolvidos.

BIOLOGIA E FARMACOLOGIA DOS RETINÓIDES

Os retinóides são necessários para a manutenção do crescimento celular e a diferenciação dos tecidos epiteliais normais. Foi demonstrado que vários retinóides suprimem ou revertem a carcinogênese epitelial, prevenindo o desenvolvimento de câncer invasivo em vários modelos animais, em cavidade oral, pele, pulmão, esôfago, bexiga, mama, cérvix, estômago, próstata, pâncreas e fígado. Os retinóides agem principalmente nas fases posteriores à exposição aos carcinógenos (pós-iniciação), as de promoção e progressão, que são as mais relevantes para a quimioprevenção.

O termo retinóide foi redefinido para incluir as substâncias que se ligam e ativam os receptores específicos, produzindo resposta biológica. O mecanismo molecular de ação dos retinóides é similar ao dos hormônios esteróides e tireóideos, sendo que os receptores nucleares de retinóides, descritos em 1987, são membros da superfamília dos receptores esteróides. Sabe-se hoje que os receptores de retinóides têm duas classes, a dos RAR e a dos RXR. Cada receptor contém os subtipos α, β e γ. Retinóides diferentes se ligam a receptores de classes e subtipos diferentes com afinidades variadas. Essa complexidade de receptores e a grande diversidade de ligação, ativação e função têm importante aplicação clínica na prevenção e na terapêutica com retinóides. Como em outros membros da família dos esteróides, os receptores de retinóides são ativos apenas como dímeros, RAR/RXR ou RXR/RXR; homodímeros RAR ainda não foram demonstrados. Parte do receptor se liga ao retinóide e outra parte se liga a seqüências específicas de DNA (RARE ou RXRE) e induz ou suprime a transcrição de vários genes, promovendo a atividade dos retinóides no crescimento celular, diferenciação e apoptose. As diferentes ligações podem ser ilustradas com os três derivados naturais mais importantes do ácido retinóico, 13cRA, ATRA, e 9cRA, que são endógenos, encontrados no plasma humano em doses fisiológicas muito baixas. Os RAR se ligam ao ATRA e ao 9cRA, enquanto os RXR se ligam somente ao 9cRA. O 13cRA não se liga diretamente aos receptores nucleares, ele é rapidamente metabolizado em ATRA. Essas ligações estabilizam os dímeros e ativam a transcrição genética.

O padrão de distribuição dos receptores de retinóides em tecido humano normal e neoplásico está sendo muito estudado. A distribuição tecidual das classes, subclasses e isoformas desses receptores varia muito em condições normais e patológicas, assim como em diferentes regiões do corpo humano. Em tecido normal, o RAR-α é expresso na maioria dos órgãos, o RAR-β tem expressão mais limitada (por exemplo, não é expresso na pele) e o RAR-γ é expresso predominantemente na pele. No câncer, esses padrões de distribuição podem mudar (por exemplo, o RAR-β é perdido na evolução da carcinogênese do trato aerodigestivo alto).

Mais de 1.000 retinóides foram sintetizados. Esforços para obter o desenvolvimento de novos retinóides, mais ativos e menos tóxicos, estão sendo feitos em estudos sobre quais dos receptores específicos são responsáveis pelos efeitos desejados dos retinóides em diferentes sistemas e a síntese de novos retinóides seletivos a um receptor. Um fato recente e importante para quimioprevenção é o achado de que alguns retinóides podem interferir na atividade de alguns fatores de transcrição como o AP-1 e, portanto, inibir a proliferação de células neoplásicas. Estudos mecanísticos da farmacologia dos retinóides são a base para o desenvolvimento de programas de prevenção mais efetivos, com menor toxicidade.

ESTUDOS CLÍNICOS EM CABEÇA E PESCOÇO

LESÕES PRÉ-MALIGNAS

Lesões pré-malignas da cavidade oral incluem leucoplasias e eritroplasias. Elas podem ser consideradas marcadores de campo de cancerização, já que pacientes com essas lesões podem desenvolver carcinomas espinocelulares no local das lesões ou em outras regiões do trato aerodigestivo alto. Dessa forma, a regressão de lesões pré-malignas da cavidade oral pode ser usada para selecionar agentes efetivos na prevenção contra o câncer do trato aerodigestivo.

Existem cinco estudos randomizados com lesões pré-malignas da cavidade oral e retinóides. O primeiro, de 1986, foi um estudo controlado com grupo placebo e tratamento por três meses com 13cRA, 2mg/kg/dia. As taxas de resposta completa ou parcial nos 44 indivíduos avaliados foram 67% no grupo dos retinóides e 10% no grupo placebo (P = 0,0002). A melhora histopatológica também foi maior no grupo dos retinóides (54% contra 10%, P = 0,01). Existiram, no entanto, dois problemas com essa estratégia de tratamento de curta duração em altas doses. Primeiro, a toxicidade dessa dosagem foi substancial e não aceitável nesse cenário clínico. Segundo, mais da metade dos pacientes que responderam ao tratamento teve recorrência ou apresentou novas lesões nos três meses que se seguiram à parada da medicação. Com base nos resultados desse estudo, um ensaio randomizado de manutenção foi elaborado. Nesse ensaio, os pacientes receberam inicialmente uma indução de três meses de alta dose de 13cRA (1,5mg/kg/dia), seguida por um período de manutenção com baixa dose de 13cRA (0,5mg/kg/dia) ou betacaroteno (30mg/dia) nos pacientes que permaneceram estáveis ou responderam à terapia inicial de alta dose. A taxa de resposta à terapia de indução foi 55%. Durante a fase de manutenção, dois (8%) dos pacientes no grupo dos retinóides progrediram contra 16 (55%) dos pacientes no grupo do betacaroteno (P = 0,0001). Os efeitos tóxicos da dose de manutenção dos retinóides foram moderados, ainda assim, maiores que os do betacaroteno.

Um retinóide novo e promissor, o 4HPR, está sendo experimentado no Instituto de Tumores de Milão, para avaliar a eficácia de sua administração sistêmica durante 52 semanas (terapia de manutenção), depois de ressecção completa da lesão pré-maligna da cavidade oral com o uso de laser. O grupo controle é de pacientes que não receberam terapia adjuvante à ressecção da lesão. Em relato desse estudo, que continua em andamento, constam dados de 153 pacientes randomizados. Um intervalo de três dias ao final de cada mês de tratamento foi prescrito para evitar o efeito adverso (cegueira noturna) da redução dos níveis séricos de retinol pelo tratamento com 4HPR. A taxa de falha do tratamento (recorrência ou nova lesão), entre os pacientes que completaram os 12 meses de intervenção, foi de 6% no grupo do 4HPR e de 30% no grupo controle.

Outros estudos randomizados envolvendo o retinol e o retinoid-N-4-(hydroxycarbophenyl)-retinamide (4HCR) foram realizados, ambos com significativa ação preventiva dos retinóides.

LESÕES MALIGNAS

Foram realizados apenas dois estudos em fase III de quimioprevenção com retinóides em cabeça e pescoço. O primeiro utilizou doses altas de 13cRA em 103 pacientes com carcinoma de cabeça e pescoço. Após terapia local com cirurgia, radioterapia ou combinação dos dois para qualquer estádio (porém M0), os pacientes foram randomizados para receber tratamento, durante 12 meses, com 13cRA (50 a 100mg/m^2/dia) ou placebo. Em seguimento médio de 32 meses, não havia diferença significativa na incidência de recorrência do primário (local, regional ou a distância) ou sobrevida. A incidência de tumores segundo-primários, no entanto, foi significativamente menor no grupo que recebeu retinóide do que no grupo placebo, ocorrendo em dois (4%) dos pacientes tratados com 13cRA comparados a 12 (24%) dos pacientes tratados com placebo (P = 0,005). Mais de 70% dos tumores segundo-primários ocorreram nas áreas expostas aos carcinógenos, incluindo cabeça e pescoço, pulmões e esôfago. Efeitos colaterais foram importantes e incluíram secura e descamação de pele, queilite, conjuntivite e hipertrigliceridemia. Aproximadamente 30% dos pacientes tratados com retinóides necessitaram redução da dose, e 18% não completaram os 12 meses de tratamento em conseqüência da toxicidade. Esse estudo foi atualizado mais recentemente com um seguimento médio de 55 meses. Nesse seguimento adicional, cada grupo teve um tumor segundo-primário a mais no trato aerodigestivo, resultando em um total cumulativo de três no grupo do retinóide e 13 no grupo placebo (P = 0,0008).

Baseado nesse estudo adjuvante de altas doses e no ensaio recentemente completado com baixas doses de 13cRA em lesões pré-malignas da cavidade oral, um experimento multicêntrico, que se encontra em andamento, coordenado pelo NCI foi elaborado para avaliar a eficácia de baixas doses de 13cRA na quimioprevenção adjuvante em carcinomas de cabeça e pescoço em estádios I e II.

O outro ensaio randomizado estudou o retinóide sintético etretinide em 316 pacientes após terapia definitiva para estádios I a III (T1 e T2, N0 e N1) de carcinoma espinocelular da cavidade oral e da orofaringe. Nesse estudo francês, a dose de etretinate foi de 50mg/dia, por 1 mês, e de 25mg/dia, por 2 anos. O etretinate foi bem tolerado. Com um seguimento médio de 41 meses, a taxa de aparecimento de tumores segundo-primários, nos dois grupos, não foi significativamente diferente. A ausência de efeito do retinóide na prevenção contra tumores segundo-primários nesse ensaio, em contraste com os resultados do estudo anterior com altas doses de 13cRA, pode ser atribuída às diferenças nas populações de pacientes e às diferenças de doses. A razão mais provável, porém, para essa diferença de resultados, envolve diferenças na farmacocinética e nos mecanismos de ação dos dois retinóides utilizados. O 13cRA acarreta ativação de transcrição por meio de rápida isomerização a ATRA. Em contraste, o etretinate não tem atividade de transcrição conhecida, e não se conhece sua isomerização a qualquer outro retinóide que tenha atividade de transcrição.

Estão sendo conduzidos, em todo o mundo, vários experimentos fase III de quimioprevenção de cabeça e pescoço com diferentes retinóides. Os resultados da eficácia e da toxicidade desses estudos irão determinar o futuro da terapia isolada com retinóides na prevenção contra os tumores segundo-primários.

Muito progresso no campo da quimioprevenção foi alcançado nas últimas décadas. No entanto, continua a busca por um regime de prevenção contra o câncer de cabeça e pescoço ainda mais efetivo e duradouro, com baixa toxicidade. Esses objetivos talvez sejam alcançados com a combinação de estratégias de prevenção, ou mesmo com a combinação de agentes de quimioprevenção com diferentes mecanismos de ação.

BIBLIOGRAFIA

BENNER, S.E.; PAJAK, T.F.; LIPPMAN, S.M.; EARLEY, C. & HONG, W.K. – Prevention of second primary tumors with isotretinin in patients with squamous cell carcinoma of the head and neck: long term follow up. *J. Natl. Cancer Inst.*, **86**:140, 1994.

BOLLA, M.; LEFUR, R.; TON VAN, J. et al. – Prevention of second primary tumors with etretinate in squamous cell carcinoma of the oral cavit and oropharynx: results of a multicentric double-blinded randomized study. *Eur. J. Cancer*, 30A:767, 1994.

COSTA, A.; FORMELLI, F.; CHIESA, F. et al. – Prospects of chemoprevention of human cancers with the synthetic retinoid fenretidine. *Cancer Res.*, 54:2032, 1994.

HONG, W.K.; ENDICOTT, J.; ITRI, L.M. et al. – 13-cis retinoic acid in the treatment of oral leukoplakia. *N. Engl. J. Med.*, 315:1501, 1986.

HONG, W.K.; LIPPMAN, S.M.; ITRI, L.M. et al. – Pevention of second primary tumors with 13cRA in squamous cell carcinoma of the head and neck. *New Engl. J. Med.*, 323:795, 1990.

LIPPMAN, S.M.; BATSAKIS, J.G.; TOTH, B.B. et al. – Comparison of low dose isotrationin with β-carotene to prevent oral carcinogenesis. *N. Engl. J. Med.*, **328**:15, 1993.

LIPPMAN, S.M.; SPITZ, M.R.; HUBER, M. & HONG, W.K. – Strategies for chemoprevention study for premalignant lesions and second primary tumors in the head and neck. *Curr. Opin. Oncol.*, 7-234, 1995.

MANGELSDORF, D.J.; UMESONO, K. & EVANS, R.M. – The retinoid receptors. In: Sporn, M.B.; Roberts, A.B. & Goodman, D.S. *The Retinoids*. 2nd ed., New York, Raven, 1994, p. 319.

SLAUGHTER, D.P.; SOUTHWICK, H.W. & SMEJKAL, W. – Fied cancerization in oral stratified squamous epithelium: clinical implictions of multicentric origin. *Cancer*, 6:963-968, 1953.

VOKES, E.E.; WEICHSELBAUM, R.R.; LIPPMAN, S.M. & HONG, W.K. – Head and neck cancer. *N. Engl. J. Med.*, 328:184, 1993.

WATTENBERG, L.W. – Prevention, therapy and basic science and the resolution of the cancer problem. *Cancer Res.*, **53**:5890-5896, 1993.

32 FONOAUDIOLOGIA NA REABILITAÇÃO DO CÂNCER DE BOCA

Elisabete Carrara de Angelis

INTRODUÇÃO

As estruturas que constituem a cavidade oral e a orofaringe apresentam as funções básicas de mastigação, deglutição e produção da fala. Cirurgias que acometem essa região podem acarretar, em maior ou menor grau, seqüelas na deglutição e/ou na inteligibilidade da fala, que são consideradas pelos pacientes como as seqüelas mais devastadoras decorrentes do tratamento desse tipo de câncer.

A articulação da fala é um processo pelo qual as estruturas da cavidade oral são movidas e modeladas para produzir configurações específicas e, conseqüentemente, gerar padrões acústicos da onda sonora, que são a base da linguagem oral. Padrões articulatórios específicos são determinados pelo tamanho e formato das cavidades presentes entre as pregas vocais e os lábios, como também pela sua magnitude e movimento, e pelo grau de fechamento gerado pelas constrições musculares ao longo da via aérea. Os sons da fala podem ser classificados em sons de vogais ou de consoantes. Os sons de vogais são produzidos pela variação do formato das cavidades do trato vocal, sem que a onda sonora seja impedida de ser propagada por constrições da via aérea. Os sons de consoantes, por sua vez, são produzidos pela variação do grau e extensão da constrição ao longo da via aérea.

A deglutição orofaríngea também envolve um complexo grupo de estruturas interdependentes, dentre elas as estruturas da cavidade oral, conectadas ao mecanismo neural, sendo um processo dinâmico e de curta duração, que pode ser didaticamente dividido em três fases: fase preparatória, fase oral e fase faríngica. O mecanismo fisiológico do processo da deglutição é iniciado pela fase preparatória, que, por sua vez, se inicia no momento em que o alimento é colocado na cavidade oral – desde a captura do alimento pela oclusão dos lábios até a movimentação da língua, necessária para a centralização do bolo. Para os alimentos sólidos que exigem mastigação, essa fase envolve movimentos rotatórios e laterais da mandíbula e da língua, de forma que o alimento seja misturado à saliva, transformando-se em um bolo semicoeso. Na fase oral, ocorre o posicionamento do bolo alimentar na porção central da língua, o acoplamento da ponta e das partes laterais da língua no rebordo alveolar e, conseqüentemente, seu movimento ântero-posterior, dirigindo o alimento para trás, gerando uma pressão negativa na cavidade oral e a propulsão do bolo alimentar para a faringe. Por meio da movimentação ondulatória da língua, o bolo alimentar alcança os arcos palatinos anteriores, e tem-se então o desencadeamento da fase faríngea da deglutição, por intermédio do reflexo da deglutição e da força ejetora da língua. O reflexo da deglutição é responsável pela elevação, anteriorização e fechamento da laringe, e pelo fechamento velofaríngeo, o qual previne o refluxo nasal. Além do fechamento da laringe, durante a deglutição, a elevação e a anteriorização da laringe contra o osso hióide e a base da língua promovem também uma proteção adicional. Com a penetração do alimento na faringe, ocorre o peristaltismo faríngeo, responsável pela movimentação do bolo alimentar para o seu interior. O movimento da base da língua é considerado a principal força geradora de pressão para propulsionar o bolo alimentar para a faringe.

Com a compreensão da fisiologia, tanto da deglutição quanto da articulação dos sons da fala, torna-se possível prever as possíveis seqüelas decorrentes do tratamento do câncer de boca, que serão compatíveis com a extensão e o local da ressecção, e com a mobilidade das estruturas remanescentes, determinando diferentes tipos de comprometimentos. Além disso, a função da reabilitação pós-operatória pode ser limitada por complicações, incluindo a perda da função do nervo e a xerostomia, como também fatores pessoais, como a idade do paciente, o desejo de mudança, além de outros problemas físicos ou psicológicos.

RESSECÇÕES DE LÁBIO

Ressecções pequenas e limitadas ao lábio causam poucos déficits funcionais. Ressecções maiores podem provocar alterações dos fonemas bilabiais – /p/, /b/ e /m/ – e, quanto à deglutição, incontinência de saliva e de alimentos na cavidade oral, seqüela bastante incômoda e limitante para os pacientes.

RESSECÇÕES DA LÍNGUA

A língua é um dos mais importantes articuladores para a produção de sons de vogais e a maioria dos sons de consoantes. Alterações importantes ocorridas na língua podem ocasionar imprecisão articulatória para produção de sons das vogais é, ê, i, ó, ô, u, como das consoantes t, d, k, g, n, nh, s, z, ch, j, l, lh, r, rr, que, acrescida ao trismo pós-cirúrgico, freqüentemente encontrado, prejudicam a inteligibilidade de fala. Além disso, as glossectomias podem ocasionar modificações na ressonância vocal, devido às modificações ocorridas na forma, no tamanho e na tonicidade do trato vocal.

A língua também apresenta um papel muito importante no processo de mastigação e deglutição de saliva e alimentos. As glossectomias podem acarretar disfagias, sendo que, nas ressecções pequenas e limitadas à língua, a reconstrução geralmente é realizada por fechamento primário, e pode haver em conseqüência uma disfagia temporária, devido ao edema e/ou dificuldades no disparo do reflexo da deglutição. Além desses sintomas, os pacientes podem também sentir que a língua está com movimentos menos precisos – "desajeitada" – para a mastigação e a deglutição. A reconstrução com fechamento primário pressupõe o fechamento com sutura da língua no assoalho da boca, ocasionando dificuldades no trânsito oral da deglutição, como o acúmulo de alimentos na cavidade oral, geralmente no sulco lateral, ou até a incontinência dos alimentos na cavidade oral, que escapam através dos lábios.

Nas ressecções grandes de língua, são observados efeitos mais graves na fala e na deglutição, principalmente uma redução grave da mobilidade da língua e, conseqüentemente, além da alteração na articulação dos sons e diminuição da inteligibilidade da fala, a perda do controle do alimento na boca devido à impossibilidade do contato do segmento remanescente ao palato, podendo haver aspirações tardias devido a estases de alimento na cavidade oral.

RESSECÇÕES ANTERIORES DO ASSOALHO DA BOCA

As ressecções anteriores do assoalho da boca ocasionam, primariamente, alterações na fase oral da deglutição. Nas reconstruções com tecido de outra área, a deglutição pode ser normal, com um período inicial de dificuldade, principalmente quanto ao posicionamento do alimento.

Nas ressecções da margem da mandíbula e do assoalho de boca com sutura de língua, os pacientes podem apresentar dificuldades graves no controle do bolo alimentar, na mobilidade da língua, na mastigação, e há, eventualmente, acúmulo de material na região seccionada, dificultando o trânsito oral, geralmente compensado com a mudança de postura de cabeça.

As ressecções compostas – assoalho anterior de boca, incluindo parte anterior da mandíbula, parte da língua e ressecção radical do pescoço – podem ocasionar uma variedade de distúrbios da deglutição, dependendo do tipo de reconstrução e da extensão da ressecção da língua.

RESSECÇÕES DO ASSOALHO LATERAL DA BOCA

As ressecções do assoalho lateral, da loja amigdaliana e da base da língua ocasionam dificuldades graves nas fases oral e faríngea da deglutição. Nos casos em que há sutura da língua, observa-se uma maior probabilidade de ocorrer disfagia, com escape anterior do alimento ou seu acúmulo na região seccionada. Podem ser observadas dificuldades na propulsão do bolo, acúmulo de material no sulco lateral ou no palato duro, atraso ou ausência do reflexo de deglutição e redução do peristaltismo faríngeo. Nos casos em que há redução do peristaltismo faríngeo, pode haver estase do alimento na faringe, ocasionando aspirações tardias.

A voz pode estar alterada pela modificação do trato vocal, e pode haver prejuízo dos fonemas posteriores, além de hipernasalidade.

RESSECÇÕES DO PALATO

As ressecções do palato podem acarretar diversas seqüelas, como o direcionamento dos alimentos para a cavidade nasal, as dificuldades de mastigação, a hipernasalidade e a distorsão de alguns sons, o que pode levar à perda da inteligibilidade da fala.

RESSECÇÕES RETROMOLARES

As ressecções retromolares, por envolverem a região responsável pelo desencadeamento do reflexo da deglutição, podem acarretar disfagias moderadas ou graves e, conseqüentemente, aspirações pré-deglutição. Se o alimento é direcionado para o lado ressecado, há ausência do reflexo e a descida do alimento ocorre com a via aérea absolutamente aberta.

As ressecções retromolares podem acarretar disfagias, escape de alimentos para a cavidade nasal, dificuldades de mastigação, hipernasalidade, diminuição da mobilidade de língua e distorção dos fonemas posteriores.

RESSECÇÕES DA MANDÍBULA

Os tumores da mandíbula, quando pequenos, são submetidos a mandibulectomias menores – marginais –, com efeitos mínimos, compensados espontaneamente. Para os tumores grandes – seccionais –, são realizadas excisões compostas, que acarretam grandes seqüelas, sendo a principal delas a impossibilidade de oclusão labial, com incontinência oral.

TRATAMENTO RADIOTERÁPICO

A radioterapia também pode provocar seqüelas na fala e na deglutição. As disfagias, decorrentes do tratamento radioterápico, fazem parte das possíveis reações agudas de pacientes portadores de tumores de cabeça e pescoço, e geralmente ocorrem entre 10 e 17 dias após a irradiação, podendo estar associadas às outras reações, como a mucosite, a xerostomia e as alterações do paladar. Como foi visto, as reações tardias pós-radioterapia abrangem a osteorradionecrose da mandíbula, a ulceração da mucosa, o trismo, a fibrose, a necrose do tecido, as cáries dentárias, a disfunção endócrina, o edema de laringe, a paralisia da prega vocal, bem como a diminuição do reflexo da deglutição e do peristaltismo faríngeo, os quais podem permanecer por até dois anos quando não estimulados. Em alguns pacientes, observam-se, durante e até dez anos após o tratamento radioterápico, alterações da fase faríngea da deglutição, caracterizadas pela redução do contato da base da língua contra a parede posterior da faringe, redução da elevação laríngea e estase de alimentos. Vários autores defendem a fonoterapia intensiva para minimizar os efeitos da radioterapia e melhorar a função da deglutição.

AVALIAÇÃO E REABILITAÇÃO FONOAUDIOLÓGICA

A Fonoaudiologia é a área responsável pela avaliação e reabilitação das desordens fonoarticulatórias e da deglutição decorrentes do câncer de boca.

AVALIAÇÃO FONOARTICULATÓRIA

O processo de produção fonoarticulatória pode ser compreendido por meio de várias perspectivas – anatômica, neurológica, aerodinâmica, psicofísica e acústica –, podendo haver, conseqüentemente, diferentes formas de avaliação. A avaliação formal da fala pode acontecer a qualquer momento, durante o processo de tratamento, mas é realizada, com maior freqüência, após a cirurgia. Várias são as técnicas de avaliação da fala, objetivas (acústicas e aerodinâmicas, por exemplo) e subjetivas. As avaliações objetivas, embora ainda não integrem a rotina das avaliações em nosso meio, incluem a videofluoroscopia, a videoendoscopia, a avaliação palatométrica, a fluxometria e a análise espectrográfica.

As avaliações subjetivas, por sua vez, dependem primariamente das habilidades perceptivas do avaliador e podem empregar uma variedade de tarefas – sílabas, palavras, sentenças e textos. A avaliação das habilidades articulatórias envolve a avaliação da capacidade de o paciente conseguir emitir sons específicos, isolados e em diferentes combinações com outras consoantes e vogais, em posições específicas nas palavras (inicial, medial e final) ou na fala encadeada.

Outro parâmetro importante a ser avaliado é a inteligibilidade da fala. A inteligibilidade da fala reflete a habilidade geral de um indivíduo produzir e usar esses padrões articulatórios efetivamente, de forma que eles possam ser compreendidos como fala. Para a fala ser compreendida, um ouvinte precisa entender pelo menos 40% das palavras faladas. Avaliar a inteligibilidade da fala significa avaliar a habilidade de o paciente se comunicar em diferentes situações.

A avaliação fonoaudiológica também abrange a avaliação da qualidade vocal e a da ressonância, ambas integrando a avaliação perceptiva auditiva, além da avaliação da mobilidade dos órgãos fonoarticulatórios, da área de contato entre eles e da taxa diadococinética.

AVALIAÇÃO DAS DISFAGIAS

A avaliação das disfagias pode ser realizada por meio da observação clínica, do exame cintilográfico, radiológico, videofluroscópico ou nasofibroscópico.

Na avaliação clínica, procura-se identificar os sintomas clínicos por meio da anamnese, da revisão do prontuário, das descrições do paciente e da avaliação clínica propriamente dita. A realização de exames complementares será solicitada como procedimento necessário ao diagnóstico e ao tratamento das disfagias. A avaliação radiológica identificará os aspiradores silentes, isto é, aqueles pacientes cuja sensibilidade está reduzida e que aspiram alimentos ou líquidos, sem haver tosse ou outro sinal visível ou audível. Cerca de 40% das aspirações silentes são mal diagnosticadas apenas por meio da avaliação clínica.

A avaliação videofluoroscópica, que permite a visibilização de todo o processo da deglutição, possibilita definir as disfunções anátomo-funcionais presentes na deglutição do paciente, determinar se o paciente se alimentará por via oral ou não e com que tipo de consistência alimentar, e finalmente planejar o tratamento terapêutico. É um exame objetivo, individualizado, que identifica a melhor quantidade, consistência e temperatura do alimento, como também as posturas compensatórias e manobras de proteção da via aérea a serem utilizadas durante o tratamento clínico.

A avaliação nasofibroscópica da deglutição determina a competência velofaríngea, a visibilização direta da fase faríngea e a avaliação da função laríngea durante a deglutição, e permite um teste de sensibilidade da laringe.

A cintilografia, por sua vez, permite de modo mais preciso a quantificação das aspirações, embora não defina a etiologia da disfagia e de possíveis aspirações.

Por meio das avaliações serão determinadas a via de alimentação mais adequada ao paciente – oral ou nasogástrica –, o tipo de consistência dos alimentos e o tipo de terapia, tendo como prioridade o restabelecimento da alimentação por via oral, com manutenção constante da nutrição adequada, e a retirada, o quanto antes, da sonda nasogástrica.

ORIENTAÇÃO PRÉ-OPERATÓRIA

O atendimento fonoaudiológico idealmente deve se iniciar no período pré-operatório, para o esclarecimento sobre as possíveis alterações decorrentes do tratamento do câncer de boca e as possibilidades de reabilitação fonoaudiológica, além do estabelecimento de um melhor vínculo entre o paciente e sua família, o que facilita sobremaneira a reabilitação.

A orientação pré-operatória discursará sobre os problemas de voz, fala e deglutição em potencial. É impossível saber a extensão exata das seqüelas pré-operatoriamente, mas é importante alertar o paciente das alterações que possam vir a ocorrer e dar a segurança de que o fonoaudiólogo estará disponível para prover programas de exercícios necessários. A informação sobre a responsabilidade e o papel ativo do paciente em sua reabilitação, cooperando e realizando os exercícios, é fundamental para a efetividade do processo terapêutico. Alguns pacientes acham que as seqüelas se normalizarão sem qualquer esforço; entretanto, quando isso não ocorre depois de algumas semanas, ficam deprimidos e, conseqüentemente, sua possibilidade de cooperação diminui.

No pós-operatório imediato, restabelece-se o contato com o paciente e sua família, avalia-se a efetividade da comunicação do paciente com os familiares e a equipe de profissionais, são revistas as informações que porventura não estejam claras e, novamente, procura-se dar apoio e incentivo ao paciente para sua reabilitação.

REABILITAÇÃO FONOAUDIOLÓGICA

O processo terapêutico em si geralmente tem início 15 dias após a cirurgia, quando não ocorrem intercorrências. Nessa fase, pode-se iniciar um programa para melhorar as disfunções observadas, maximizar a função das estruturas remanescentes, ou introduzir manobras compensatórias e/ou de proteção da via aérea para a deglutição. O tratamento fonoaudiológico das disfagias é direcionado para a causa, e não para o sintoma das aspirações. A reabilitação fonoaudiológica pode atuar diretamente, com a introdução de alimentos na boca e a tentativa de reforçar os comportamentos apropriados durante a deglutição; ou indiretamente, buscando adequar a deglutição por meio de exercícios que melhorem o controle motor oral, estimulem o reflexo de deglutição e/ou aumentem a adução dos tecidos laríngeos.

Evidentemente, a integração entre o cirurgião de cabeça e pescoço, enfermagem, fonoaudiologia, nutrição e estomatologia é imperial em todos os casos.

CONCLUSÃO

O tratamento do câncer de boca muitas vezes acarreta seqüelas no processo de comunicação e de deglutição, que limitam a qualidade de vida do indivíduo. As alterações fonoarticulatórias e as disfagias decorrentes do tratamento do câncer de boca, quando prontamente identificadas e avaliadas, permitem uma reabilitação mais rápida e efetiva, a possibilidade de restabelecimento do estado nutricional do paciente e sua possível reintegração social.

BIBLIOGRAFIA

CARRARA-DE ANGELIS, E.; FURIA, C.L.B; MOURÃO, L.F.; MIGUEL, R.E.; BARROS, A.P. & AUGUSTO, M.C. – Videofluoroscopic Evalluation of Glossectomised Patients. International Symposium: Care of the Professional Voice and Phonomicrosurgery, Athens – Greece, September 25-26-27, 1997.

CASPER, J.K. & COLTON, R.H. – Clinical manual for laryngectomy and head neck cancer rehabilitation. San Diego, Singular Publishing Group, 1993.

FURIA, C.L.B.; CARRARA-DE ANGELIS, E. & MOURÃO, L.F. – A inteligibilidade de fala nas glossectomias. *Revista Pró Fono*, 10(2):23-27, 1998.

GROHER, M.E. – Tratamento de disfagia em conseqüência de câncer de cabeça e pescoço: orientação e princípios gerais. In: Marchesan, I.Q.; Zorzi, J.L. & Gomes, I.C.D. *Tópicos em Fonoaudiologia*. São Paulo, Lovise, 1996, pp. 673-679.

LAZARUS, C.L. – Effects of radiation therapy and voluntary maneuvers on swallow functioning in head and neck cancer patients. *Clin. Comm. Disord.*, 3(4):11-20, 1993.

LAZARUS, C.L.; LOGEMANN, J.A.; PAULOSKI, B.R.; COLANGELO, L.A.; KAHRILAS, P.J.; MITTAL, B.B. & PIERCE, M. – Swallowing disorders in head and neck cancer patients treated with radiotherapy and adjuvant chemotherapy. *Laryngoscope*, 106(9):1157-1166, 1996.

LEONARD, R.J. & GILLIS, R. – Differential effects of speech prostheses in glossectomized patients. *J. Prosth. Dentistry*, 64(6):701-708, 1990.

LINDEN, P. – Videofloroscopy in the rehabilitation of swallowing dysfunction. *Dysphagia*, 3:189-191, 1989.

LOGEMANN, J.A. – *Evaluation and Treatment of Swallowing Disorders*. San Diego, College-Hill Press, 1983.

PAULOSKI, B.R.; LOGEMANN, J.A.; RADEMAKER, A.W.; MCCONNEL, F.M.S.; HEISER, M.A.; CARDINALE, S.; SHEDD, D.; LEWIN, J.; BAKER, S.R.; GRANER, D.; COOK, B.; MILIANTI, F.; COLLINS, S. & BAKER, T. – Speech and swallowing function after anterior tongue and floor of mouth ressection with distal flap reconstruction. *J. Speech Hear Res.*, 36:267-276, 1993.

ÍNDICE REMISSIVO

5-fluorouracil, 174

A
Abordagem multidisciplinar, 117
Aceleradores lineares, 14, 154
Ácido araquidônico, 239
Adenomegalias, ver Linfonodos
Adutos de DNA, 38
Aftas, 85
Agregação familiar, 34, 37
AJCC, 77
Álcool, 8, 20, 32, 119
Alcoolização, 195
Analgesia, 193
    intratecal, 195
    regional, 198
    sistêmica, 195
Anemia de Fanconi, 35
Anestésico local, 195
Angiossarcomas, 94
Antecipação, fenômeno de, 34
Antibióticos, 127, 202
Anticorpos, 42, 46
Antígenos, 51
Antioncogene, 23, 30, 42
Antissepsia, 127
Apoptose, 36
Artefatos, 110
Artéria lingual, 109
Assoalho bucal, 107, 156, 164, 247
    câncer, 74, 156, 164
        metástases, 75
        tratamento, 156, 164
Ataxia, 36
Atipias, 64, 66, 97
    discreta, 66, 70
    intensa, 66, 70
    moderada, 66, 70
Atividade mitótica, 99

Avaliação
    fonoarticulatória, 250
    fonoaudiológica, 250

B
Benzopireno, 18
Bleomicina, 174
Bloqueios de nervos, 195
Boca, 57, 71, 117-119, 126, 179, 189
Braquiterapia, 118, 126, 160
    dose, 168
        alta taxa de, 160
        baixa taxa de, 160
    em tumores recidivados, 170

C
Câncer
    colorretal hereditário não-poliposo, 35
    da boca, ver Boca
    da cavidade oral, ver Boca
    da língua bucal, ver Língua
    da mucosa jugal, ver Mucosa jugal
    do assoalho da boca, ver Assoalho da boca
    do lábio, ver Lábio
    do palato, ver Palato
    do rebordo alveolar, ver Rebordo alveolar
    do trígono retromolar, ver Trígono retromolar
Cancerização de campo, 29, 235
Candidíases, 80
Carboplatina, 175
Carcinogênese, 16, 29, 235
    iniciação, 29
    modelo, 30
    promoção, 29

Carcinógenos, 16, 37, 236
    álcool, 20, 119
    fumo, ver Tabaco
    vírus, 21
Carcinoma
    adenóide cístico, 109
    epidermóide, ver Carcinoma espinocelular
    espinocelular, 13, 35, 71, 96, 109, 126
    odontogênico, 90
    verrucoso, 71
CDK, 24
CDK4/6, 26
Ceratoacantoma, 83
Ciclinas
    A, 24
    D, 24
    E, 24
Ciclo celular, 43
Cintilografia, 113
Cirurgia, 14, 117, 121, 126, 144, 206
Cisplatina, 174
Citocinese, 44
Citocromo P-450, 38
Clonalidade, 29
Clone, ver Clonalidade
Coccidioidomicose, 84
Complicações, 158, 171, 189, 205, 206
    mucosite, 158, 171, 189, 193, 205
    procedimentos reconstrutivos, 141
    osteorradionecrose de mandíbula, 211
Condição pré-cancerosa, 57, 63
    (ver Lesão cancerizável)

Cone intra-oral, 156
Contenção salivar, 134
Controle local, 12, 168, 177
   curvas de, 12
Criptococose, 84

D

Defeitos
   faríngeos, 139
   labiais, 136
   mandibulares, 140
   palatais, 139
Deglutição, 117, 126, 245, 250
Deiscências, 210
Diferenciação, 97
Disfagia, 250
Displasia, 65
Docetaxel, 175
Dor, 193
   neuropática, 193
   referida, 73
   somática, 193
   visceral, 193
Drenagem, 128
   linfática, 126, 144
   cirúrgica, 131, 209

E

Eletroestimulação transcutânea, 194
Enxertia de pele ou mucosa, 135
Enxerto ósseo, 140
Epidemiologia, 3
Eritroplasias, 60, 63, 71, 80, 121
Espaço
   sublingual, 109
   submandibular, 109
Espessura do tumor primário, 148
Estadiamento, 13, 77, 103, 145
Estiloglosso, 109
Esvaziamento cervical
   eletivo, 144
   radical modificado, 146
   seletivo supra-omo-hióideo, 13, 146
   terapêutico, 144
Etilismo, ver Álcool
Etnia, 6
Evasão tumoral, 52
Exposição
   profissional, 7
   solar, 6

F

Fala, 117, 126, 245, 249

Fatores
   anátomo-patológicos, 99, 103
   clínicos, 101
   físicos, 7, 22
   linfonodais, 104, 147
   mecânicos, 7, 22
   nutricionais, 9
   prognósticos, 101, 119, 147, 173
FHIT, 26
Fibrossarcomas, 93
Fístulas, 210
   quilosas, 210
Flora bacteriana, 202, 206
Fonoaudiologia, 117, 250
Fumo, ver Tabaco

G

Gânglios, ver Linfonodos
Gemcitabina, 173
Genes
   alterações em, 24, 25
   bcl-1, 24
   CDKN2, 26
   CYP1A1, 38
   CYP2D6, 38
   CYP2E1, 38
   DCC, 27
   DPC4, 27
   EMS1, 24
   erbB-2, 25
   GSTM1, 38
   GSTT1, 38
   H-ras, 25
   hst-1, 24
   INK4, 26
   int-2, 24
   K-ras, 25
   MTS1, 26
   myc, 25
   N-ras, 25
   p53, 27, 35
   PRAD-1, 24
   supressores de tumor, 23, 30, 42
Genioglosso, 109
Gênio-hióide, 107
Glândulas salivares, 87, 158, 191, 218
Glossectomia, 14, 131
Glutation-S-transferase, 38
Grandes defeitos, 136
Granuloma
   de linha média, 83
   eosinófilo traumático, 82

Granulócitos polimorfonucleares, 47
Granulomatose de Wegener, 83

H

Heterozigose, perdas de, 26
Higiene bucal, 7
Hioglosso, 109
Hiperplasia pseudo-epiteliomatosa, 85
Hipotireoidismo, 159
Histoplasmose, 84
História
   familiar, 10
   tempo de, 102
Hormônios
   antagonistas, 239
   inibidores do metabolismo, 239

I

Ifosfamida, 175
Implantes, 161, 166, 220
   intersticiais permanentes, 166
   intersticiais temporários, 161
   osseointegrados, 220
Imunologia, 9, 41
Incidência, 3, 179
Infecções
   cirúrgicas, 126, 205, 207, 211
   da cavidade oral, 202
   tratamento das, 201, 211
   virais, 10, 21
Iniciação, 29
Instabilidade cromossômica, 35
Interfase, 43
Intraventricular, 195

L

Lábio, 73, 136, 156, 246
   câncer, 73, 153
      comprometimendo da mandíbula, 73
      metástases, 74
      nervo mentoniano, 73
Latissimus dorsi, 139
Leiomiossarcomas, 93
Leishmaniose, 85
Lesão
   branca, 63 (ver Leucoplasia)
      homogênea, 64
      não-homogêneas, 64
   cancerizável, 63, 71, 121, 236, 242
   eritroplasia, 57, 60

leucoplasia, 57-59, 63, 71, 80, 236
  classificação, 66
  estadiamento, 66
  líquen plano, 57, 60
  tratamento da, 121
  pré-cancerosa, ver Lesão cancerizável
  primária, 104, 126
    tratamento da, 126
  pré-malignas, ver Lesão cancerizável
Leucoplasias, 57-59, 63, 66, 71, 73, 77, 80, 236
Linfócitos, 45, 46
Linfoma não-Hodgkin, 89
Linfonodos, 13, 47, 113, 118, 144, 146, 157
  metastáticos, 144
Língua, 72, 109, 131, 138, 156, 161, 246
  câncer
    dor referida, 73
    metástases, 73
    nervo língual, 73
Lipossarcoma, 93
Líquen plano, 57, 60
  erosivo, 80

M

Mandíbula, 128, 140, 212, 248
  fratura da, 209, 212
Mandibulotomia, 128, 211 (ver Mandíbula)
Marcadores biológicos, 70
  AgNOR, 70
  Ki 67, 70
  PCNA, 70
Margens cirúrgicas, 104
Maxilofacial, 228
Melanoma maligno, 89
Metástases
  a distância, 72, 173
  regionais, 72, 104, 144
Métodos de reparação, 118, 135
Metotrexato, 174
Microscopia, 97
Mitose, 44
Modificadores de resposta, 50
Moldes radioativos, 161
Mucosa
  bucal, 164
  jugal, 77, 156
    câncer
      estadiamento, 77
      metástases, 77

Mucosite, 158, 171, 189, 193
Músculo
  estiloglosso, 109
  genioglosso, 109
  gênio-hióide, 107
  hioglosso, 109
  Latissimus dorsi, 139
  longitudinal superior, 109
  milo-hióide, 107, 109
  palatoglosso, 109
  trapézio posterior, 139
Mutações, 35

N

"Natural killers", 48
Neoplasia melanótica neuro-ectodérmica maligna da infância, 91
Neoplasias malignas odontogênicas, 90
Nervo
  glossofaríngeo, 109
  hipoglosso, 109
  lingual, 73, 109
  mentoniano, 73

O

Odontologia, 117, 185, 220
OMS, 194
Oncogene, 23, 31, 42
Osseointegração, 220
Osteorradionecrose, 172, 212
Osteossarcoma, 94
Oxigenação hiperbárica, 212, 216, 217

P

p53, 70
Paclitaxel, 175
Padrão
  de invasão, 99
  macroscópico, 96
Palato, 139, 157, 164, 166, 248
  câncer
    duro, 76, 164
      metástases, 76
      odinofagia, 76
      rinololia, 76
    mole, 166
Paladar, perda do, 159
Palatoglosso, 109
Paracoccidioidomicose, 84
Períodos de interfase, 43
Pérolas córneas, 97
Pleomorfismo, 99

Polifenóis, 239
Polimorfismos, 34, 37
Pré-maligno, 63 (ver Lesões cancerizáveis)
Preparo odontológico, 187
Preservação do órgão, 117, 131, 173
Prevenção, 235, 236
Promoção, 29
Proteína p21, 25
Próteses, 141, 220
  acrílicas, 141
  metálicas, 141
Protoncogenes, 31

Q

Queilite actínica, 83
Queratinização, 97, 99
Quimioprevenção, 13, 39, 235-237, 239-240
Quimioprofilaxia, ver Quimioprevenção
Quimioterapia, 117, 173

R

Rabdomiossarcomas, 93
Radioterapia, 14, 153, 160, 183, 213, 215-218, 248
  braquiterapia, 160
  teleterapia, 153
Rafe mediana, 109
Raios X simples, 110
Reabilitação, 225, 245, 249
Rebordo alveolar, câncer do, 75
  metástases, 75
Recidiva local, 13, 170, 173, 179
Recorrências locais, ver Recidiva local
Reparo do DNA, 35
Resgate cirúrgico, 127
Resposta imune, 42, 45, 47
Ressonância magnética, 113
Restabelecimento da deglutição, 134
Restauração da fala inteligível, 134
Retalho
  a distância, 135
  direto, 135
  de Abée, 137
  de vizinhança, 135
  deltopeitoral, 139
  frontal, 139
  microcirúrgico, 135

miocutâneo do platisma, 139
nasogeniano, 137
osteocutâneo, 139
Retinóides, 13, 235, 240-241

S

Saliva artificial, 190
Sarcoma, 91
   angiossarcoma, 94
   de Kaposi, 84
   fibrossarcoma, 91
   leiomiossarcoma, 93
   lipossarcoma, 93
   neurogênico, 92
   odontogênico, 90
   osteossarcoma, 94
   rabdomiossarcoma, 94
Saúde bucal, 185
Seguimento pós-tratamento, 179
Segundos tumores primários, 12-13, 179-180, 236
   rastreamento, 180
Sialoadenites, 211
Sialometaplasia necrosante, 83
Sífilis, 83
Síndrome
   de Li-Fraumeni, 36
   familiar, 34
      autossômica dominante, 34
      recessiva, 34
         heterozigose, 35
         monozigose, 35
Síntese primária, 135
Sistema
   imunológico, 45
      celular, 47
      humoral, 49
   TNM, 77, 145
"Skip metastases", 72

Sobrevida, 14, 177, 180
   com metástases a distância, 15
   com metástases regionais, 14

T

Tabaco, 7-8, 17, 32, 119, 235
Tabagismo, ver Tabaco
Taxanos, 173
Técnica
   de alças ("looping"), 162
   de Camille Bernard, 136
   de grampos ("hairpin"), 162
   de Karapandzic, 136
   de teleterapia, 154
   reparadora, 134
Telangiectasia, 36
Teleterapia, 153
TENS, 194
Termocoagulação, 195
Titânio, 221
TNM, ver Sistema TNM
Tomografia computadorizada, 110
Transformação maligna, 69, 70
Trapézio posterior, 139
Traqueostomia, 128
Tratamento, 12, 126
   associação: cirurgia e radioterapia, 14, 117, 177
   áreas glanglionares, 144 (ver Tratamento do pescoço)
   lesões, 121
   tumor primário, 126
   quimioterápico, 117, 173
   pescoço
      negativo, 148, 157
      positivo, 150, 158
   radioterápico, 153, 160 (ver Radioterapia)
      complicações, 158, 171, 189, 193, 205

      mucosite, 158, 171, 189
      osteorradionecrose de mandíbula, 172, 211
      braquiterapia, 160
      teleterapia, 153
Traumatismo crônico, 7
Trígono retromolar, 76, 109, 157
   câncer
      metástases, 76
      diminuição da acuidade auditiva, 76
      odinofagia, 76
      otalgia reflexa, 76
      trismo, 76
      trompa de Eustáquio, 76
Trismo, 72, 76
Tuberculose, 83
Tumores
   das glândulas salivares menores, 87
   de cabeça e pescoço, 214

U

UICC, 77, 145
Ultra-sonografia, 114

V

Veia lingual, 109
Ventre anterior do músculo digástrico, 107
Vírus, 10, 21
Vitamina A, 239
   (ver Retinóides)

X

Xenobióticos, 38
Xeroderma pigmentoso, 36
   carcinoma basocelular, 36
   melanoma maligno, 36
Xerostomia, 158, 191, 218